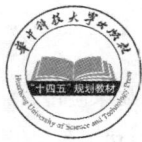

卫生职业教育"十四五"规划护理专业新形态一体化教材

供护理、助产及相关专业使用

U0745569

护理心理学

主　编　王肖红　肖天杰　康迎春
副主编　张　韩　牛光辉　吴凤飞
编　委　（以姓氏笔画为序）

马莉莎　河源市卫生学校
王正远　铜仁市中等职业学校
王肖红　南阳科技职业学院
牛光辉　南阳科技职业学院
李　佳　南阳科技职业学院
肖天杰　云南省临沧卫生学校
吴凤飞　云南省临沧卫生学校
吴彩兴　海南卫生健康职业学院
张　琳　邓州市职业技术学校
张　韩　广东省潮州卫生学校
孜维尔尼沙·沙比尔　武汉市第二卫生学校
涂芯瑜　重庆市机电工程高级技工学校
康迎春　重庆市机电工程高级技工学校

华中科技大学出版社
中国·武汉

内 容 简 介

本书是卫生职业教育"十四五"规划护理专业新形态一体化教材。

本书共分为八个模块,内容包括绪论、心理学基础、心理健康与心理应激、心理护理的基本技能、心理护理的临床应用、患者的心理与护理、护士的心理品质及其培养、心理危机干预与护理,还设置了实践内容,提供了问卷与量表。本书在编写中引入"模块教学"的概念,以临床护理案例为引领,任务驱动,理实一体,各模块教学任务具体明确,重点突出。

本书可供护理、助产及相关专业使用。

图书在版编目(CIP)数据

护理心理学 / 王肖红,肖天杰,康迎春主编. -- 武汉 : 华中科技大学出版社,2024. 8. -- ISBN 978-7-5772-1145-9

Ⅰ. R471

中国国家版本馆 CIP 数据核字第 2024XW9511 号

护理心理学   王肖红   肖天杰   康迎春   主编

Huli Xinlixue

策划编辑:罗 伟

责任编辑:方寒玉   李艳艳

封面设计:廖亚萍

责任校对:朱 霞

责任监印:周治超

出版发行:华中科技大学出版社(中国·武汉)   电话:(027)81321913

　　　　　武汉市东湖新技术开发区华工科技园   邮编:430223

录　　排:华中科技大学惠友文印中心

印　　刷:武汉市洪林印务有限公司

开　　本:889mm×1194mm　1/16

印　　张:13.5

字　　数:438 千字

版　　次:2024 年 8 月第 1 版第 1 次印刷

定　　价:49.80 元

卫生职业教育"十四五"规划护理专业新形态一体化教材

丛书编委会

网络增值服务

使用说明

欢迎使用华中科技大学出版社医学资源网 yixue.hustp.com

1 教师使用流程

（1）登录网址：**http://yixue.hustp.com** （注册时请选择教师用户）

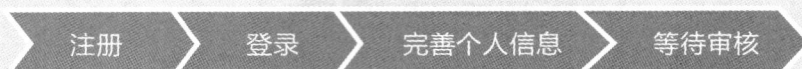

注册 〉 登录 〉 完善个人信息 〉 等待审核

（2）审核通过后，您可以在网站使用以下功能：

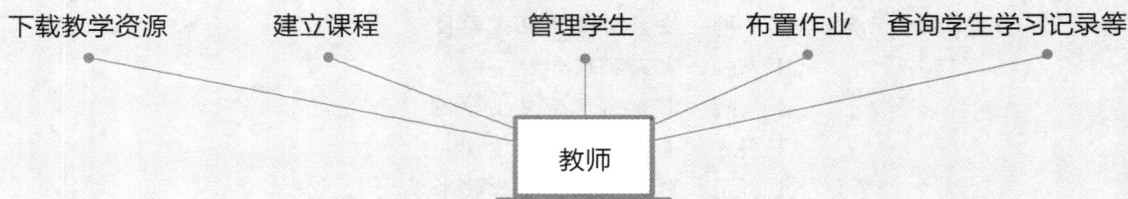

下载教学资源　　建立课程　　管理学生　　布置作业　查询学生学习记录等

教师

2 学生使用流程

（建议学生在PC端完成注册、登录、完善个人信息的操作）

（1）PC 端操作步骤

① 登录网址：http://yixue.hustp.com（注册时请选择普通用户）

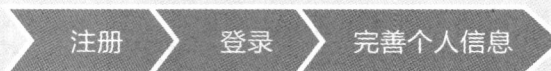

注册 〉 登录 〉 完善个人信息

② 查看课程资源：（如有学习码，请在个人中心－学习码验证中先验证，再进行操作）

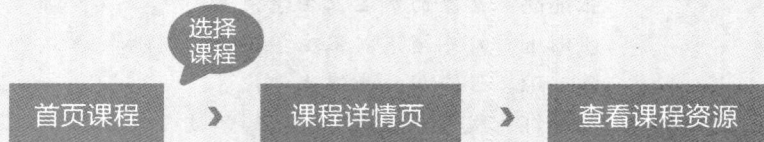

选择课程

首页课程 ＞ 课程详情页 ＞ 查看课程资源

（2）手机端扫码操作步骤

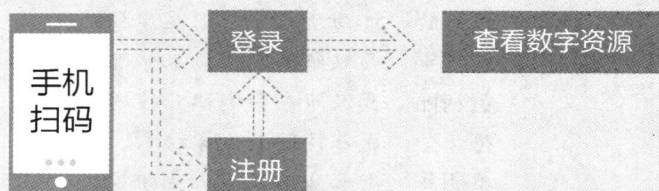

手机扫码 → 登录 → 查看数字资源

注册

总序

　　职业教育是国民教育体系和人力资源开发的重要组成部分。中共中央办公厅、国务院办公厅印发的《关于深化现代职业教育体系建设改革的意见》指出，要以习近平新时代中国特色社会主义思想为指导，深入贯彻党的二十大精神，坚持和加强党对职业教育工作的全面领导，把推动现代职业教育高质量发展摆在更加突出的位置。

　　随着健康中国战略的不断推进，党和国家加大了对卫生人才培养的支持力度。新形势下卫生职业教育秉持着"以服务为宗旨，以就业为导向"的指导思想，取得了长足的进步与发展，为国家输送了大批高素质应用型医药卫生人才。

　　根据《"十四五"职业教育规划教材建设实施方案》，为进一步贯彻落实文件精神，适应护理专业职业教育改革发展的需要，充分发挥教材建设在提高职业教育人才培养质量中的基础性作用，在广泛调研卫生职业教育的实际需求后，在全国卫生健康职业教育教学指导委员会和部分中高等职业院校领导的指导下，华中科技大学出版社组织全国40余所医药类中高等职业院校的近200位老师编写了本套卫生职业教育"十四五"规划护理专业新形态一体化教材。

　　本套教材充分体现了新一轮教学计划的特色，坚持以就业为导向、以能力为本位、以岗位需求为标准的理念，遵循"三基"（基本理论、基本知识、基本技能）、"五性"（思想性、科学性、先进性、启发性、适用性）、"三特定"（特定目标、特定对象、特定限制）的编写原则，充分反映各院校的教学改革成果。教材编写体系和内容均有所创新，着重突出以下编写特点。

　　（1）紧跟"十四五"教材建设工作要求，引领职业教育教材发展趋势，密切结合最新专业目录、专业教学标准，以岗位胜任力为导向，参照高素质应用型医药卫生人才的培养目标，提升学生的就业竞争力，体现鲜明的卫生职业教育特色。

　　（2）有机融入思政教育，结合专业知识教育背景，深度融入思政元素，注重加强医者仁心教育，对学生进行正确价值引导与人文精神滋养。

　　（3）强调"岗课赛证融通"的编写理念，选择临床典型案例，强化技能培养，紧密衔接最新护士执业资格考试大纲，提高岗位胜任力，注重吸收行业新技术、新工艺、新规范，突出体现"医教协同、理实一体"的教材编写模式。

　　（4）采用"互联网＋"思维的教材编写模式，增加大量数字资源，构建信息量丰富、学习手段灵活、学习方式多元的新形态一体化教材体系，推进教材的数字化建设。

　　本套教材得到了各相关院校和领导的高度关注与大力支持，我们衷心希望本套教材能为新时期卫生职业教育的发展做出贡献，并在相关课程的教学中发挥积极作用，得到广大读者的青睐。相信本套教材在使用过程中，通过教学实践的检验和实际问题的解决，能不断得到改进、完善和提高。

卫生职业教育"十四五"规划护理专业新形态一体化教材
丛书编委会

前言

本书在编写过程中,以习近平新时代中国特色社会主义思想为指导,全面贯彻落实党的二十大精神,聚焦人民群众日益增长的多样化护理服务需求,坚持以人民健康为中心,强调着力解决人民群众急难愁盼的护理问题,持续提升患者就医体验,在吸收和借鉴传统教材编写模式的基础上,力求有所突破、有所创新、形成特色。新的医学模式要求医护人员不仅要治病救人,还要具有人文关怀的能力,除了治疗身体上的疾病,还要关怀患者的心理健康。在护理工作中不同患者因病种、病情、病程、年龄、性别、职业、经济状况、文化程度、个体心理特点等的不同,心理反应也有明显的个体差异,这给护理心理学教学提出了更高的要求。护理心理学课程要求学生在学习护理学知识后,能够有针对性地实施个性化的心理护理。根据这一课程任务,结合当代护理教育和护理事业发展的需要,华中科技大学出版社特组织编写了本书。本书旨在介绍和探讨护理心理学的基本原理、理论框架和实践技能,并从多个维度探讨了心理健康的重要性,包括了解心理健康的概念、认识心理疾病和心理障碍的常见类型,以及学习和运用心理护理技巧。

本书在编写中引入"模块教学"的概念,以临床护理案例为引领,任务驱动,理实一体,各模块教学任务具体明确,重点突出,力求达到基础理论知识适度、技术应用能力全面,知识面宽、素质高,满足"三需要",即学科需要、教学需要、社会需要,突出"三基",即基本理论、基本知识和基本技能,坚持"五性",即思想性、科学性、先进性、启发性、适用性,使学生具备护理职业岗位必备的科学文化知识。

本书在编写过程中以护理专业的培养目标为基础,以服务为宗旨,以岗位需求为导向,以人类的心理与精神健康为中心,以护理程序为框架,以循序渐进、生动易懂、突出实践、注重学以致用为标准,以注重教材的知识性、典型性、趣味性、启发性和实践性为核心。通过案例讨论、临床见习等教学方法,提高学生的综合素质和应用能力,培养一线高素质劳动者和技术技能型人才。

本书共分为八个模块,内容包括绪论、心理学基础、心理健康与心理应激、心理护理的基本技能、心理护理的临床应用、患者的心理与护理、护士的心理品质及其培养、心理危机干预与护理,并附问卷与量表。

本书在编写过程中得到了华中科技大学出版社的编辑、临床一线的护理专家、精神卫生中心的专家、医学院校护理专业的教授、各编者单位领导的大力支持,在此一并致谢。

编　者

目录

《护理心理学》
课程标准

绪论

扫码看课件

学习目标

【素质目标】

建立"以人的健康为中心"的护理理念,养成科学严谨的学习态度和理解、尊重、关爱护理对象的职业意识。

【知识目标】

掌握护理心理学的概念,学习护理心理学的意义和方法。

熟悉护理心理学的研究对象和任务。

了解护理心理学的发展概况。

【能力目标】

明确护理心理学的重要作用,提升心理素质,更好地为人类的健康服务。

案例导入

李先生,男,40岁,被诊断为肺结核。患病后,他常感到身体疲惫,咳嗽不断,甚至出现咳血的症状,食欲较前减退,3个月内体重下降了5 kg。为了防止疾病传播,李先生被迫减少了与他人的接触,这让他感到孤独和被忽视。他的朋友们对他的病情感到恐惧,渐渐疏远了他。他也害怕将疾病传染给身边的亲友,承受着巨大的心理压力。同时,他对肺结核的病程和治疗产生了强烈的焦虑和不安情绪,担心病情恶化和传染他人,也害怕因疾病无法出去工作使家庭经济情况更加严峻,因此对未来的生活充满了担忧。

问题:

(1)该患者目前主要的心理问题是什么?

(2)如果你是该患者的主管护士,应如何更好地理解他的情绪和需求?

随着医学科学的发展,护理工作模式已转向"以人的健康为中心"的"整体护理"。南丁格尔说过:"护理工作的对象,不是冷冰冰的石块、木头和纸片,而是有热血和生命的人类。"在临床护理工作中,护士关注患者的情绪变化及心理反应,满足患者的心理需要,对促进患者早日康复具有重要作用。此外,维护护士的心理健康、锻造护士的优秀人格对提升临床护理质量也同样具有重要意义。因此,护士学习和掌握护理心理学相关理论知识和临床实践技能是时代的必然趋势,是落实《"健康中国 2030"规划纲要》、推进健康中国建设、更好地保障人民健康的必然要求。

项目一　护理心理学概述

→ 项目导言

　　护理心理学从学科本质来看,是涉及多学科知识的交叉性学科,它结合了心理学的理论和方法,并应用于护理实践和研究中。它阐明了护理情境与护士、患者个体间的相互作用,它的目标是提高护理服务质量,提高患者的满意度和健康结果。理解护理心理学的基本概念、研究对象和任务,护士可以更好地运用心理学原理来理解患者的情绪、行为和决策过程,并运用这些知识为护理对象提供更个性化、更有效的高质量护理服务。

任务一　护理心理学的概念

一、概念

　　护理心理学(nursing psychology)是护理学和心理学相结合而形成的一门交叉学科。护理心理学是研究护士和护理对象在护理情境下的心理现象及心理活动规律、特点,解决护理实践中的心理问题,以实施最佳护理的一门应用学科。

　　护理心理学既是护理学的分支,也是心理学的分支。从护理学分支的角度来看,护理心理学研究护理学中的心理行为问题,如各类患者的心理特点及心理行为变化规律、护士的职业心理素质等。从心理学分支的角度来看,护理心理学研究如何把心理学的系统知识和技术应用于护理学的各个方面,如在临床护理工作中如何有效应用心理学理论和技术来护理患者等。护理心理学作为一门新兴的应用学科,对提高护理质量、推动护理学的进步和发展起着重要的作用。

二、护理心理学的内涵

(一)注重护理情境与个体的相互作用

　　护理心理学要研究个体心理活动的规律就必须注重护理情境与个体的相互作用。因为人的心理活动是受客观环境影响的,而护理工作的服务对象是患者,不同患者的病情、个性特点、身体状况、家庭社会背景等都存在着很大的差异。因此,在护理工作中要因人、因时、因地制宜,即根据患者的具体情况、具体条件和实际情境来开展护理工作,注重个体化护理。护理情境对患者的心理活动也会产生影响,如病房环境、医护人员的态度和行为等都会影响患者的心理状态。

(二)重视护理情境的探讨

　　不同的护理情境如医院、社区、家庭等的患者的心理反应和需求会有所不同。因此,护理心理学注重研究患者在不同情境下的心理反应和需求,了解各种情境的特点和对患者的影响,进而制订出适应不同情境的护理方案。此外,护理心理学还关注护士自身的心理状况对护理工作的影响。护士在面对工作压力、人际冲突等情境时,其自身的心理状态也会对护理工作产生影响。因此,护理心理学也注重护士的心理健康和自我保健,可为护士提供相关的心理支持和培训,以帮助护士更好地应对工作压力和人际关系冲突,提高护理质量和效果。

(三)强调个体的内在心理因素

　　每个人的性格、经历、价值观和文化背景等都存在差异,这些因素会影响他们对护理情境的理解和反应。在护理工作中,需要关注患者的内在心理因素,了解他们的个性特点、情感状态、应对方式和心理防御机制等。这样才能更好地理解患者的需求和反应,为个体提供更加适合的护理服务。例如,对于一些患有严重疾病的患者,他们可能会经历强烈的恐惧和焦虑,需要采取一些心理干预措施来缓解他们的情绪;而对于一些有长期病痛的患者,他们可能会因为长期的病痛而产生一些消极情绪和态度,需要采取积极的心理干预措施来帮助他们重新树立信心和保持乐观态度。

护理心理学相关的心理学理论

护理心理学相关的心理学理论包括精神分析理论、行为主义理论、人本主义理论、认知理论等。

（1）精神分析理论：这一理论由奥地利著名精神病学家弗洛伊德创立，他主张人类的行为和情感是由无意识的心理需求驱动的，这些需求往往是通过自我、本我和超我的相互作用来满足的。该理论的应用可以帮助理解患者的情感和行为，以及他们对治疗和护理的反应。

（2）行为主义理论：强调环境对人类行为的影响，认为人的行为是通过对环境的刺激和反应习得的。该理论的应用可以帮助理解患者的行为模式，并制订相应的干预措施。

（3）人本主义理论：强调以人为本，尊重人的主观能动性和内在价值，认为每个人都有自我实现和成长的能力。该理论的应用可以帮助患者认识和发挥自己的潜能，提高他们的生活质量。

（4）认知理论：关注人们如何获取、组织和运用知识的，认为人的行为和情感是由他们对世界的理解和信念所决定的。该理论的应用可以帮助患者改变对疾病的理解和态度，从而影响他们的行为和情绪。

任务二　护理心理学的研究对象

护理心理学是护理学与心理学相结合而形成的一门应用学科。它既是医学心理学中的一个分支，又是护理学的重要组成部分。护理心理学的研究对象是多元化的，它主要关注的是护理对象和护士的心理活动规律以及心理护理。

一、护理对象

（一）患者

患者是指患有各种躯体疾病、心身疾病或心理障碍、神经精神疾病等的个体，是护理心理学的主要研究对象。护理心理学主要研究疾病对患者心理活动特征的影响和心理因素对健康的作用，生理与心理因素之间的相互作用，患者普遍的心理反应和不同性别、不同年龄阶段、不同疾病的心理特点。

（二）亚健康状态的人

1980年，美国护理学会将护理定义为"诊断和处理人类现存的和潜在的健康问题的反应"。因此，护理心理学不仅要研究已患疾病患者的心理，还应研究具有潜在健康问题的亚健康状态人群的心理。亚健康是指一种非健康的状态，介于健康和疾病之间，表现为身体机能下降、免疫力减弱、精神状态不佳等。护理心理学主要研究健康状况受到潜在因素威胁的亚健康状态的人，如人格因素、情绪因素和社会文化因素等潜在因素对健康产生的影响。

（三）健康人

随着医学模式的转变和生活水平的提高，人们越来越关注个人身心健康问题，更多的健康人群也逐渐成为护理心理学的研究对象。对于健康人群，护理心理学主要研究正常心理活动、健康的行为方式和应激的应对方式等对健康的维护和促进作用。

二、护士

在临床护理工作中，护士作为心理护理活动的主体，其心理活动的状态、个性化心理特征及心理护理技能的熟练程度等均对心理护理的成效产生决定性的作用。因此，护理心理学要研究护士的角色人格（心理素质）的培养，良好职业素质的塑造和养成，护士的心理活动对护理对象的影响，以及如何维护和促进护士的身心健康。

三、心理护理

心理护理是护理心理学的一个重要研究领域,主要研究的是在护理过程中,如何依据不同护理对象的心理特点,运用心理学的理论和技能,通过各种方式和途径,积极地影响患者的心理状态和解决其心理问题,以达到较理想的护理目的。同时心理护理还要求掌握心理护理与生理护理之间的辩证关系,为提高心理护理的效果和质量提供科学依据,以促进患者的身心健康和全面康复。

任务三　护理心理学的任务

护理心理学的任务是把心理学的基本理论和技术运用于临床护理,指导护士依据患者的心理活动规律做好心理护理。为完成这一任务,护理心理学必须深入研究以下几个方面的内容。

一、研究身心交互作用对健康的影响

护理心理学不仅要深入研究人们的心理活动对躯体生理活动的影响,揭示疾病与心理因素之间的内在联系,还要探讨人在患病后的各种心理反应。护士只有认识并掌握其中的规律,才能采取恰当的措施进行心理护理。

二、研究护理对象的心理特点

由于护理对象的遗传因素、生长环境、受教育程度、个性心理特点不同,在护理过程中所表现出的心理变化和心理反应也不同。因此,我们要研究不同年龄阶段、不同病症及不同个性心理及特殊诊疗手段下护理对象的一般心理特点和特殊的心理表现,以及护理过程中的心理行为的变化规律,以采取恰当措施实施最佳的心理护理,这是护理心理学需要研究的一项主要内容。

三、研究干预护理对象心理活动的理论与技术

护理心理学不仅要研究护理对象的心理活动规律,还要在此基础上进一步探讨干预护理对象心理活动的理论与技术。例如,权威性的劝说和解释可以改变护理对象的认知方式;感人肺腑的温暖和热情可以改变护理对象的情绪状态;热情的鼓励和支持可以使护理对象焕发斗志,振作精神;巧妙的暗示可以使护理对象按照医护人员的意志行事。通过研究干预护理对象心理活动的理论与技术,护理心理学可以帮助护士更好地理解护理对象的心理需求,提供更为恰当和有效的心理干预和护理,从而促进护理对象的身心健康。

四、研究护士的职业心理素质

护士通过实施护理为患者减轻痛苦,并使之安全与舒适,这是一项崇高的职业。要做好这项工作,就要求护士必须具备一系列良好的职业心理素质。例如,在工作中对患者关心、尊重和体贴;具有良好的情绪调节与自控能力、敏锐的观察力、准确的记忆力、独立的思维能力、高度的责任心等。护士只有具备这些良好的心理素质,才能提供高质量的护理服务。因此,护士的职业心理素质也是护理心理学研究的一项重要内容。

知识链接

与护理心理学相关的心理学研究领域

护理心理学是心理学的一个重要应用领域,它关注的是在护理实践中如何运用心理学的理论和技术来促进患者的身心健康。以下是一些常见的心理学研究领域,它们在护理心理学中有着广泛的应用。

临床心理学:研究如何解决各种心理问题。例如,焦虑、抑郁、心理创伤等;可以提供心理评估、心理治疗和咨询服务,帮助患者解决心理问题,提高心理健康水平。

发展心理学:研究人类从胎儿到老年的发展过程,包括身体发展、认知发展、情感发展和社会发展等;可以帮助护士更好地理解患者的发展需求和问题,并提供针对性的护理措施。

项目二 护理心理学的发展

> **项目导言**

护理心理学已经成为现代护理学的重要组成部分,它不仅关注护理对象的心理问题,还注重从心理、社会和文化等多方面综合评估护理对象的健康状况,为护理对象提供全面、个性化的护理服务。同时,护理心理学还涉及护士的职业心理健康、护士与护理对象之间的互动等方面,为提高护士的职业素质和工作质量提供了重要的理论基础。未来,随着医学科学的进步和社会的发展,护理心理学的应用前景将更加广阔。总之,护理心理学的发展是医学科学和社会发展的重要组成部分,它将不断扩展和深化,为提高人类健康水平和生命质量做出积极的贡献。

任务一 国外护理心理学的发展概况

一、国外护理心理学的发展

从 19 世纪开始,心理学的学派如雨后春笋般涌现,大批的哲学家、生理学家、医学家、教育学家分别按照各自的理论对心理现象进行研究,最终形成了 20 世纪初心理学百家争鸣、学派林立的局面,整个心理学界出现了过去从未有过的热烈的学术研讨的繁荣局面。1879 年德国心理学家冯特在德国莱比锡大学建立了世界上第一个心理学实验室,标志着心理学真正脱离哲学而成为一门独立的学科,同时也为护理心理学的诞生和发展奠定了基础,开拓了道路。

20 世纪 20 年代,生物-心理-社会医学模式取代了生物医学模式。新的医学模式要求把人看成是一个多层次、完整的连续体,在健康和疾病问题上,应同时考虑生物、心理、社会各因素的作用;新的医学模式扩展了医疗服务的范围,心理和社会维度的护理成为医护工作的重点内容。在新医学模式的影响下,护理心理学得到了进一步的发展。20 世纪五六十年代美国学者提出护理程序的概念后,出现了护理心理学,护理学科获得了革命性的发展。与此相应,马斯洛的需要层次理论等心理学理论和方法被大量地引进护理学领域,综合了人类学、社会学、心理学,重视人的心理、行为和社会需要及整体性的护理理论不断产生和发展,推动了护理心理学的发展。

综上所述,护理心理学是医学心理学发展到一定程度,并随医学模式转变而与护理学相结合的产物。护理心理学作为一门新兴交叉学科,既年轻又充满活力,得到了全面快速的发展。

二、国外护理心理学发展的特点

(一)心理学融入护理实践,强调身心统一

护理心理学模式的提出,使护理工作的内容不再是单纯的疾病护理,而是以患者为中心或以人的健康为中心的整体护理。同时,也带来了护理领域的变化,护理工作的主动性增加,从被动的疾病护理转变成为患者实施生理、心理、社会及文化的整体护理;护理工作除了执行医嘱和各项护理技术操作之外,更侧重对人的研究,开始认识到心理、社会和文化因素对患者疾病转归和健康的影响,从而帮助患者在最大程度上达到新的生理-心理平衡与适应;护士不仅仅是患者的照护者,更多的是患者的教育者、咨询者和健康管理者;患者有机会参与到其治疗和护理方案的决策之中。总之,国外护理心理学主张把疾病与患者视为一个整体;把"生物学的患者"与"社会心理学的患者"视为一个整体;把患者与社会及其生存的整个外环境视为一个整体;把患者从入院到出院视为一个连续的整体。

(二)心理学教育成为培养护理人才的核心内容

为提高护理专业人才维护人类健康的能力,一些发达国家和地区根据现代护理人才的培养目标,对护

理专业教育的课程设置及人才的知识结构进行了大幅度调整,如在课程设置中有目的地增加护理心理学课程的比重,培训中强调护患关系及治疗性沟通对患者身心健康的重要性及护士沟通技能的训练。如美国护理教育,平均每年有近100学时的心理学课程;新加坡的护理专业也有心理学、行为学等课程,内容包括普通心理学、发展心理学、生理心理学、社会心理学、变态心理学等,使护理人才的知识体系更贴近整体护理模式的需求。

(三)应用心理疗法开展临床护理

将心理疗法应用于临床心理护理实践,是国外护理心理学研究的一个重要特点。护理心理学作为临床整体护理的核心内容,研究临床护理工作中的个体化护理、程序化护理、文化护理或宗教护理等多种形式,在建立良好的护患沟通中,将心理疗法应用于临床心理护理实践中,将心理疗法中的"音乐疗法""松弛训练""认知-行为疗法""森田疗法"等应用于护理工作中,关注患者和人的生理、心理和社会上的健康。在融洽护患关系的基础上,解决患者心理、生理和社会上的健康问题。

(四)开展量性和质性研究

在运用心理疗法开展临床护理的过程中,国外的护理心理学既重视量性研究,也重视质性研究。通过量性研究,可以了解患者的总体状况,如各种心理问题的发生率、严重程度等;而通过质性研究,可以深入了解患者的心理体验、情感反应等。这些研究的开展提高了护理心理学的科学性和实践价值,对其科学发展起到了极大的推动作用,如对老年患者、慢性病患者等心理问题的研究,取得了显著的效果。

任务二 我国护理心理学的发展概况

一、中国古代的心理学思想

中国是世界上心理学较早的发源地之一。我国最早的经典医学论著《黄帝内经》中关于"怒伤肝、喜伤心、忧伤肺、思伤脾、恐伤肾"的记载,表明我国医学早在几千年前就已经开始关注情绪对健康的影响。陶渊明的诗"养色含精(一作津)气,粲然有心理",是最早出现"心理"一词的中国古代文献。在中外心理学思想史中,"心理"一词的使用,中国要早于西方近千年。许多古代哲学家、思想家、教育家和医学家在其有关问题陈述中,都包含着丰富的心理学思想。

二、我国心理学与护理心理学发展的历史沿革

1917年北京大学开设心理学课程,首次建立心理学实验室,标志着我国现代心理学进入科学的时代。1920年南京高等师范学堂设立心理学系,是我国建立的第一个心理学系。1921年中国心理学会的前身中华心理学会在南京正式成立,1922年我国第一本心理学杂志《心理》出版。中华人民共和国成立后,仅有少数医院有专职的医学心理学人员从事心理诊断和心理治疗工作。直到1958年中国科学院心理研究所成立了"医学心理学组",针对当时众多的神经衰弱患者开展以心理治疗为主的综合快速治疗并获得了显著疗效。1978年改革开放后,医学心理学在全国各地陆续发展起来。1981年我国学者刘素珍提出"应当建立和研究护理心理学",我国心理学才开始逐步深入,其科学性以及在临床护理工作中的重要性得到人们的普遍认可和接受,并得到学术界及卫生管理部门的高度重视。

三、学科建设日趋成熟和完善

经过多年教学、临床实践和专题研究,一支心理学理论扎实、临床实践经验丰富、科研学术水平较高的教学专业人才队伍已初步形成。各层次护理教育中逐步增加护理心理学内容,并由最初的知识讲座很快过渡为系统讲授的必修课程。20世纪90年代以来,护理心理学已成为护理专业教育的必修课,先后在本科、大专、中专等专业教育中全面展开。1991年人民卫生出版社出版的高等医学院校教材《医学心理学》,将护理心理学归为医学心理学的一个分支学科。1995年11月,中国心理卫生协会护理心理专业委员会在北京成立,标志着我国护理心理学的学科建设步入了新的历史发展时期。1996年在全国高等教育护理专业教材编审委员会上,教材《护理心理学》被正式命名,并被列为"九五"国家规划教材,由此护理心理学成为一门独

立的学科。除此之外,各种学术研讨会、专修班的开设,各护理期刊心理护理栏目的开设,护理心理学教材及学术专著的陆续出版等,为护理心理学的普及和专业教学提供了基本保障。

四、心理护理科研活动深入开展

随着广大护理工作者积极开展心理护理的应用研究,心理护理方法研究的不断深入,对患者心理活动共性规律和个性特征探索的科学研究,取代了既往千篇一律的经验总结;临床心理护理的个案研究、系统性的患者心理研究及前瞻性研究逐渐增多,标准化心理测验的量化研究正在逐渐取代陈旧的研究方法,对心理诊断、心理护理程序、心理评估体系、护理人才选拔及培养都起到了积极推动作用。这些都极大地促进了护理心理学专业的发展,推动了护理心理学的学术研究和交流。

五、临床心理护理方法得到应用

随着护理心理学地位和作用的日益突出,广大临床护士开展心理护理研究的热情不断高涨,许多护理工作者探究针对性的心理护理方法,在临床心理护理中不断强调根据患者的人格心理特征实施个体化护理,开展因人而异、因病而异的心理护理方法,提高了心理护理的质量和效果,有效地推动了我国心理护理事业的发展。临床心理护理是护理心理学研究的重点,要掌握个体化原则,针对每个患者在不同情境下的心理状态和特点实施相应的护理;要运用护理程序指导心理护理实践,逐步完善和创建科学的心理护理方法,加强临床心理护理的可操作性研究。

项目三 学习护理心理学的意义及方法

→ 项目导言

随着现代医学的进步和护理科学的不断发展,护理心理学在医疗卫生领域中的重要性日益凸显。护士作为医疗团队中的关键角色,不仅需要关注患者的身体健康,还需要了解患者的心理活动,以提供更加全面、有效的护理服务。因此,学习护理心理学对于提高护士的职业素养和医疗服务质量具有至关重要的意义。本项目旨在探讨学习护理心理学的意义和方法,以期为广大的护士提供一些参考和启示。

任务一 学习护理心理学的意义

护理心理渗透于医疗护理的全过程,融合在各项医疗和护理措施当中,任何一项医疗护理工作都需要贯彻护理心理学的理论和方法。因此,学习护理心理学对护士具有十分重要的意义。

一、有助于提高护理工作的质量

我国护理心理学教育起步较晚,护士掌握的护理心理学知识和技术还远远不够,所以迫切需要这方面的知识。大量临床事实证明,当人患病后,心理活动变得尤为复杂,而且心理状况直接影响疾病的康复过程。例如,对于某些慢性病或心身疾病的患者,社会心理压力巨大,此时心理护理和社会支持可能比单纯的药物治疗更加重要。因此,通过护理心理学的学习,护士可以更好地理解患者的心理活动和需要,从而提供更加精准和有效的护理服务,通过与患者的沟通交流,理解和回应患者的需要和问题,从而建立更加和谐的护患关系。这种良好的护患关系可以提高患者的信任感和满意度,同时也有助于提高医疗护理的质量和效率。

二、有助于提高护士的心理素质

护理心理学是将心理学和护理学相结合而形成的一门交叉学科,是将心理学理论、知识和技能运用于现代护理实践,从而改善患者的心理状态,促进患者尽快康复的科学。通过学习和应用护理心理学,护士可以更好地了解自己的心理活动和反应,来管理、调节好自己的情绪和心态。例如,在面对工作压力和困难时,护士可以运用护理心理学的知识和技巧,如放松训练、积极心理暗示等,缓解自身紧张和焦虑情绪,保持工作状态和心情的稳定。通过了解自己的性格特点、价值观和人生目标,护士可以更好地认识自己,规划自己的职业发展,实现自我成长和提升。

三、有助于适应医学模式的转变

随着生物医学模式向生物-心理-社会医学模式的转变,护理模式也随之由"功能制护理"转变为"系统化整体护理",护理工作的重点由"以疾病为中心"转变为"以人的健康为中心"的整体护理。整体护理观把人看成是一个身心统一的整体,是整体护理的重要组成部分。现代护理模式下的临床护理工作,对护士的素质、知识、能力等都提出了更高的要求。护理心理学作为一门独立的学科既有其独立的内容,又具有与医学密不可分的一面。因此,要求护理专业的学生在掌握医学知识的同时,还应具备护理心理学的知识与技能,及与护理相关的边缘学科知识,为护理对象提供身心全方位的护理,是提高整体护理质量和水平的保证。

四、有助于现代护理学的发展

护理心理学是护理学的一个重要分支,是推动护理制度改革和发展的重要支撑。随着医学模式的转变,整体护理、责任护理等新型护理模式不断涌现,这些模式的实施需要护士具备心理学知识和技能,以更好地满足患者的心理需求,提高护理质量。现代护理学已不再是对疾病的简单护理,而是"人类对其现存和潜在健康问题的反应"。在系统化整体护理模式下,护理理论与实践拓展到人的心理、行为和社会等方面;护理工作的对象由患者扩展到有潜在健康问题的健康人;护理工作的范围由医院扩展到社区;护理工作的性质由疾病护理扩展到健康护理;护理工作的内容也由单纯的生活照料发展为既有专科护理又重视精神及心理咨询;护士的职能也从单一转变为多样。这些变化使现代护理学逐渐演变为一门重要的独立学科。随着护理心理学研究的不断深入,自身体系的不断完善,现代护理学也会得到快速发展。

任务二　护理心理学的学习方法

护理质量的高低取决于护士的专业技术水平和职业道德素养的高低,这不仅需要学习理论知识,更重要是在护理实践中去体验感受、辨别判断,从而激发学生内在的情感,化"要我做"为"我要做",做到知行合一,并在长期的实践中养成习惯。因此,学习护理心理学需要掌握以下方法。

一、理解护理心理学的意义和作用

学习护理心理学的首要任务是理解其意义和重要性。护理心理学是研究心理现象在护理领域应用的一门学科,它涉及患者的心理状态、护士的心理活动以及护患之间的互动等多个方面。通过深入学习护理心理学的理论和实践知识,可以更好地应对患者的各种心理需求和问题,提供更全面的护理服务,提高护理效果,同时也可以提升护士的职业素养和综合能力,对于提高医疗护理质量和患者满意度具有至关重要的作用。因此,学生首先需要充分了解护理心理学的定义、研究对象、研究任务和临床应用价值,认识到护理心理学在临床护理工作中的重要作用和意义,才能激发对课程学习的兴趣。

二、培养良好的职业素养

学习护理心理学有助于培养良好的职业素养,包括同理心、沟通与表达能力、自我控制与调节能力以及团队协作能力等。这些素养对于成为一名优秀的护士至关重要。在学习的过程中,学生可以通过角色扮演、案例分析等方式培养同理心,理解患者的需求和感受;通过积极参与学习小组讨论和合作学习,提高沟通与表达能力;通过反思自己的学习和实践经历,逐渐提高自我控制与调节能力。

三、掌握护理心理学的学习方法,提高学习效果

学习护理心理学需要制订一份有效的学习计划。可以结合自己的时间和兴趣,设定明确的学习目标,并根据学习目标,制订相应的学习计划。

(一)认真预习

预习是学习护理心理学的基础。在课前预习相关知识和理论,通过了解基本概念和相关理论,对课程

有一个初步的理解和认识。这样在上课时可以更好地理解和记忆知识点,同时也能更好地理解老师的讲课内容。预习可以提高学习效率,有助于养成良好的学习习惯,培养自学能力。

(二)认真听课

认真听课,提前做好物质的、知识的、心理的准备,带好教材、笔记本、作业本及其他相关文具,课前温习旧知识和预习新知识,保持专注、轻松、愉悦、乐学的心情。听课过程中,要积极思考、理解讲课内容,对重要的概念、理论要深入理解,并尽可能与自己的经验和实践相联系。

(三)认真复习

复习可以使知识系统化,可以更深入地理解掌握所学知识,为顺利完成作业和进一步学习新知识提供保障。在学完一节课或一章内容后,要及时进行复习,趁热打铁,巩固所学内容。复习前,要制订合理的复习计划,明确复习目标和时间安排,合理分配时间和精力。复习可以采用多种方式,如阅读笔记、做练习题、参加讨论等。同时也可以选择不同的题型来巩固不同的知识点。

(四)参加讨论和交流

可以参与一些学习小组或者研讨会,与其他同学和老师进行交流和讨论,分享彼此的学习经验和观点,有助于从不同的角度理解护理心理学的知识和技能。此外,还可以利用网络平台和学习小组等资源,拓宽学习途径,与同学进行交流和分享,共同探讨护理心理学的问题和解决方案。

(五)注重理论与实践相结合

护理心理学是一门应用性强的学科,需要将理论知识与实践技能相结合。在学习过程中,不仅要关注理论知识的掌握,还要注重实践技能的培养。例如,通过参与心理评估实践,可以更好地理解心理评估技巧的应用;通过观察和分析实际案例,可以深入了解各种心理问题的处理方法。理论与实践相结合的学习方式有助于提高实际操作能力和问题解决能力。在学习过程中,遇到问题要善于运用所学的知识进行分析,运用发散式思维方式,提出可行的解决方案,并在实践中检验和巩固。

(六)注重学习与思考相结合

学习与思考是获得知识的两种基本途径,只有将学习与思考密切结合,才能在学习过程中有所收获。通过反思和总结,可以发现自己学习过程中的不足和问题,及时调整学习策略和方法,不断提高学习效果。同时,也可以将自己的学习心得和经验与他人进行交流和分享,得到更多的反馈和建议。

知识链接

HEART 沟通模式

HEART 沟通模式是一种旨在提高护士沟通能力和技巧的培训模式,在临床护理中应用广泛,包括以下五个方面的内容。

H-hear:倾听,指认真、仔细地倾听患者的陈述和情感表达,以及观察非语言性行为,理解患者的真实需要和关注点。

E-empathy:共情,指站在患者的角度思考问题,理解患者的感受和立场,表达同情和理解。

A-apology:道歉,指对于自己的错误或疏忽向患者道歉,表达歉意和提出改进措施。

R-respond:回应,指及时、准确地回应患者的需要和问题,给予合理的建议和帮助。

T-thanks:感谢,指对于患者的配合、支持和理解表示感谢,提高患者信任感和满意度。

项目小结

护理心理学是研究护士和护理对象在护理情境下的心理现象及其心理活动规律、特点,解决护理实践中的心理问题,以实施最佳护理的一门应用学科。护理心理学的研究对象是护理工作中的心理问题,包括研究护理对象、护士的心理活动规律及相应的最佳心理护理三大部分。学习护理心理学有助于提高护理工作的质量,有助于提高护士的心理素质,有助于适应医学模式的改变,有助于现代护理学的发展。因此,要求学生明确学习护理心理学的意义,并掌握相应的学习方法,以实施最佳临床护理服务。

➡ 模块结语

学习护理心理学,使我们了解到患者的心理状态的重要性,同时也让我们认识到护士的心理健康状况对护理工作的影响。护理心理学不仅为护士提供了评估和干预患者心理问题的理论和方法,同时也提供了自我保健和提升工作效率的策略。总之,护理心理学是提升护理质量不可或缺的学科,只有通过不断学习和实践,才能够更好地为患者提供个体化、专业化的护理服务。

➡ 模块检测

思考与练习

（马莉莎）

心理学基础

扫码看课件

你知道什么是心理学吗？在生活中你接触过心理学吗？不少人把心理学看成是一门神秘的学科，认为"学了心理学就能知道别人心里想的是什么，就可以猜测别人的心理"，就可以给别人催眠。或者把心理学与迷信、巫术联系在一起，甚至有的人曾诬蔑心理学是"伪科学"，并把它列入"禁区"，这些是对心理学的错误理解和歪曲。从科学意义上讲，心理学是研究人的心理现象及其规律的科学。心理学通过分析人类的心理和行为，深入对个体和社会的理解，促进个体的健康和幸福。

项目四　心理学概述

学习目标

【素质目标】

具有严谨、认真的学习态度，养成关心、爱护、尊重患者的职业素质及团队协作精神。

【知识目标】

掌握心理活动的结构、心理的本质。

熟悉心理现象的发生与发展。

了解心理学流派。

【能力目标】

具有运用心理学知识评判性思维的能力和分析问题的能力，了解心理学的局限性和优势，并能发展出自己独立的观点和见解。

项目导言

心理学是研究心理现象的科学。人被称为"万物之灵"，拥有高度发展的思维能力，可以进行抽象思维、概念化和逻辑推理等高级认知活动；人发展出了复杂的语言系统，能够准确地表达和传递思想、感情和知识；人具有独特的创造力和想象力，能够创造新的观念、思想和艺术作品。这一切的成就与人的心理存在和发展是分不开的。

案例导入

孟阳和李渔是学校文艺部的成员，他们将合作策划一场校园音乐会。孟阳是一个非常热情开朗的人，乐观而积极主动；而李渔则很内向，做事时总过多地担心细节。他们的性格差异和不同的工作风格导致工作时出现了冲突。

孟阳认为，他们只需要确保校园音乐会顺利进行，不必过于担心每个细节。他希望能够享受策划的过程，和团队成员共同体验快乐。相反，李渔则担心忽略了细节可能会导致各种问题，从而影响校园音乐会的成功。她无法忽略不完美和潜在的风险,这使得她感到压力和焦虑。

问题:

(1) 从孟阳和李渔的故事中,我们可以看到他们各自表现出了什么样的性格特点? 这些特点如何影响他们的行为和思维方式?

(2) 孟阳和李渔之间的冲突源于他们不同的态度和工作风格。你认为应该如何解决这种冲突? 有哪些心理学的概念和方法可以帮助他们更好地合作和理解对方?

一、心理现象

人的心理现象是宇宙间最复杂又最奥妙的现象之一,恩格斯把它誉为"地球上最美的花朵"。心理现象是心理活动的表现形式,人的心理现象异常复杂,一般可以把人的心理现象分为心理过程和个性心理两个方面(图 4-1)。

(一) 心理过程

人的心理现象是在时间上展开的,它包括以下三个方面。

1. 认知过程 认知过程是指人们在感知、思考、注意、记忆、语言理解和解决问题等各种心理活动中所经历的一系列心理过程。它是指个体对外界信息的接收和加工,以及将这些信息转化为有意义的认知和行动的过程,包括感觉、知觉、记忆、思维、想象和注意等心理活动。

2. 情绪和情感过程 人们在日常生活中,总会有愉快、痛苦、气愤、悲伤等体验,在认识他人或客观事物时,会产生一定的态度,如满意、不满意、喜欢、厌恶、愿意接近或者避之唯恐不及等主观体验,我们把这类心理现象称为情绪和情感过程。它涉及个体对情绪刺激的感知、评价和情绪表达等方面。

3. 意志过程 通常,人在认识客观事物时,不仅仅是认识它,感受它,对它还会采取一定的行动。一个人有意识地提出目标,制订计划,选择方式、方法,克服困难,以达到预期目的的心理活动就是意志过程。

认知过程、情绪和情感过程、意志过程又简称为知、情、意过程,这三个过程之间既有区别,又相互联系。认知过程提供了信息处理和思维能力,为情绪和情感过程及意志过程提供认识和推理的基础;情绪和情感过程可以调节、影响认知过程和意志过程,个体的情绪和情感状态会影响他们的思维方式和行为决策;意志过程在面临目标和冲突时发挥作用,调节和控制认知过程及情绪和情感过程,使个体朝着目标导向的方向发展。

(二) 个性心理

每个人的先天素质和后天环境不同,心理过程产生时又总是带有个人的特征,从而形成了每个人的个性。因此,心理学还要探讨人与人之间的差异,即个性心理或差异心理。个性心理由以下两个方面组成。

1. 个性倾向性 个性倾向性是指一个人所具有的意识倾向,也就是人对客观事物的稳定的态度。它是人从事活动的基本动力,决定着人的行为的方向,主要包括需要、动机、兴趣、理想、信念、价值观、世界观等。

2. 个性心理特征 个性心理特征是在一个人身上经常表现出来的本质的、稳定的心理特点。例如,有的人有数学才能,有的人擅长写作,有的人有音乐特长,这是能力上的差异。在行为表现方面,有的人活泼好动,有的人沉默寡言,有的人热情友善,有的人冷漠无情,这些是气质和性格方面的差异。能力、气质和性格统称为个性心理特征。

个性心理是心理学研究对象中的一个重要方面。心理过程与个性心理两者合起来构成了心理学研究的主要对象,如图 4-1 所示。

心理过程和个性心理相互作用、相互影响。个体的心理过程在某种程度上反映了其个性特点,而个体的个性特点又会影响其心理过程的运作方式。例如,一个具有冒险倾向的人可能会更倾向于寻求新的认知体验和刺激,而一个情感稳定性较低的人可能更容易受到情绪的影响。心理过程和个性心理共同构成了个体心理的本质,它们是心理发展不可分割的两个方面。

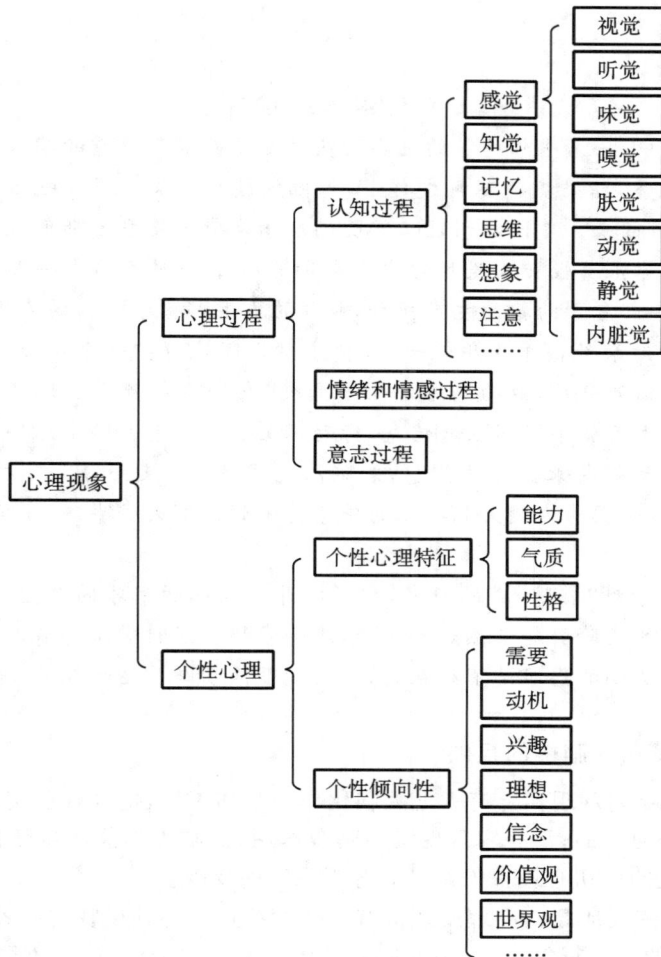

图 4-1　心理现象

二、心理的本质

辩证唯物主义认为,心理是脑的功能,是客观现实的反映。

(一)心理是脑的功能

1. 从物种发生史来看,心理是物质发展到高级阶段的属性　生物体最早出现的反映形式是感应性,即对某些直接影响机体生命的刺激所产生的应答性反应;随后出现感受性,感受性是心理反映形式的开始,昆虫类等低等动物不仅能对那些具有直接生物意义的刺激做出反应,而且对那些具有生物意义的信号也能做出应答性反应;当进化到脊椎动物时,出现了知觉;到灵长类动物时,出现了思维的萌芽;到人类,产生了意识。由此可见,心理是物质的一种反映形式,是物质世界长期发展的产物。

2. 从个体发生史来看,心理的发生、发展与脑的发育完善紧密相连　从人的大脑皮层细胞的功能成熟情况来看,有两个明显的“飞跃”时期:第一个飞跃时期在 6 岁左右,这时全部脑皮层神经纤维的髓鞘化已基本完成;第二个飞跃时期在 13 岁左右,这时脑电波的波形及频率开始与成人相同,大脑皮层细胞的功能已发展到相当的水平。与此相应,儿童的心理水平也随之提高:从感觉阶段发展到表象阶段,从形象思维阶段发展到抽象思维阶段。

3. 近代医学研究证明,人脑的一定部位受到损伤会引起相应的心理功能丧失　如果枕叶受到损伤,人的视觉就会受到影响;顶叶下部与颞叶、枕叶邻近的部位受损,阅读就发生困难;如果左侧大脑半球上中央后回下三分之一区域受损,辨别语言就发生困难,不能理解别人所说的话;在左侧大脑半球有一个布罗卡区(Broca's area),若这个区域受损,人就不能说出复杂的语言,不能说出想说的事情;无脑婴儿生来不具有正常的脑髓,因此不能进行正常的思维活动。这些事实都确凿地证明心理活动和脑组织密切相关,脑是心理的器官,心理是脑的功能。

知识链接

关于"裂脑人"的研究

第二次世界大战中,一名叫作约翰的士兵因头部受伤而成了严重的癫痫患者,医生为他切断了连接大脑半球的胼胝体,结果癫痫不再发作了,但他的精神却失常了。吃饭时,他一只手把饭碗推开,另一只手又把碗拉回来。美国加州理工学院的生物学教授罗杰·斯佩里博士闻讯后,给约翰做了一系列实验。他将一张年轻女人照片的左半部和一张小孩照片的右半部拼成一张照片,采用特殊方法,使照片的左半部置于约翰的左半视野,照片的右半部置于约翰的右半视野。斯佩里要约翰指出他看见了什么?结果约翰手指年轻女人,口中却果断地说:"一个小孩!"斯佩里的研究证明了约翰的大脑两半球隔离开来后,他的思维发生了分裂,在一个人身上出现了完全不同的两种思想、两个精神。裂脑人的左右脑半球不互通信息,行动不配合。一个大脑半球得到信息,另一个大脑半球却接受不到。左侧大脑半球获得的信息,裂脑人能用语言表达出来,而右侧大脑半球得到的信息,却有口说不出。这是因为右侧大脑半球的信息传不到左侧大脑半球,而右侧大脑半球本身没有言语功能。

斯佩里长期潜心于对"裂脑人"的研究,初步揭开了人脑两半球的功能,获得了 1981 年诺贝尔生理学或医学奖。他的实验引起了热烈的讨论,进一步推动了科学工作者对大脑进行新的探索,也更有力地说明了没有头脑的思维是不存在的,人的心理活动与脑密切相关。

(二)心理是客观现实在人脑中的反映

1. 心理反映的内容来自客观现实 有人把大脑比作一个加工厂,把客观现实比作原材料。如果没有原材料,加工厂无法生产出任何产品;没有客观现实的刺激作用,大脑也不能产生任何心理现象。客观现实是人心理活动内容的源泉,人的一切心理现象都是对客观现实的反映。

2. 心理是客观现实的主观印象 心理反映带有主体的特点。心理反映的内容是客观的,但对客观事物的反映都是由每一个具体的人进行的,每一个人都有与他人不同的个体特点,不同个体的知识经验不同、思想观点不同、人格特征不同,这些不同的个体特点影响一个人对客观事物的反映。如大家同看一部电影,但会对这同一部电影产生不同的领会和感受,从而做出不同的评价。这就说明心理反映具有主观性。

3. 人的心理是一种积极能动的反映 脑对客观世界的反映不是像镜子一样机械的、被动 的反映,而是一种积极的、能动的反映。心理反映具有选择性,人对客观世界的反映是根据主体的需要、兴趣、任务而有选择性地进行的,人在反映中具有主动权。

知识链接

"狼孩"的故事

1920 年,在印度的一个名叫米德纳波尔的小城,人们常在附近的森林见到一种"神秘的生物"出没,一到晚上,人们发现有两个用四肢走动的"像人的怪物"尾随在 3 只大狼后面。人们打死了大狼,在狼窝里终于发现这两个"怪物",原来是两个裸体的小女孩,大的七八岁,小的约两岁。这两个小女孩被送到米德纳波尔的孤儿院去抚养,人们还给她们取了名字,大的叫卡玛拉,小的叫阿玛拉。到了第二年阿玛拉死了,而卡玛拉一直活到 1929 年。这就是曾经轰动一时的"狼孩"故事。

据记载,"狼孩"刚被发现时用四肢行走,慢走时膝盖和手着地,快跑时则手掌、脚掌同时着地。她们总是喜欢独自活动,白天躲藏起来,夜间潜走。怕火和光,也怕水,不让人们替她们洗澡。不吃素食而要吃肉,吃时不用手拿,而是放在地上用牙齿撕开吃。每天午夜到早上 3 点钟,她们像狼似的引颈长嚎。她们没有感情,只知道饥饿时觅食,饱则休息,在很长时间内对别人没有兴趣。不过她们很快学会了向照顾者要食物和水,如同家犬一样。只是在一年以后,当阿玛拉死的时候,人们看到卡玛拉流了眼泪——两眼各流出一滴泪。

卡玛拉刚被发现时，她只懂得一般 6 个月婴儿所懂得的事，人们花了很大气力都不能使她很快地适应人类的生活方式。她 2 年后才会直立，6 年后才艰难地学会独立行走，但快跑时还得四肢并用。到死也未能真正学会讲话：4 年内只学会 6 个词，听懂几句简单的话，7 年后才学会 45 个词并勉强学会了几句话。在最后的 3 年中，卡玛拉终于学会在晚上睡觉，也不怕黑暗了。但很不幸，就在她开始朝人的方向发展时，却死去了。据狼孩的照顾者估计，卡玛拉死时 16 岁左右，但她的智力只有三四岁孩子的水平。

三、心理学发展简史

艾宾浩斯说："心理学有一个漫长的过去，但只有一个短暂的历史。"

心理学是一门古老而又年轻的科学。在心理学独立成为学科以前，有关"心""心灵""欲望"和"人性"等心理学问题一直是古代哲学家、教育家、文学艺术家和医生们共同关心的问题。

在欧洲，心理学的历史可以追溯到古希腊柏拉图、亚里士多德的时代。亚里士多德是一位学问渊博的哲学家，他对灵魂的实质、灵魂与身体的关系、灵魂的种类与功能等问题从理论上进行了探讨。他的著作《论灵魂》是历史上第一部论述各种心理现象的著作。亚里士多德把心理功能分为认知功能和动求功能。在他看来，认知功能包括感觉、意象、记忆、思维等。外物作用于各种不同的感官产生感觉和感觉意象。亚里士多德的思想影响了心理学的发展，对当代的心理学思潮也有重要的影响。心理学的发展经历了一百多年的时间。在发展的过程中，一方面，人们对心理学的研究对象与理论体系进行了数十年的争鸣，形成了各种不同的理论流派，最终在 20 世纪 50 年代达成基本的共识，使心理学不断走向繁荣。另一方面，随着心理学研究的深入和拓展，心理学自身不断分化，衍生出了众多的心理学分支学科，使得心理学的地位越来越重要。

1879 年，德国著名心理学家冯特在莱比锡大学建立了世界上第一个心理学实验室，开始对心理现象进行系统的实验室研究，使心理学从哲学中脱离出来，成为一门独立的科学。这一事件标志着科学心理学的诞生，冯特因此被称为实验心理学之父。

四、心理学流派

（一）构造主义流派

构造主义流派的奠基人为冯特，著名的代表人物为冯特的学生铁钦纳。这个流派主张心理学应该研究人们的意识，其方法为内省法，指出心理学的目的就是通过内省而了解在同刺激情境下各种元素之间的结构。在他们看来，了解人们的直接途径，是自己对自己的观察和描述。

（二）机能主义流派

机能主义流派是由美国著名心理学家詹姆斯在 20 世纪初创立的。詹姆斯认为心理学应该研究意识的功能和目的，而不是它的结构。詹姆斯批评构造主义流派只静态地研究意识的元素，而忽视了意识像流水一样具有动态的连续性，即所谓的"意识流"。20 世纪以来，美国心理学界一直比较重视心理学在教育和其他领域的应用，这和机能主义流派的思潮是分不开的。

（三）格式塔心理学流派

1912 年在德国出现了另一个心理学流派，称为"格式塔心理学流派"或"完形心理学流派"，主要研究知觉和意识的组织过程。其主要代表人物有韦特海默、柯勒和考夫卡。

"格式塔"是德文"gestalt"的译音，其含义是整体或完形。格式塔心理学流派明确指出：构造主义流派把心理活动分割成一个个独立的元素进行研究并不合理，因为人对事物的认识具有整体性。虽然人的知觉经验起源于分离零散的外在刺激，但人所得到的知觉却是有组织的。

格式塔心理学流派在知觉、学习、思维等方面开展了大量的实验研究，至今有关知觉的实验中还包括很多格式塔规律。格式塔心理学流派的研究为后来认知心理学的发展打下了基础。

（四）行为主义流派

20 世纪初，正当构造主义流派与机能主义学派争论不休时，出现了另外一个流派——行为主义流派，从根本上改变了心理学的发展进程。1913年,美国心理学家华生发表了一篇题为《在行为主义者看来的心理学》的论文,宣告了行为主义流派的诞生。

行为主义流派反对研究意识,认为意识带有主观的性质,是看不见、摸不着的,无法对它进行可重复性的、客观的研究,主张科学心理学应当研究可观察的外显行为。同时,行为主义流派反对内省法,认为心理学作为一门科学,应当只限于以客观的方法处理客观的资料,用内省法得到的资料不是客观资料,主张科学心理学应当采用实验法。此外,华生强调环境决定论,认为人的一切行为都是在后天环境的影响下形成的。行为主义流派产生后,在世界各国心理学界产生了很大的反响。行为主义流派强调研究可以观察到的行为,这对心理学走上客观研究的道路有积极的作用。但由于它过于极端,否定研究意识的重要性,因而也限制了心理学的健康发展。

(五)精神分析流派

精神分析流派是奥地利维也纳精神病医生弗洛伊德创立的一个学派。它的理论主要来自治疗精神病的临床经验,并且强调心理学应该研究无意识现象。

精神分析流派认为,人类的一切个体的和社会的行为,都源于心灵深处的某种欲望或动机,特别是性欲的冲动。欲望以无意识的形式支配人的行为,并且表现在人的正常和异常的行为中。欲望或动机受到压抑,是导致精神病的重要原因。

精神分析流派对心理学的影响很大,不仅在精神病治疗中得到了应用,而且对个性、动机心理学的研究产生了积极作用,有些概念,如潜意识、自我等也渗透到了心理学研究的主流之中。但是弗洛伊德宣扬泛性论,把性欲看作支配人的一切行为的动机,过分夸大了性欲的作用,忽视了社会文化的影响,这一点遭到了广泛的批评,其后继者对此加以修正,出现了新弗洛伊德流派。

(六)认知心理学流派

认知心理学流派与其他流派不同,不是由某个心理学家提出来的一套理论体系,而是在很多学者研究的基础上产生的。1967年,美国心理学家奈瑟将当时的各种研究成果加以总结,写出了《认知心理学》一书,使得认知心理学明确成为一种流派。

认知心理学是受多种因素的影响逐渐演变而成的。认知心理学家坚信,要想充分了解一个人的行为,必须研究其内部心理活动,内部认知过程是可以运用科学的方法加以研究的。他们在研究推理、决策以及问题解决等复杂的认知过程时采用口语报告的方法,获得了很大成功。

(七)人本主义心理学流派

人本主义心理学流派是由美国心理学家马斯洛和罗杰斯在20世纪50年代创立的。因为人本主义心理学兴起的年代较精神分析流派与行为主义流派晚,故而被称为心理学的第三势力。

人本主义心理学流派反对精神分析流派与行为主义流派的偏激观点和决定论。人本主义心理学流派批评精神分析流派只是以精神病患者的心理现象为基础,抨击其有关行为受原始性冲动支配的观点;批评行为主义流派只是以动物和儿童的心理现象为基础,指责行为主义流派只研究由零碎的、片面的反应构成的行为,而不是表现行为的整个人,抨击其环境决定论。

→ 项目小结

心理活动是生命活动过程中的高级运动形式,人的心理现象分为心理过程和个性心理两个统一、不可分割的方面。脑是心理的器官,心理是脑的功能,是客观现实在脑的反映,客观现实是人心理活动内容的源泉,实践活动是心理发生、发展的基础。1879年,德国著名心理学家冯特在莱比锡大学创建了世界上第一个心理学实验室,标志着科学心理学的诞生。心理学领域存在着多种不同的理论观点和研究方法,形成了不同的流派。每个流派都从不同的角度解释和了解人类的行为和心理过程,为我们提供了丰富的认知框架来探索人类心理的奥秘。

项目五 认知过程

学习目标

【素质目标】

具有批判性思维的能力,包括评估信息的可靠性、提出有力的论证;能够深入的思考和分析,不仅限于表面理解,能从多角度考虑问题。

【知识目标】

掌握感觉、知觉、记忆、思维、想象、注意等心理活动的概念,运用生活实例,掌握在学习中提高记忆力的方法。

熟悉思维的特征、遗忘的规律。

了解思维的种类。

【能力目标】

运用所学的认知策略和技能来提高学习能力。学会如何高效地学习、记忆,能合理地安排学习时间,提高学习效率。

项目导言

认知过程是指人类通过感知、思考和记忆等心理活动来获取、处理和应用知识的一系列心理过程。它是我们理解世界、解决问题和提高自身能力的基础。认知过程不仅限于知识的获取和处理,还涉及我们的思维方式和学习能力。它可以帮助我们发展批判性思维、创造性思维和解决问题的能力。通过了解认知过程的规律和方法,我们可以更加有效地学习和掌握知识,提高自己的思维能力和学习能力。在这个快速变化的世界中,认知过程对于个人的学习和发展至关重要。通过理解和应用认知过程,我们不仅可以成为高效的学习者,还能够培养自己的创造力、批判性思维和分析能力,为未来的学习和工作打下坚实的基础。

案例导入

张某,女性,19岁,在上学路上骑电动车时与汽车相撞后昏迷,被120救护车送至医院。家人急忙赶到医院,任凭母亲怎么呼喊她都没有回应。经抢救一周后张某苏醒,醒后不能说出受伤的经过。

问题:

张某受伤后心理活动发生了哪些变化?

任务一 感觉和知觉

一、感觉

(一)感觉的概念

感觉是人脑对直接作用于感官的客观事物的个别属性的认识。感觉是人最简单的心理活动,但在人的生活和工作中却具有重要意义。

感觉剥夺实验

赫伦和斯科特于1954年首次报告了感觉剥夺的实验结果。在实验中,要求被试者安静地躺在实验室一张舒适的床上,实验室内非常安静,听不到一点声音;给被试者戴上特制的眼罩,使他们眼前一片漆黑,看不见任何东西;给被试者两只手戴上手套,并用纸卡卡住。被试者的吃喝都被安排好,不用被试者移动手脚。总之,来自外界的刺激几乎都被"剥夺"了。实验开始,被试者还能安静地睡着,但稍后,被试者开始失眠,不耐烦,急切地寻找刺激,他们唱歌,吹口哨,自言自语。他们变得焦躁不安,总想活动,觉得很不舒服。实验中被试者每天可以得到20美元的报酬。但即使这样,也难以让他们在实验室中坚持这种实验3天。这个实验说明,来自外界的刺激对维持人的正常生存是十分重要的。

(二)感觉的分类

感觉一般分为外部感觉和内部感觉。

1. 外部感觉 接受外部世界的刺激,反映外界事物的个别属性,包括五种基本感觉:视觉、听觉、嗅觉、味觉、皮肤觉。

2. 内部感觉 接受机体内部的刺激,反映机体自身的运动与状态的个别属性,包括运动觉、平衡觉、内脏觉等。

(三)感觉的特性

感受性是指感官对适宜刺激的感觉能力。将刚刚能引起感觉的最小刺激量称为感觉阈。感受性与感觉阈限成反比关系。

感受性的变化有以下几种情况。

(1)感觉的适应:在刺激物持续作用下引起感受性的变化。这种变化可以是感受性的提高,也可以是感受性的降低。

(2)感觉的相互作用:在一定条件下,一种感觉的感受性因其他感觉的影响而发生变化的现象。如轻柔的音乐可使患者的疼痛减轻,强烈的噪声会使患者的疼痛加剧。

(3)感觉的发展和补偿:人的感受性可以通过实践活动和刻意训练得到提高和发展。比如染色工人可以分辨出40多种红色,听障人士的视觉特别敏锐,视障人士的听觉和触觉特别发达。护士可以帮助视障人士训练其触觉和听觉能力,以提高其生活能力。

(4)联觉:一种感觉引起另一种心理活动发生的现象。最常见的是视觉联觉。临床上我们也运用颜色的联觉作用来治疗疾病,被称为"颜色疗法"。

(5)感觉后像:当外界刺激作用消失后,感觉还能暂时保留一段时间的现象。如"余音绕梁",这就是听觉后像。

二、知觉

(一)知觉的概念

知觉是人脑对直接作用于感官的客观事物的整体属性的认识。知觉是在感觉的基础上产生的。但知觉并不是个别感觉信息的简单总和,而是对事物的多种属性和各部分之间相互关系的综合反映。

(二)知觉的分类

根据人脑所认识的事物特性,可以把知觉分为空间知觉、时间知觉、运动知觉三类。

1. 空间知觉 空间知觉是对物体的形状、大小、方位和距离等空间特性的认识。

2. 时间知觉 时间知觉是对事物的延续性和顺序性的认识。

3. 运动知觉 运动知觉是对物体和自身机体在空间位移等方面的认识。

(三)知觉的基本特征

1. 知觉的选择性 人在认识周围环境时总是有选择地把少数事物作为知觉的对象,而把其他事物当成知觉的背景,这种现象称为知觉的选择性(图5-1)。

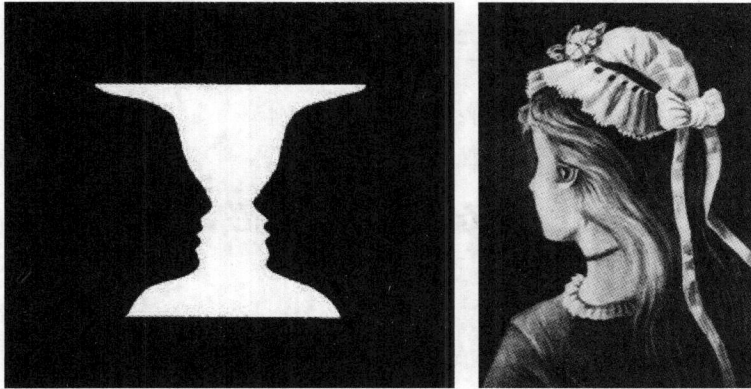

图5-1 知觉的选择性

2. 知觉的整体性 人的知觉具有把事物的个别属性、个别部分、个别特征综合成整体的能力(图5-2)。

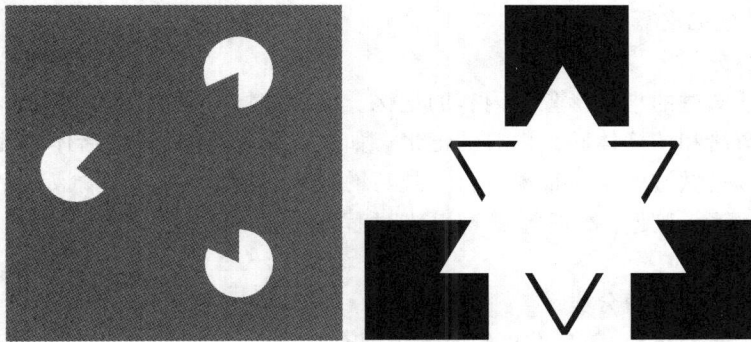

图5-2 知觉的整体性

3. 知觉的理解性 在知觉的过程中,不是被动地记忆知觉对象的特点,而是用过去的知识和经验,对知觉对象进行解释,赋予其一定的意义(图5-3)。

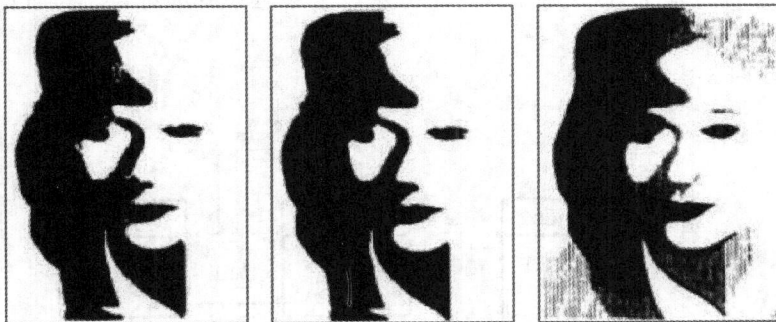

图5-3 知觉的理解性

4. 知觉的恒常性 当知觉的客观条件在一定范围内改变时,人的知觉映像在相当程度上仍保持着它的稳定,恒常性使人在不同的条件下,始终保持对事物原本面貌的认识,保证了知觉的精确性,是人们知觉总的重要特性(图5-4)。

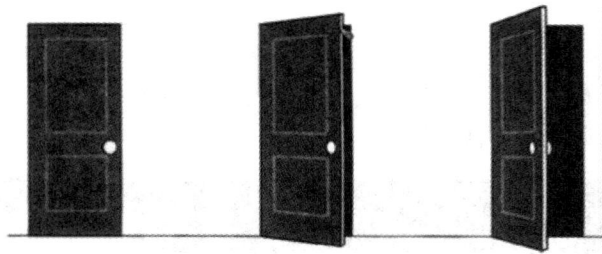

图 5-4 知觉的恒常性

任务二 记 忆

一、记忆

(一)记忆的概念

记忆是在脑中积累和保存个体经验的心理过程。记忆和感知觉不同,感知觉是信息的输入过程,而记忆则是对信息进行编码、存储和提取的过程。

(二)记忆的种类

可以从不同角度对记忆进行分类。

1. 根据记忆的内容分类

(1)形象记忆:以感知过的事物形象为内容的记忆。例如,对看过的电影、模型标本的记忆。

(2)情绪记忆:以情绪和情感体验为内容的记忆。如对快乐、悲伤各种情绪体验的记忆。

(3)运动记忆:对过去做过的实际行动、动作、技巧的记忆。例如,护士对输液程序的记忆。

(4)逻辑记忆:以概念、判断、推理等逻辑思维过程为内容的记忆。例如,对数学公式、定理、法则的记忆。

2. 根据信息保持时间的长短分类

(1)瞬时记忆:当刺激停止后,信息在极短时间内保存在脑中,这种记忆称为瞬时记忆、感觉记忆或感觉登记。其储存时间为 0.25～2 秒,信息容量非常大且形象鲜明。

(2)短时记忆:所获得的信息在脑中储存不超过 1 分钟的记忆,是瞬时记忆和长时记忆的中间环节,信息容量有限,一般为 5～9 个组块。

(3)长时记忆:信息经过加工后,在脑中保持 1 分钟以上甚至终身的记忆。长时记忆容量非常大,几乎是无限的。

记忆的三个阶段如图 5-5 所示。

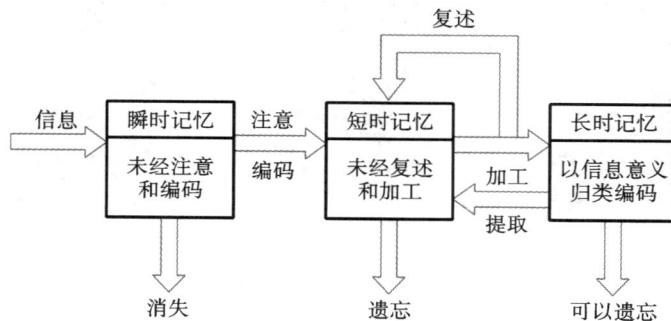

图 5-5 记忆的三个阶段

(三)记忆的基本过程

记忆的基本过程包括识记、保持、再认和回忆三个环节。

1. 识记 识记是记忆的第一步,是把所感知过的事物输入头脑的过程。

根据有无目的和努力程度,可将识记分为有意识记和无意识记。有意识记是指按一定的目的、任务和需要主观努力的一种识记。有意识记能使人获得系统知识和技能,日常的学习和工作主要依靠有意识记。无意识记是指事先没有预定的目的,也不需要任何主观努力的识记。

根据对记忆材料性质的理解,可将识记分为机械识记和意义识记。机械识记是指在对识记材料没有理解的情况下,机械重复地进行识记。意义识记是指根据材料之间的内在联系,在对材料进行理解的情况下运用有关经验进行的识记。

由于意义识记的识记效果优于机械识记。所以我们在学习中,对识记的材料应积极思考,找出材料之间的内在联系,尽量赋予其人为的意义,提高记忆的效果。

知识链接

记忆与知识、经验的关系

心理学家的实验:首先给国际象棋大师和象棋新手看一个真实的棋局 5 秒,然后将棋子搞乱,要求他们复盘。国际象棋大师第一次尝试就把 90% 的棋子正确复位,而象棋新手只能正确恢复 40% 棋子。但是,如果呈现的不是一个真实的棋局,而是一些随意摆放的棋子,结果国际象棋大师和象棋新手将棋子复位的成绩没什么差别。这个结果说明,国际象棋大师对真实棋局复位成绩好,是因为他比象棋新手具有更丰富的象棋相关知识和经验,然而对那些无序的棋子则无法运用自己的知识和经验,和象棋新手站在了同一个起跑线上,因此不具有优势。

2. 保持 保持是将感知过的事物在头脑中储存和巩固的过程,是记忆的中间环节,是记忆力强弱的重要标志之一。没有保持就没有记忆。

3. 再认和回忆 再认和回忆是从人脑中提取信息的过程。

(1)再认:过去经历过的事物再度出现时能够识别出来的过程。例如,考试时,做选择题属于再认的过程。

(2)回忆:又称再现,是过去经历过的事物在头脑中重新出现的过程。例如,考试时,做简答题属于回忆的过程。

二、遗忘

(一)遗忘的概念

记忆保持的最大变化是遗忘。遗忘是指对识记过的东西不能再认和回忆,或者发生错误地再认和回忆。遗忘与保持是矛盾的两个方面。

(二)遗忘的规律

德国心理学家艾宾浩斯(Ebbinghaus H)对遗忘进行了深入系统的研究。研究表明,遗忘的发生和发展是有规律的。遗忘在学习之后立即开始,遗忘的过程最初进展得很快,以后逐渐缓慢。例如,在学习 20 分钟之后就遗忘了 41.8%,而在 31 天之后仅遗忘了 78.9%。他将实验结果绘成曲线,这就是著名的艾宾浩斯遗忘曲线(图 5-6)。后人重复的实验中,也得出了和艾宾浩斯大致相同的结果。

影响遗忘的因素除了时间还有以下几个方面。①识记材料的性质与数量:一般认为,对熟悉的动作和形象材料遗忘得慢;对有意义的材料比对无意义的材料遗忘要慢得多;识记材料越多,忘得越快。②学习的程度:一般认为,过度学习达到 50%～100% 时学习效果最佳,最不易遗忘,所花的时间也最经济。③识记材料的系列位置:研究表明,最后识记的材料最不容易遗忘,其次是最先识记的那些材料,遗忘最多的是中间识记的部分。④识记者的态度:识记者的需要、兴趣等对遗忘的进程也有一定影响。在人们的生活中不占重要地位的、不引起人们兴趣的、不符合一个人需要的事情,容易被遗忘。

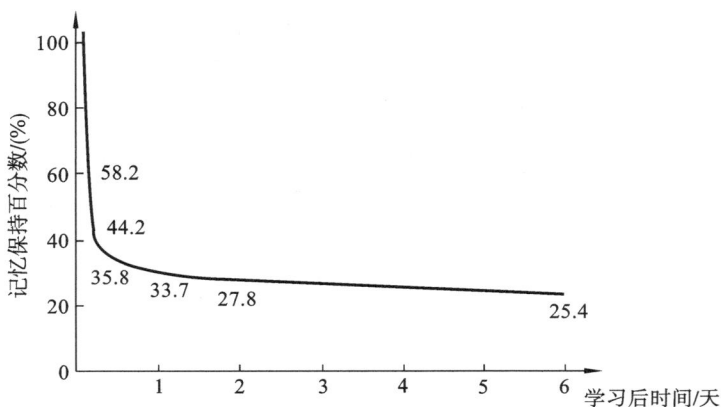

图 5-6 艾宾浩斯遗忘曲线

任务三 思维与想象

一、思维

(一)思维的概念

思维是人脑对客观事物进行的间接的、概括的反映。它反映了事物的本质特征和内部联系及规律性,属于认识活动的高级阶段。它揭示了事物的本质特征和内在联系,并表现在解决问题的过程中。在人的整个心理活动中,思维占有核心的地位。

(二)思维的特征

1. 思维的间接性 思维的间接性是指人们借助于已有的知识经验或媒介来认识客观事物。例如,医生通过对患者的问诊、体格检查和辅助检查等,来进行诊断。

2. 思维的概括性 思维的概括性是指在大量感性材料的基础上,把一类事物共同的特征和规律提取出来加以概括。它使人们摆脱对事物的直接依赖。

(三)思维的分类

思维可以从不同的角度进行分类。

1. 根据思维任务的性质、内容和解决问题的方法分类

(1)直观动作思维:通过实际操作解决直观而具体问题的思维,是 3 岁前幼儿主要的思维模式。其特点是思维和动作不可分离,离开了动作,思维也就中止了。

(2)具体形象思维:利用头脑中的具体形象(表象)来解决问题的思维。例如,去城市的某个地方参观,我们事先会在头脑中想出可能经过的道路,经过分析与比较,最后选择一条短而方便的路,这样的思维就是具体形象思维。艺术家、作家、导演、设计师等更多地运用具体形象思维,3~7 岁的学龄前儿童也以具体形象思维为主。

(3)抽象思维:运用概念和理论知识来解决问题的思维。例如,学生学习各种知识,科学家进行某种推理、判断都要运用这种思维。抽象思维是思维的一种高级形式,其发展较晚,一般到青年期以后,才有比较发达的抽象思维。它是人类思维的典型形式。

2. 根据思维的创新程度分类

(1)常规思维:人们运用已获得的知识经验,按现有的方案和程序直接解决问题的思维。它在解决问题中没有创新。

(2)创造性思维:重新组织已有的知识经验,提出新的方案或程序,并创造出新的思维成果的思维活动。它在发明创造或技术革新中具有重要作用。

3.根据思维探索答案的方向不同分类

（1）聚合思维：也称求同思维，是指个人在解决问题时，把各种信息聚合起来，形成唯一答案的思维。

（2）发散思维：也称求异思维，是指个人在解决问题时，沿不同的途径，寻找不同答案的过程。它会想到数个可能解决问题的方向，而不是局限于单一答案。

（四）解决问题的思维过程

一般来说，解决问题的思维过程可分为以下四个阶段。

1.发现问题和提出问题 思维是从解决问题开始的。解决问题首先必须发现问题。问题就是矛盾，矛盾是普遍存在的，找出矛盾的过程就是发现问题和提出问题的过程。

2.分析问题 分析问题要找出问题核心和关键，就是把不确定的问题变为确定的问题。分析问题时要弄清楚问题的要求是什么？哪些是已知条件？已知条件和问题的要求之间有什么联系？进而明确问题的关键所在，即找出问题的主要矛盾，然后针对这个主要矛盾进行思考、探索。

3.提出假设 提出假设是找出解决问题的方案、策略或途径，它是解决问题的关键。这个阶段是具有创造性的阶段，但解决问题的策略和方法不是简单的、能够立刻找到和确定下来的，而是需要以假设的形式逐渐形成的。

4.检验假设 解决问题的最后一步是检验假设，也就是通过实际行动来验证所提出的假设是否符合客观规律，是否能够成功解决。检验假设的方法有两种：一种方法是实际行动，即按照假设去解决问题。另一种方法是智力检验，也就是进行推论。

以上解决问题的思维过程的四个阶段不是孤立的，而是交错进行的。在解决复杂的难题时，往往需要把难题分解为几个步骤来解决。如果通过验证发现提出的假设不能顺利解决问题就需要重新思考问题，提出新的假设。护理程序就是一种科学解决问题的工作方法。

二、想象

（一）想象的概念

想象是对头脑中已有的表象进行加工改造，形成新形象的过程。想象是一种高级的认识活动。根据别人的讲解、介绍在头脑中形成新形象，都属于想象活动。

想象和记忆有密切的联系，想象是在记忆的基础上进行的，但又不同于记忆。记忆是表象的再现，而想象是表象的加工改造，形成新的形象。这种新的形象不仅可以是人们从未知觉过的事物的形象，还可以是现实中不存在的或不可能有的形象。例如《西游记》中孙悟空的形象，就是猴与人的结合，尽管这类形象离奇古怪，有时甚至荒诞无稽，但这类形象是来自现实的，是对人脑记忆表象进行加工而形成的。

（二）想象的种类

按照想象活动是否具有目的性，可以分为无意想象和有意想象。

1.无意想象 无意想象是一种没有预定目的，不自觉产生的想象。它是当人们的意识减弱时，在某种刺激的作用下，不由自主地想象某种事物的过程，是最初级、最简单的想象。

2.有意想象 有意想象是按一定目的、自觉进行的想象。在有意想象中，根据想象内容的新颖程度和形成方式的不同，可分为再造想象、创造想象和幻想。

（1）再造想象：根据言语描述和图形的描绘，在人脑中形成相应的新形象的过程。例如，建筑工人根据建筑蓝图想象出建筑物的形象。这种依据别人的描述进行的再造想象有一定程度的创造性，但创造性的水平较低。

（2）创造想象：根据一定的目的、任务，在人脑中独立地创造出新形象的过程。在创作、创造新作品时，人脑中构成的新形象都属于创造想象。创造想象具有首创性、独立性和新颖性等特点，它比再造想象更复杂、更困难，它需要对已有的感性材料进行深入的分析、综合、加工、改造，在头脑中进行创造性的构思。

（3）幻想：指向未来，并与个人愿望相联系的想象。它是创造想象的特殊形式。当人们依据事物发展的客观规律想象未来时，这种想象称为理想，具有实现的可能性。空想不以客观规律为依据，甚至违背事物发展的客观进程，因而是没有实现可能的想象。

任务四　注　　意

一、注意的概念

注意是心理活动或意识对一定对象的指向和集中。注意具有指向性和集中性两个特点。指向性是指心理活动有选择地指向某些对象,并且能长时间地保持。集中性是将心理活动聚集在所选择的事物上,排除各种干扰,以保证对象得到鲜明、清晰的反映。

注意不是独立的心理过程,它是在心理过程中表现出来的,是各种心理过程共有的特性,它不能离开一定的心理过程而独立存在。注意贯穿于心理过程的始终。一旦注意中止,心理过程将偏离目标,甚至终止。任何一个心理过程自始至终都离不开注意。

二、注意的种类

根据注意的产生和维持有无预定目的以及是否需要意志努力,可将注意分为无意注意、有意注意、有意后注意三种。

1. 无意注意　无意注意是指事先没有目的、也不需要意志努力的注意。主要由周围环境中突然出现的事件引起。例如,上课时,突然从教室外闯进一个人,这时大家会不由自主地把视线朝向他,这种注意就是无意注意。

2. 有意注意　有意注意是指有预定目的、需要一定意志努力的注意。它受意识的支配和调节。当我们学习某门功课时,由于认识到它的重要性,便会自觉、主动地把注意力集中在这门功课的学习上,而且还会通过意志努力,排除各种干扰,使注意力坚持在要学习的东西上。这种注意就是有意注意。

3. 有意后注意　有意后注意是注意的一种特殊形式,它事先有自觉的目的或任务,但又不需要意志努力。有意后注意是在有意注意的基础上发展起来的。它具有有意注意和无意注意的某些特征。有意后注意既服从当前的活动目的或任务,又能节省意志的努力,因而对完成长期、持续的目的或任务特别有利。培养有意后注意的关键在于发展对活动本身的直接兴趣。

三、注意的品质

1. 注意的范围　注意的范围又称注意的广度,它是指在单位时间内,人的意识所能注意对象的数量。注意的范围受知觉特点的影响,如注意对象越集中,排列越有规律,越能成为相互联系的整体,则注意的范围就越大。

2. 注意的稳定性　注意的稳定性又称注意的持久性,稳定性是指注意能否长时间地保持在某种事物或从事的某种活动上。这是注意在时间上的特征。注意的稳定性是衡量注意品质的一个重要指标。它在人们的生活和工作中具有重要的意义。学生必须具有稳定的注意才能有效地接受教师传授的知识;外科医生必须具有稳定的注意才能在手术中聚精会神地工作,从而保证手术的成功。

3. 注意的分配　注意的分配是指同一时间内把注意分配在两种或两种以上的活动中。例如,教师能够一边讲课,一边观察学生的反应。注意的分配是完成复杂工作任务的重要条件,它是建立在同时进行的几种活动的熟练程度或自动化程度的基础之上的。

4. 注意的转移　注意的转移是根据新的活动目的或任务,主动地把注意从一个对象转移到另一个对象上去。灵活而又正确的注意转移是提高工作效率的基础。护士每天要接触大量的不同患者,这就要求护士有灵活转移注意的能力。

任务五　认知与临床

认知与临床是心理学和医学交叉领域的研究方向,主要研究人类的思维、记忆、学习、语言、注意以及认知功能在临床医学上的应用与干预。

1. 神经认知症状和变化　研究认知功能障碍、记忆退化和其他认知病理在神经系统疾病(如阿尔茨海默病、帕金森病等)和精神障碍(如精神分裂症、抑郁症等)中的表现和变化。这方面的研究有助于疾病的早期诊断、评估和干预。

2. 认知康复和干预 通过认知训练、启发式技术、药物治疗等方法,改善和恢复患者的认知功能。认知康复和干预的目的是帮助患者提高记忆、注意、问题解决和决策能力,以提升他们的生活质量。

3. 认知评估工具和筛查方法 研究和开发各种认知评估工具和筛查方法,用于评估患者的认知功能水平和认知症状。这些工具和方法可以帮助医生和临床心理学家早期识别、诊断和监测认知障碍的进展。

4. 认知与疼痛 研究疼痛对认知的影响,以及认知干预如何帮助患者应对慢性疼痛。

认知与临床的研究对于提高疾病的诊断和治疗水平,改善患者的生活质量具有重要意义。它不仅可以提供新的治疗策略,还可以帮助医生更全面地评估患者的认知状况,并在需要时提供相应的康复和支持。

项目小结

本项目主要讲解认知过程,它是在人们认识世界的时候所产生的心理现象。通过学习,学生可以掌握感觉、知觉、记忆、思维、想象、注意等心理活动的概念,在学习、生活中学会运用其中的心理学原理分析所学的心理现象,能运用所学的认知策略和技能来提高学习能力,学会如何高效地学习、记忆,能合理地安排学习时间,提高学习效率。把握思维的特征,在现实中培养自己良好的思维品质。

项目六 情绪与情感过程

学习目标

【素质目标】
能有效地表达自己的情感,理解他人的情感,并与他人建立情感连接。

【知识目标】
掌握情绪与情感的概念。
熟悉管理情绪的方法。
了解情绪与情感的分类。

【能力目标】
提高情绪管理和情绪调节能力,并养成积极向上的情感。

项目导言

情绪和情感是人类丰富多彩的内在体验的核心。情绪和情感在我们的日常生活中发挥着重要作用,不仅影响着我们的心理健康,还与我们的认知、行为和社交关系密切相关。良好的情绪管理能力可以帮助我们更好地应对挑战和压力,提高自我控制能力和适应能力。此外,情绪和情感也是我们与他人连接的桥梁,影响着我们和他人之间的关系和交流。通过学习情绪和情感过程,我们可以更好地理解自己和他人,提高情商并建立更加健康、积极和充实的人际关系。

案例导入

王某,男,18岁,某中职学校一年级学生,品学兼优,家庭经济困难,因此,他立志要好好学习,争取得到每年 2000 元的奖学金。学期结束时学校进行了奖学金评选,他以总成绩 0.2 分之差而未能获得奖学金。之后,他整天闷闷不乐,夜不能寐,饮食量减少,人也一天天消瘦。

问题:

王某出现了何种不良情绪？如何调适？

任务一 概 述

(一) 情绪与情感的概念

个体对客观事物或情境是否满足自己的需要和愿望而产生的态度体验称为情绪与情感。当客观事物或情境符合个体的需要和愿望时,就能引起积极的、肯定的情绪与情感。例如,我们会因得到心爱的礼物而满意,会因相聚而感到高兴。当客观事物或情境不符合个体的需要和愿望时,就会产生消极、否定的情绪与情感。例如,失去亲人会引起悲痛,无端遭到攻击会产生愤怒。由此可见,情绪与情感的产生是以个体的愿望或需要为中介的。

(二) 情绪与情感的作用

情绪与情感在人们的社会生活中发挥着重要的作用。

1. 适应功能 个体在生存和发展的过程中,有多种适应方式。情绪与情感是个体适应生存和发展的一种重要方式。情绪是个体早期赖以生存的手段。在日常生活中,情绪直接地反映着人们生存的状况,是人们心理活动的反映。人们通过各种情绪与情感,了解自身或他人的处境与状况,适应社会的需要,以便更好地生存和发展。

2. 动机功能 情绪与情感是动机系统的一个基本成分,是动机的源泉之一。它能够激励人的活动,提高人的效率。适度的兴奋情绪,可使身心处于活动的最佳状态,进而推动人们高效地完成工作任务。同时,情绪对生理内驱力也具有放大信号的作用,是驱使人们行为的强大动力。

3. 组织功能 情绪对其他心理活动具有组织的作用。这种作用表现为积极情绪的协调作用和消极情绪的破坏、瓦解作用。中等强度的愉快情绪,有利于提高认知活动的效果。而消极的情绪如恐惧、痛苦等会对认知活动的效果产生负面影响,消极情绪的激动水平越高,认知活动的效果越差。

4. 信号功能 情绪在人际间具有传递信息、沟通思想的功能。这种功能是通过情绪的外部表现,即表情来实现的。在许多场合,我们的信息是靠表情来传递的。如微笑表示赞赏,点头表示同意。

任务二 情绪与情感的分类

一、情绪的分类

(一) 原始情绪

原始情绪又称基本情绪,是人类和动物共有的与本能活动相联系的情绪,原始情绪是先天的,包括四种基本类型,即快乐、悲哀、愤怒、恐惧。

(二) 情绪的状态

根据情绪发生的强度、速度和持续时间长短的不同,可将情绪状态分为三种类型。

1. 心境 一种微弱而持久的情绪状态,也就是我们平时所说的心情。如闷闷不乐、心情舒畅、郁郁寡欢、恬静、烦闷等,都是心境的表现。

心境从其发生的强度来看,是微弱而较平稳的;从其延续的时间来看,持续时间较长,可少则几天,多则数年;心境持续时间的长短和个体的气质、性格有一定的关系;从其影响范围来看,它具有非定向的弥散性特点,不只是指向某一特定的对象,而是使人们的整个生活都具有某种情感色彩。

2. 激情 强烈的、时间短暂的、爆发性的情绪状态。狂喜、暴怒、惊恐、绝望等都是激情的 表现。激情通常是由生活中的重大事件、对立意识的冲突、过度的抑制或兴奋引起的,因此它具有激动性和冲动性两大特点。

激情有积极和消极之分。为了控制消极的激情,必须用理智和意志加以调节,用语言和其他方式进行合理的释放和转移。同时培养正确的思想意识,加强思想修养,冷静地对待引起激情的事物,做自己情绪的主人。

3. 应激 由出乎意料的紧张状况所引起的适应性反应。在日常的生活、工作和学习中,往往会遇到突如其来的事件和意想不到的危险,它要求人们立即做出决策,并调动自己的全部力量以应对这些突发事件,此时人的身心处于高度紧张状态,即应激状态。

二、情感的分类

情感是指人的社会性需要是否获得满足而产生的情感体验,是与人们的社会性需要相联系的主观体验,是人类特有的心理现象之一。人类高级的社会情感有道德感、理智感和美感。

(一)道德感

道德感是一个人依据一定的道德标准和准则对自己或别人的言行及意图进行道德评价时所产生的情感体验,符合其道德标准和准则的就会产生敬佩、赞赏和自豪,否则,就会感到厌恶、愤怒等。

(二)理智感

理智感是人的智力活动的需要、愿望得到满足时所产生的情感体验。理智感与人的求知欲、认识兴趣、好奇心、对解决问题的需要、对真理的追求等密切联系在一起。它体现了人对自己智力活动的过程与结果的态度。

(三)美感

美感是人根据自己的审美标准对自然或社会现象及其在艺术上的表现,进行美的评价时所产生的情感体验。人的审美既受客观事物的属性影响,也受个人的价值观影响。

道德感、理智感和美感都是在实践中形成和发展起来的,都与一定的原则标准、社会要求和社会价值联系在一起,因而都是社会性情感不可分割的组成部分,三者是融于一体的。

三、情绪与情感的区别和联系

(一)情绪与情感的区别

(1)情绪与生理需要是否得到满足有关,如对食物的需要是否得到满足而引起的满意或不满意、在危及生命时所产生的恐惧、与他人争吵时所产生的愤怒等。而情感则与人的社会性需要有关,如由交际的需要、自尊的需要、精神生活的需要所引起的友谊感和道德感等。因此,情绪是低级的,是人类和动物所共有的;而情感则是人类所特有的,受社会历史条件所制约。

(2)情绪具有明显的情境性、激动性和暂时性,往往由当时的情境引起。一旦情境发生改变,情绪会很快消失,因此情绪一般是不稳定的。情绪会导致生理反应,如心率加快、呼吸急促以及面部表情的变化。而情感则不同,一般不受情境所左右,具有较大的稳定性、深刻性和持久性。

(3)情绪具有较大的冲动性和较明显的外部表现,如狂热的欣喜、强烈的愤怒或持续的忧郁等。而情感常以内心体验的形式存在,一般较弱,很少有冲动性,如荣誉感、责任感。

(二)情绪与情感的联系

(1)情绪依赖于情感,情绪的各种变化都受到已形成的情感的制约,情绪可以激发情感。

(2)情感也依赖于情绪,人类的情感总是在各种不断变化着的情绪中得到体现。离开了具体的情绪过程,人类的情感及其特点就不可能现实地存在,情感可以影响情绪体验和情绪反应。可以说,情绪是情感的外在表现,情感是情感的本质特征。

四、情绪的表现

与情绪状态相联系的身体外部变化称为表情。人类的表情具有适应意义,并通过遗传而保存下来。正因为其具有生物学根源,所以基本情绪的外部表现,如喜、怒、悲、惧等原始表情是通见于全人类的。当然,人类的表情也存在着不同民族、不同国度的社会性差异。对人类来说,表情已变成社会上通用的表达和交流的符号,成为和语言一样重要的交流手段。表情可分为面部表情、姿态表情、语调表情。

任务三　情绪与身心健康

消极的情绪可以致病或诱发某些身体疾病,而积极的情绪可以治疗疾病。所谓心理治疗,就是通过调节人的情绪,影响人的生理功能,以达到治疗疾病的目的。

消极情绪与身体健康之间存在紧密的联系,长期的消极情绪可能会对身体产生不良影响,进而导致疾病的发生和发展。

(1)心理压力:消极情绪如焦虑、抑郁、愤怒等会增加身体的压力水平,导致持续性的心理压力。长期的心理压力会激活身体的应激反应系统,如增加皮质醇和肾上腺素的分泌,进而对心血管、免疫和消化系统等产生不良影响。

(2)免疫功能下降:长期的消极情绪会减弱免疫系统的功能,使人更容易感染疾病和患上慢性病。消极情绪还可能导致免疫细胞数量和活性减少,影响机体对疾病的抵抗力。

(3)心血管疾病:消极情绪与心脏病、高血压和冠心病等心血管疾病有关。消极情绪可能引发血压升高、血管收缩、心率增加等生理反应,增加心血管疾病发生的风险。

(4)消化系统问题:长期的消极情绪可能导致胃肠道问题,如胃溃疡、消化不良、肠道炎症等。情绪的变化会直接影响消化功能,导致胃肠道问题的发生。

(5)其他影响:消极情绪还可能影响睡眠质量、食欲和体重控制,增加疲劳、焦虑、抑郁等心理疾病发生的风险。

积极的情绪对身体和心理的健康都有积极的影响,可以帮助缓解疾病症状、促进康复,并提升整体的生活质量。

(1)改善免疫功能:积极的情绪可以提高免疫系统的功能。乐观、积极的心态会促进免疫细胞的数量和活性增加,提高身体的抵抗力。

(2)缓解疾病症状:积极的情绪有助于缓解疼痛和疾病症状。乐观、积极的心态可以促使机体释放内啡肽,起到镇痛和舒缓症状的作用。

(3)促进康复:积极的情绪可以促进身体的康复过程。乐观、积极的心态有助于增加治疗遵从性、提高恢复效果,并降低患者的压力和焦虑程度。

(4)增强心脏健康:积极的情绪可以提升心脏健康。乐观和积极的心态可以减少患心血管疾病的风险。

(5)提高抵抗力:积极的情绪有助于提高机体的抵抗力和恢复能力,对抗疾病。乐观和积极的心态可以减轻压力,增强身体的防御机制。

任务四　情绪与临床

情绪与临床之间存在密切的关系。情绪不仅会影响个体的身心健康,还会对临床症状和治疗结果产生影响。

首先,情绪可以是临床诊断的一部分。许多心理障碍,如抑郁症、焦虑症和创伤后应激障碍,都与情绪有关。在临床诊断中,医生和心理咨询师通常会评估患者的情绪状态以了解病情。

其次,情绪影响着疾病的发展和治疗。许多疾病如心血管疾病、消化系统问题和免疫系统失调都与负性情绪如压力、焦虑和抑郁相关。这些负性情绪可能导致炎症反应的增加、免疫功能的下降以及身体的疲劳,从而影响疾病的进展和治疗效果。

最后,情绪也影响着患者对临床治疗的反应和依从性。积极的情绪可以提升患者的信心,增加对治疗的期望和依从性,并提高治疗的效果。相反,消极的情绪可以降低患者对治疗方案的信心和动力,导致治疗效果的下降。

因此,在临床实践中,需要关注患者的情绪状态,并采取相应的干预措施,如心理治疗、药物治疗或综合疗法,来帮助患者管理情绪问题,促进疾病的康复。

知识链接

情绪的管理方法

情绪管理是指人们通过各种方法来调节、控制和表达自己的情绪,以便更好地适应生活和处理不同的情境。以下是一些常见的情绪管理方法。

(1)深呼吸和放松训练:通过深呼吸和放松训练,例如渐进性肌肉松弛法或冥想,有助于帮助缓解紧张情绪、焦虑和压力,恢复平静和放松。

(2)寻找支持:与亲朋好友或专业心理咨询师分享自己的情绪和困扰,寻求支持和理解,可以减轻心理负担并获得建设性的反馈和建议。

(3)健康生活方式:维持健康的生活方式,如充足睡眠、均衡饮食和适度锻炼,有助于提高情绪的稳定性,减少负性情绪的发生。

(4)自我关注和自我照顾:给自己安排一些时间做自己喜欢的事情,如读书、听音乐、散步或泡澡等,可以放松身心。

(5)情绪释放:寻找适当的情绪释放方式,例如绘画、写作、运动或参与身体剧烈活动等,可以帮助释放压力和负性情绪,提升情绪的平衡和稳定。

(6)认知重构:通过审视自己的思维模式和信念,学习用积极和灵活的方式来解读和应对情境,来改变对待事物的态度和情绪反应。

(7)时间管理和目标设定:合理地安排时间和设定目标,减少压力和焦虑的产生,有助于控制情绪状态和提高学习效率。

(8)冲突解决和沟通技巧:学习有效的冲突解决和沟通技巧,如倾听、表达自己的需求和感受,以及寻求妥协和合作,可以改善人际关系,减少冲突和负性情绪的发生。

这些方法并非适用于所有人,每个人在情绪管理方面可能有不同的需求和偏好,关键是通过尝试不同的方法,找到适合自己的情绪管理策略,并向情绪管理专业人士寻求帮助和指导。

项目小结

情绪与情感属于人的心理过程,是人心理活动中动力机制的重要组成部分。通过学习,学生可以掌握情绪与情感的概念、分类、表现、状态,明白情绪与身心健康的关系,运用情绪的原理做好医护工作。课外了解有关情绪的理论,能有效地表达自己的情感,理解他人的情感,并与他人建立情感连接。

项目七 意志过程

学习目标

【素质目标】
养成坚韧的性格,对生活和学习保持积极的态度。

【知识目标】
掌握意志的概念、特征及品质。
熟悉意志与护理的关系。
了解意志品质的培养途径。

【能力目标】
能自觉地安排学习时间,坚持完成学习任务,并保持注意力。

→ 项目导言

意志是指在学习中所展现的毅力、自律和专注等素质。它不仅仅是我们努力学习的动力,更是我们在困境中坚持下去的关键。它让我们能够面对挑战、克服困难,尽管路途艰辛,但依然能够保持积极的态度和持久的学习动力。有了意志,我们能够充分发挥自己的潜力,追求更高的学业成就,不断提升自己的学习能力和素质。

案例导入

赵某,女,30岁,某中专学校临床专业毕业生。毕业后在家乡的卫生院工作。她不满足于现状,边工作边学习,在乡卫生院工作6年期间先后完成了临床专业大专、本科的学习。之后考取了某高等院校硕士研究生,毕业后分配到省级医院心血管内科工作,现成为防治心血管疾病的知名专家。

问题:

赵某作为一名中专生为什么能取得今天的成就?她具有何种优秀的品质?

任务一 概　述

意志是有意识地支配、调节的行为,是个体自觉地确定目的,并根据目的来支配和调节自己的行动,克服各种困难,从而实现预定目的的心理过程。

意志和行动之间存在着密切的关系。意志是指一个人的决心、决意和决断力,是驱使一个人做出某种行动的内在动力。而行动则是指根据自己的意志、计划和目的来实施和执行的具体行为。

意志是行动的前提和动力。一个人只有在内心产生了强烈的意愿和决心,才会有动力去做出实际的行动。意志可以激发一个人的积极性和动力,让其有坚定的信念和目标,从而做出积极的行动。这种在意志调节和支配下的有目的、自觉的行动,称为意志行动。

任务二 意志行动的特征

一、意志行动具有明确的目的性

意志行动的目的性特征是人与动物的本质区别,能够自觉地确立目的是人行动的首要特征。人在行动之前,行动的目的已存在于头脑之中,并且以这个目的来指导自己的行动。

二、意志行动以随意运动为基础

人类的运动可分为随意运动和不随意运动两类。不随意运动是指那些不受意识支配的运动,如心脏跳动、胃肠蠕动、瞳孔反射等。随意运动是受主观意识支配的、有一定目的的运动,如学习、劳动等。意志行动是在人的主观意识支配下的随意运动。

三、意志行动与克服困难相联系

人的意志行动是有自觉目的的行动,在目的确立和实现的过程中会遇到各种各样的困难,人的意志力是在克服困难的过程中表现出来的。例如,对一个因病长期卧床正在康复的患者来说,每迈出一步都要克服许多困难,这时练习走路就是一种意志行动。

任务三　意志的品质及培养

一、意志的品质

意志的品质是在意志行动过程中表现出来的比较明确的、稳定的特点。良好的意志品质主要包括以下几个方面。

（一）自觉性

自觉性是人在行动中具有明确的目的，并充分认识行动的社会意义，使自己的行动服从于社会要求的品质。这种品质贯穿于意志行动的始终。具有自觉性品质的人，通常目的明确，立场坚定，在行动中充分发挥自己的主观能动性，既能倾听和接受合理的建议，又能坚持真理，信守原则，排除诱惑，不盲从，也不固执。与自觉性相反的意志品质受暗示性和独断性的影响。

（二）果断性

果断性指善于明辨是非，迅速而合理地做出决定，并付出行动的品质。具有果断性品质的人，善于审时度势，善于对问题情境做出正确的分析和判断，当机立断，及时行动。果断性是以深思熟虑和勇敢为前提的。果断性在日常生活中具有重要意义。与果断性相反的意志品质是优柔寡断和草率决定。

（三）坚韧性

坚韧性是人在意志行动中坚持决定，以充沛的精力和顽强的毅力，百折不挠地克服一切困难，实现预定目的的品质。具有坚韧性的人善于抵御各种不符合行动目的的因素的干扰，目标专一，锲而不舍，有始有终。与坚韧性相反的意志品质是动摇和顽固执拗。

（四）自制性

自制性是指一个人在行动中善于控制自己的情绪，约束自己言行的品质。自制性集中反映出意志的抑制职能。自制性强的人，善于控制自己的行为去执行所做出的决定，并且能控制自己的情绪冲动，克服盲目冲动的行为，遇事三思而后行。与自制性相反的意志品质是任性和怯懦。

二、意志品质的培养

培养意志品质是一个长期的过程，良好的意志品质的培养可以从以下几个方面着手。

（一）设定目标

确立清晰明确的目标，并将其分解成小的可实现的步骤，以便更容易坚持下去。

（二）培养自律

学会控制自己的欲望和冲动，不要轻易受到外界的干扰。可以通过制订日常计划，建立固定的习惯等方式来培养自律。

（三）增强毅力

面对困难和挑战时，要有坚持不懈的意志力。可以通过坚持某种锻炼、参加挑战性的活动等方式来增强毅力。

（四）接受失败

失败是成功的一部分，学会从失败中吸取经验教训，不要轻易放弃。要有勇气面对挫折，并将其作为继续努力的动力。

（五）培养耐力

在实现目标的过程中，可能需要长时间的努力和坚持。要有耐心和毅力，不要期望一蹴而就，以乐观的心态面对长期努力的过程。

（六）减少拖延

拖延会消磨意志力,影响目标的达成。要有时间管理意识,及时开始行动,减少拖延。

（七）寻求支持

和身边的人分享自己的目标和努力,并寻求他们的支持和鼓励。有时候,得到他人的支持可以使我们更有动力去坚持。

除以上几个方面,最重要的是要有决心和坚持不懈的信念,相信自己能够培养和提升意志品质。

任务四　意志与临床

意志在临床心理学中是一个重要的概念,它与个体的自我控制、决策能力、目标导向和行为坚持等方面有着密切的关系。

1. 治疗依从性　意志力可以帮助患者更好地遵守医生的治疗方案和建议。通过培养意志力,患者可以更好地坚持用药、坚持健康的生活方式等,从而提高治疗效果。

2. 心理疾病的治疗　对于某些心理疾病,如焦虑、抑郁等,意志力可以在治疗过程中发挥重要作用。通过提升意志力,患者可以更好地控制自己的情绪和行为反应,增强对治疗的积极性。

3. 应对压力和挫折　意志力可以帮助个体更好地应对生活中的压力和挫折。在临床实践中,心理治疗师会教授患者一些增强意志力的技巧,如设定目标、制订方案、自我激励等,以帮助他们更好地应对困难和逆境。

4. 改变不健康行为　意志力对于改变不健康的生活习惯具有重要的作用。通过培养意志力,个体可以更好地控制自己的冲动和欲望,坚持健康的生活方式。

5. 应对成瘾问题　意志力在戒除成瘾行为上也具有重要的作用。

▶ 项目小结

意志过程通过影响人的认知过程及情绪和情感过程而对人的健康产生影响。现代生理学的研究证实,意志通过影响人的生理功能从而影响人的健康。坚强的意志和信念能够增强抵抗力,改善生理功能。意志是心理健康的标志之一,坚强的意志能使人减少外界压力的不良影响,有利于维护身心健康。所以我们要通过各种途径培养自己良好的意志品质。

知识链接

意志创造奇迹

霍金在牛津大学毕业后即将到剑桥大学读研究生,这时他被诊断患了"卢伽雷病",即肌萎缩侧索硬化(渐冻症),不久后,他就全身瘫痪了。1985年,霍金又因肺炎进行了穿气管手术,此后,他完全不能说话,依靠安装在轮椅上的一个小对话机和语言合成器与人进行交谈;看书必须依赖一种翻书页的机器,读文献时需要请人将每一页都摊在桌子上,然后他驱动轮椅,如蚕吃桑叶般地逐页阅读。

医生曾诊断身患绝症的霍金只能活两年,但他具有强烈的使命感和极其坚强的意志。他凭着坚毅不屈的意志,与疾病抗争了几十年,创造了一个奇迹,也证明了残疾并非成功的障碍。霍金的一生,是人类意志力的记录,是科学精神创造的奇迹。

项目八　人　格

【素质目标】

发展成为具有道德、具有批判性思维和创造性解决问题的能力、善于和他人沟通合作的人。能更好地适应社会环境、实现自身价值、建设和谐社会。

【知识目标】

掌握需要、动机、兴趣、能力、气质和性格的概念、分类及相关理论。

熟悉人格的概念、结构与特征，自我意识的概念及结构。

了解人格与临床的关系。

【能力目标】

发展个体的各种能力，能更好地适应变化、处理挑战、实现个人目标，并建立积极健康的人际关系。

项目导言

当你在阅读四大名著时，会被各具风采的人物吸引。贾宝玉的多情和叛逆，林黛玉的敏感与聪颖，曹操的奸诈与胆识，诸葛亮的忠诚与聪慧……在现实生活中，你也会遇到形形色色的人，有的活泼开朗，有的恬静忧郁，有的谨小慎微，有的胆大妄为……人与人的这些差异都源于人格的差异。人格是一种心理特性，它使每个人的行为具有独特的风格。

案例导入

杨某，男，17岁，某中职学校三年级学生。父母离异后跟母亲生活。母亲忙于生计很少关心杨某，还经常因生活琐事打骂杨某。无人管教的杨某变得无法无天，经常打人毁物，有一次甚至将一名同学按倒在地用椅子猛打，打得同学头破血流。虽经老师耐心教育也毫无悔改之意，依然我行我素，经常跟一些不法社会青年混在一起，在学校称王称霸，成为学校及家长的一大"难题"。

问题：

试分析本例中杨某的人格特点。

任务一　概　述

一、人格的概念

人格（personality）一词最初源于拉丁文 persona，原意是希腊戏剧中演员戴的面具，随人物角色的不同而更换面具来表现角色的特点和人物特征，就如同我国戏剧中的脸谱一样。因此，面具是剧中角色的行为方式和性格特征的标志。心理学将"面具"转意为"人格"，指一个人在人生舞台上扮演的角色及其独特的精神面貌。心理学家对人格的定义并不完全一致。

学习研究人格，可以帮助我们更好地了解自己的个性特征和行为模式，可以帮助我们学习和发展良好的人际关系和社交技巧,可以培养我们的问题解决能力和决策能力。总之,人格学习对于个体的自我认知、人际关系、情绪调节、问题解决、决策能力和个人目标的实现具有重要的意义。它帮助个体不断成长和提高自己,提高生活质量和实现个人发展。

> **知识链接**
>
> ### 人格与个性
>
> 心理学往往把"个性"一词同义于"人格",但人格与个性两者存在一定的差异。人格是对一个人的整体属性和本质特征的描述,个性主要探究人与人之间的差异。因而,从内涵上讲,个性涉及的是人的独特性特征,而人格则涵盖了人的整体性及本质特征。

二、人格的结构

人格由人格倾向性、人格心理特征和自我意识三部分构成。

1. 人格倾向性　包括需要、动机、兴趣、信念和世界观等。

2. 人格心理特征　包括人的能力、气质和性格等。

3. 自我意识　包括自我认知、自我体验、自我调控三个密切相连的子系统。

三、人格的特征

1. 人格的独特性　一个人的人格是在遗传和环境的相互作用下形成的。不同的基因和生活环境造就了不同的人格。人格的独特性是指每个人的心理和行为都存在差异,人与人之间没有完全相同的心理面貌。所谓"人心不同,各如其面",正说明了人格是千差万别、千姿百态的,这就是人格的独特性。

2. 人格的整体性　人格是人的整体的心理面貌,是由多种成分结合而成的有机整体,这些成分不是孤立地存在着,也不是机械地结合在一起,而是错综复杂地相互作用、相互影响、相互依存,作为一个整体去影响着人适应环境、改造环境的活动。人的行为不是某个特定品质运作的结果,而是与其他成分密切地联系和协调一致进行活动的结果。

3. 人格的稳定性　在一个人身上会表现出许多的心理特征,只有在行为中比较稳定、经常表现出来的心理倾向和心理特征才能表征他的人格。在行为中偶然发生的、一时的心理特征不能称为人格。俗话说"江山易改,本性难移",虽然这句话具有贬义,但形象地说明了人格的稳定性特征。但人格的稳定性是相对的。

4. 人格的社会性　人格与社会环境之间可相互作用和相互影响。人格是一个人内在的个性特征和行为模式的总和,但它不是与社会环境隔离的,而是与社会交往和互动密切相关的。如果脱离了人类社会,或者没有受到社会环境的影响,沦落为"狼孩""熊孩",心理发展也就定格在动物的水平上,就不可能形成人格,或者不可能形成良好的人格。

四、人格的形成与发展

一般认为,人格是在遗传与环境的交互作用下逐渐形成的。具体来说,主要有以下几个因素。

1. 遗传因素　遗传因素在人格的形成中起着重要作用。个体的基因决定了他们的生理特征和脑结构,这些生理特征和脑结构对人格的发展产生影响。一些研究表明,某些基因与人格特征(如外向性、神经质等)之间存在关联。通常在智力、气质等这些与生物因素相关较大的人格特征上,遗传因素的作用较为重要。

2. 后天环境的因素

(1) 家庭环境因素:家庭是制造人类性格的"工厂"。家庭的经济水平,父母的受教育程度、教育观念和方法,家庭成员间的关系,家庭的气氛,子女在家庭中的角色,家庭成员的行为方式等都从各方面影响人格形成。研究表明,不同的教育方式对孩子的人格特征具有不同的影响。例如,采用民主型的教育方式,孩子容易形成活泼、直爽、自立、善于交往、思想活跃等积极的人格品质;而采用放纵型的教育方式,孩子容易形成任性、自私、唯我独尊、蛮横无理、胡闹等人格特征。

(2) 学校教育因素:学校是人格社会化的主要场所,教育对学生人格发展起着关键性作用。教师对学生人格发展具有导向作用,而同伴群体对人格发展具有"弃恶扬善"的作用。

(3)**社会文化因素**:每个人都处在特定的社会文化环境中,文化对人格的影响极为重要。社会文化塑造了社会成员的人格特征,使其成员的人格结构朝着相似性的方向发展,这种相似性具有维系社会稳定的功能。

另外,自然物理因素(如生态环境、气候条件、空间拥挤程度)等也会对人格的形成和发展有一定的影响。

3. 心理因素 个体的认知、情绪和心理过程也对人格的形成和发展起着重要作用。个体的认知方式、情绪调节能力、自尊心等心理特征会影响其对自己和他人的看法和态度,从而塑造其人格。

4. 经历和学习 个体在生活中的经历和学习对于人格的形成和发展具有重要作用。个体通过经历不同的事件和学习不同的知识,可以获得新的见解、经验和技能,从而对自己的人格进行调整和发展。

总之,人格的形成和发展是一个复杂的过程,受遗传、家庭环境、学校教育、社会文化、心理因素以及个体的经历和学习等多重因素的综合影响。这些因素相互作用,共同塑造个体的人格特征和行为模式。

任务二 人格的心理倾向性

人格的心理倾向性是反映个体对事物的态度、行为和积极性的心理特征,决定着人对现实的态度及认识活动对象的选择与趋向,包括需要、动机、兴趣、信念、世界观等。人在与周围事物的相互作用中,选择与舍弃什么、看重与轻视什么、趋向与回避什么、接受与拒绝什么等,这都由人格的心理倾向性所决定。

一、需要

(一)需要的概念

需要是指个体对自身生存和发展所必备的条件在头脑中的反映,表现为个体对某种目标的渴求和欲望。

需要是个体活动的基本动力,是个体行为活动积极性的源泉,常以意向、愿望、动机、抱负、兴趣、信念、价值观等形式表现出来。需要一旦被意识到,就会形成一种寻求满足的力量,驱使人朝着一定的目标去活动,以满足这种需要。一般来说,需要越强烈、越迫切,由它引起的活动动机就越强烈。

(二)需要的分类

个体的需要是多种多样的,因此对需要进行分类的方法也是多种多样的。

(1)根据需要的起源,可以把需要分为生物性需要和社会性需要。生物性需要是指与人维持生命和延续种族相联系的一些需要,如饮食、呼吸、睡眠、排泄、运动、休息、性等需要,是人与动物共有的。社会性需要是人类在社会生活中形成的,为维护社会的存在和发展而产生的需要,如劳动、交往、成就、求知、道德等需要。

(2)根据需要对象的性质,可以把需要分为物质需要和精神需要。物质需要是指人对物质对象的需要,如对衣、食、住、行等有关物品的需要,对日常生活用品的需要等。精神需要是指人对社会精神生活及其产品的需求,如对文化科学知识的需要、审美的需要、交往的需要和成就的需要等。人类正是由于有了这些需要,才促使人类不断地探索和创造,从而使人类的社会生活丰富多彩。

(三)需要层次理论

需要层次理论是由美国著名的人本主义心理学家马斯洛提出的,他认为人的发展的一个最简单原则就是满足各层次的需要。他将人的需要按发展顺序及层次高低分为以下五个层次(图8-1)。

(1)生理的需要:维持人类生存和发展最原始、最基本的需要,如对阳光、水分、空气、食物、排泄、睡眠、求偶、疾病的治疗、性的需要等。

(2)安全的需要:对稳定、安全、受到保护、有秩序、免除恐惧和焦虑等的需要。例如,人们希望得到一份较安定的工作,愿意参加各种保险,这些都体现了人们的安全需要。

(3)归属和爱的需要:主要是指一个人需要与其他人建立感情上的联系或关系,如结交朋友、追求爱情、参加一个团体并在其中获得某种地位等。爱的需要包括给予和接受,如人际交往、友情、融入某个群体等。

(4)尊重的需要:包括自尊和受到别人的尊重两个方面。自尊包括对获得信心、能力、本领、成就、独立

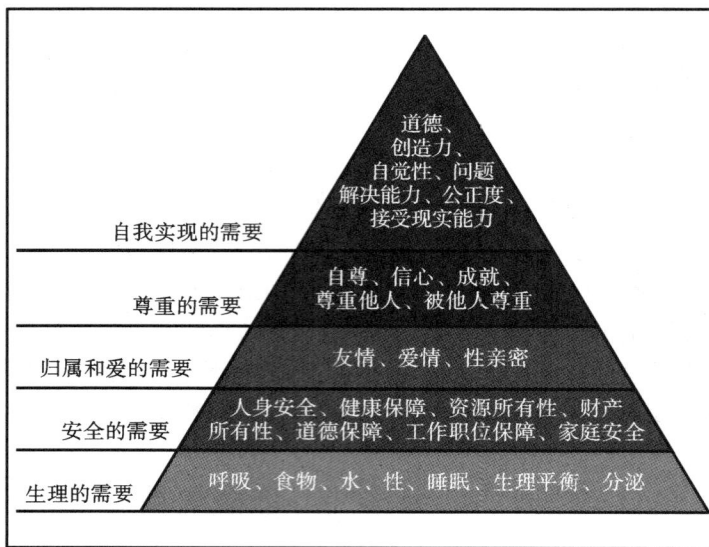

图 8-1　马斯洛需要层次理论

和自由的需要。来自他人的尊重包括威望、承认、接受、关心、地位、名誉和赏识等。

（5）自我实现的需要：发挥自己的才能和潜能，实现个人的理想和抱负的需要。这是最高层次的需要。

马斯洛认为，这五种需要都是人与生俱来的，都是激励和指引个体行为的力量。马斯洛认为，需要的层次越低，它的力量越强，潜力越大。在高级需要出现之前，必须先满足低级需要。只有在低级需要得到满足或部分得到满足以后，高级需要才有可能出现。

马斯洛需要层次理论是一个能够提供对人类需要和自我实现的整体认识的有益框架，但在应用时需要综合考虑个体差异、文化因素和实际情境，以及对其他心理学理论的补充和扩展。

马斯洛需要层次理论与我国古代"衣食足而知荣辱"的思想颇为一致，对我们探索人类的需要有一定的启发作用，在临床实践方面也有一定的意义。医护人员对患者首先考虑的应是患者的生存和安全需要，所以要给予治疗，并注意必要的营养和护理，但医护人员也不可忽视患者对爱的需要、对尊重的需要，甚至自我实现的需要。如果患者得到医护人员的关爱和尊重，就有助于缓解他们孤独、焦虑、忧愁、抑郁的情绪，产生信心和希望，有利于疾病的治疗和康复。

马斯洛需要层次理论是一种经典的心理学理论，对于理解人的驱动力和自我实现具有重要意义。然而，这个理论也面临一些批评和限制。

首先，有人认为该理论将人类的需要归纳为层次结构的方式过于简化。实际上，人的需要是动态和复杂的。个体在不同的时期和情境下，可能同时存在多个层次的需要，并不一定按照线性的方式发展。

其次，理论的实证研究存在争议。有些研究支持该理论，发现人们的需要确实按照马斯洛需要层次理论逐步发展。然而，也有研究表示，存在不符合该层次理论发展的个体。

最后，马斯洛的理论忽视了文化和社会因素对需要的影响。不同的文化和社会背景下，个体的需要可能有差异，对于需要的重要性和满足的方式也会有所不同。

知识链接

人本主义心理学之父——马斯洛

马斯洛（1908—1970），美国心理学家，第三代心理学的开创者。他提出了融合精神分析心理学和行为主义心理学的人本主义心理学，主要著作有《动机与人格》《存在心理学探索》《人性能达到的境界》等。他的理论深邃，具有货真价实的独创性，他关于心理学以及人性的见解，是一种追求真理和社会进步的强大力量，曾经震撼了社会科学界及整个文化领域。

二、动机

（一）动机的概念

动机激发和维持个体进行活动，从而满足需要、达到目标的内部动力或内部心理过程。动机是在需要的基础上产生的，如果说需要是人活动的基本动力和源泉，那么动机就是需要的表现形式。

从动机与行为的关系上分析，动机具有三种功能：其一是激发功能，当个体感到某种需要或欲望的时候，动机就会激发个体去寻找和实现满足这种需要的行为；其二是指向功能，在动机的支配下，个体的活动总是指向一定的目标和对象；其三是维持和调节功能，当动机激发个体的某种活动后，这种活动能否坚持下去，同样受动机的调节和支配。

（二）动机的分类

（1）根据动机的起源，可以把动机分为生理性动机和社会性动机。生理性动机是满足生理需要的动机，如饥饿、渴、睡眠、性、解除痛苦等。社会性动机与人的社会性需要相联系，如劳动动机、认识动机、创造动机、交往动机、成就动机等。

（2）根据动机产生的原因，可以把动机分为外部动机和内部动机。外部动机是来自外部的激励，内部动机是指人行为的动机是出于本身的自我激发，如学生刻苦学习既可能是因为本身的求知欲、上进心等内部动机，也可能是因为得到表扬、避免惩罚等外部动机。

（三）动机冲突

现实生活中，由于人们有多种需要，于是就会形成多种动机。如果这些动机同时存在，但又不能同时满足，就会使人难以取舍，引起矛盾的心理状态，这就形成了动机冲突。动机冲突有以下3种基本形式。

1. 双趋冲突 两个同时出现的目标对个体具有相同的吸引力，并引起相同强度的动机，但由于条件的限制，二者仅能选择其一，即造成了"鱼和熊掌不可兼得"的难以取舍的矛盾心理状态，称为双趋冲突。例如，周末的晚上既想看电影，又想看书。

2. 双避冲突 一个人同时遇到两个具有威胁性而都想躲避的情景，但迫于环境和条件，必须接受其中一个才能避免另一个，这样就会产生"前怕狼，后怕虎"的左右为难的心理状态，称为双避冲突。例如，对一位必须在手术和药物治疗间做出选择的患者来说，他既恐惧手术的危险，又担心药物的毒副作用。

3. 趋避冲突 一个人对同一目标产生两种动机，一是好而趋之，另一是恶而避之，产生"想吃鱼又怕腥"的矛盾心理，称为趋避冲突。如一位患者想通过手术治好自己的病，但又害怕做手术；学生想参加各种娱乐活动，但又怕耽误时间影响学习等。

动机冲突可能对个人的心理和情绪产生负面影响，也可能影响个人的决策和行为。解决动机冲突的关键是认识到冲突的存在，并找到一种平衡或妥协的方式来满足不同的动机。这可能需要权衡和重新评估目标、需要、价值观，并做出适当的调整。

三、兴趣

（一）兴趣的概念

兴趣是人力求探究某种事物并带有肯定情绪表现的一种认识倾向，表现为个体对客观事物抱有一种选择性态度和自觉的行动，并始终伴随着积极愉快的情绪。例如，一个学生对心理学有兴趣，他就会钻研心理学书籍，并感到乐在其中。

兴趣通常与个体的个性、特长和经历相关，不同的人可能对不同的事物产生兴趣。兴趣可以孕育个人的意愿和动机，推动他们探索和学习更多关于其兴趣领域的知识和技能。兴趣也可以为人们提供乐趣和满足感，增加他们的快乐和幸福感。

兴趣可以是短期的，只存在于特定的时间段或阶段；也可以是长期的，持久地影响人们的行为。兴趣的培养可以通过探索、尝试新事物、获得积极的经历和反馈，以及与兴趣相关的人群和资源进行互动来实现。

拥有兴趣和追求兴趣是人们认识自己、提高自我满足感和心理幸福感的重要途径之一。通过培养和追求自己的兴趣，个体可以增加对生活的热情和动力，并发展自己的技能和才能。

（二）兴趣的分类

（1）根据兴趣的内容，兴趣可以分为物质兴趣和精神兴趣。物质兴趣是由人对物质的需要而引起的，如人对服饰、家具等的兴趣。精神兴趣是由精神需要引起的，如人对科学技术、文化娱乐、社会交往等的兴趣。

（2）根据兴趣所指向的目标，兴趣可以分为直接兴趣和间接兴趣。直接兴趣是对活动过程本身的兴趣，例如对学习过程本身的兴趣，对修理汽车本身的兴趣等。间接兴趣是指对活动结果的兴趣，例如对通过学习取得奖学金的兴趣，对劳动后取得报酬的兴趣等。

（三）兴趣的品质

1. 兴趣的广泛性 指一个人对多个领域或活动都能产生兴趣和投入的能力。兴趣广泛的人，对许多事物和活动都兴致勃勃，乐于探究，从而丰富自己的知识，提高自己的能力，更容易在事业上取得成功。当然，良好的兴趣品质应该不仅是广泛的，而且在广泛兴趣的基础上还要形成主导性的中心兴趣，一个人如果"样样都喜欢，样样都不专"，一无所长，就很难有所建树。兴趣既博又专，才有可能在某个方面取得突出的成就。

2. 兴趣的倾向性 指一个人在选择兴趣领域或活动的时候的偏好和倾向。人们在兴趣的倾向性方面差异很大，如有人喜欢天文，有人喜欢艺术，有人喜欢体育等。兴趣的倾向性在一定程度上反映了一个人的需要、素养、知识水平、信念和世界观等。兴趣的倾向性有时直接反映了人的兴趣的性质，指向于个人生活享乐的兴趣是低级的兴趣，指向于为社会谋福利的兴趣则是高级的兴趣。

3. 兴趣的稳定性 指一个人对某个领域的持续或稳定程度。在人的一生中兴趣必然会发生变化，但在一定时期内，保持基本兴趣的稳定性，则是个体的一种良好的心理品质。人有了稳定的兴趣，才能把工作持续地进行下去，从而把工作做好，取得创造性的成就。如果缺乏稳定性，朝三暮四，见异思迁，在事业上很难获得成功。

4. 兴趣的效能性 指一个人在某个特定兴趣领域中能够取得的成就和产生的实际价值。根据个体兴趣的效能水平，一般把兴趣分为有效的兴趣和无效的兴趣。有效的兴趣能够成为推动工作和学习的动力，促进个体的发展。无效的兴趣不具有实际效果，仅仅是一种向往。

任务三 人格心理特征

人格心理特征包括能力、气质和性格。它是人格中较为稳定的方面，体现了个体独特的心理活动和行为。

一、能力

（一）能力的概念

能力是指直接影响活动效率、顺利完成某种活动所必需的人格心理特征。有些因素虽然影响活动的顺利进行，如体力、耐力等，但它们不属于人格的组成部分，不能称为能力；有些虽是心理特征，如稳重、勤奋、谦虚等，但它们不是顺利完成活动必不可少的条件，不直接影响活动效率，因此也不能称为能力。

能力与活动紧密联系。一方面，人的能力在活动中形成、发展和表现出来；另一方面，进行某种活动又必须以一定的能力为前提。

（二）能力的分类

人的活动种类繁多，因而人的能力也是多种多样的。可以按照不同的标准对能力进行分类。

（1）按照能力的倾向性可以把能力分为一般能力和特殊能力。一般能力是顺利完成各种活动所必备的基本能力，如注意力、观察力、记忆力、思维力、想象力等，也就是通常所说的智力（IQ）。特殊能力是指从事某种专业活动所必需的能力，如画家的色彩鉴别能力、形象记忆能力，音乐家区别旋律的能力、音乐表象能力以及感受音乐节奏的能力等，均属于特殊能力。

（2）按照活动中能力参与活动性质的不同，可以把能力分为模仿能力和创造能力。模仿能力是指通过观察别人的行为和活动来仿效他人的言行举止，然后以相同的方式做出反应的能力。例如，影迷模仿偶像的表演、习字时的临摹等都属于模仿能力。创造能力是指个体不受规则的束缚而能够灵活运用知识经验,产生新思想,或发现和创造新事物的能力。

(三)能力的个体差异

人的能力有大有小,能力的差异可以从质和量两个方面分析。质的差异表现为能力的类型差异,量的差异表现在能力发展水平和表现早晚的差异。

1. 能力的类型差异 人的能力可以在知觉、表象、记忆、言语、思维等方面表现出具体类型的差异。如在记忆方面,有视觉记忆型、听觉记忆型、运动记忆型和混合型等能力类型。另外,不同人往往采取不同的途径或不同的能力组合方式去完成同一种活动。这些都说明人们存在着能力类型的差异。

2. 能力发展水平的差异 一般能力即智力发展水平上的差异。任何能力的形成都有发展水平的差异。心理学研究表明,在全人类中,智力水平基本上呈正态分布:两头小,中间大,即智力水平极高的智力超常者和智力水平极低的智力低下者都是极少数,而绝大多数人的智力处于中间水平。

3. 能力表现早晚的差异 人的能力形成的早晚有差异。有的人在儿童时期就显露出某一方面的卓越才华,称为"超常儿童"。例如,我国唐朝的王勃6岁擅长文辞,10岁能赋,13岁写出脍炙人口的《滕王阁序》(一说21～22岁,也有26岁的说法)。与此相反的另一种情况叫"大器晚成",有些人的才华在中、晚年才表现出来。例如,我国著名画家齐白石40岁时才显露出他的绘画才能,50岁时成为著名画家。

知识链接

情　商

情商(EQ)又称情绪智力,是近年来心理学家们提出的与智力和智商相对应的概念。它主要是指人在情绪、情感、意志、耐受挫折等方面的品质。总的来讲,人与人之间的情商并无明显的先天差别,更多与后天的培养相关。情商是一种能力,情商是一种创造,情商又是一种技巧。心理学家普遍认为,情商水平的高低对一个人能否取得成功也有着重大的影响,有时其作用甚至要超过智力水平。

情商包括以下几个方面的内容:一是认识自身的情绪。因为只有认识自己,才能成为自己情绪的主宰者。二是能妥善管理自己的情绪,即能调控自己。三是自我激励,它能够使人走出生命中的低潮,重新出发。四是认知他人的情绪,这是与他人正常交往,实现顺利沟通的基础。五是人际关系的管理,即领导和管理能力。

二、气质

(一)气质的概念

气质即我们平时所说的脾气、秉性,是表现在心理活动的强度、速度、灵活性与指向性等方面的一种稳定的心理特征。与人的生物学素质有关。

气质是个体心理活动的动力特征,包括心理过程的强度(如情绪体验的强度、意志努力的程度等)、心理过程的速度和稳定性(如知觉的速度、思维的灵活程度、注意力集中时间的长短等),以及心理活动的指向性(如有的人倾向于外部事物,有的人倾向于内心世界等)等方面的特点。这些特征为个体的心理和行为染上了一种独特的色彩。例如,有的人性情暴躁,容易生气;有的人遇事沉着,不动声色;有的人活泼好动,能说会道;有的人多愁善感;有的人胆小怕事。气质可以影响个体的情绪、行为、思维方式以及对外部刺激的反应。它体现了个体在不同情境下的典型行为和反应模式。气质可以使个体在特定情境下表现出相对一致的行为和情绪反应,但并不意味着个体在所有情境下都表现相同。气质是相对稳定的,但并不完全决定个体的行为,个体仍然可以通过学习和环境的影响来改变和发展自己的气质特征。

(二)气质的类型及生理学基础

古今中外许多学者对人类气质的差异及原因进行了探讨,提出了各种学说,其中影响最为久远的是体液学说,比较科学的是高级神经活动类型学说。

1. 体液学说 古希腊医生希波克拉底(Hippocrates,公元前460年—公元前377年)认为人体内有四种液体,即血液、黏液、黄胆汁、黑胆汁,这四种体液在人体内以不同的比例混合,就形成了不同的气质类型。在体液中,血液占优势的为多血质,黏液占优势的为黏液质,黄胆汁占优势的为胆汁质,黑胆汁占优势的为抑郁质。希波克拉底用体液多少来解释气质的类型,虽然缺乏科学依据,但人们在日常生活中确实能观察到这四种气质类型的典型代表,因此这四种气质类型的名称被许多学者所采用,一直沿用至今。

(1)胆汁质:这种人情绪体验强烈、暴发迅猛、平息快速,思维灵活但粗枝大叶,精力旺盛、争强好斗、勇敢果断,为人热情直率、朴实真诚、表里如一,行动敏捷、生气勃勃、刚毅顽强;但这种人遇事常欠思量,鲁莽冒失,易感情用事、刚愎自用,如张飞、李逵。

(2)多血质:这种人情感丰富、外露,但不稳定,思维敏捷但不求甚解,活泼好动、热情大方、善于交往但交情浅薄,行动敏捷、适应力强;弱点是缺乏耐心和毅力,稳定性差,见异思迁,如王熙凤、曹操。

(3)黏液质:这种人情绪平稳、表情平淡,考虑问题细致而周到,安静稳重,踏踏实实,沉默寡言,喜欢深思,自制力强,耐受力高,内刚外柔,交往适度,交情深厚;但这种人的主动性较差,缺乏生气,行动迟缓,如诸葛亮、薛宝钗。

(4)抑郁质:这种人情绪体验深刻、细腻持久,情绪抑郁、多愁善感,思维敏锐、想象力丰富,踏实稳重、自制力强,但不善交际、孤僻离群,行为举止缓慢,软弱胆小,优柔寡断,如林黛玉。

2. 高级神经活动类型学说 生理学家巴甫洛夫用高级神经活动类型学说解释气质的生理基础。巴甫洛夫认为,高级神经活动的基本过程(即兴奋过程和抑制过程)是个体差异及其特点的基础,个体的所有活动都是在兴奋和抑制这两种神经过程协同活动的支配下进行的。决定气质特点的三个最主要的神经系统特征为神经过程的强度、平衡性、灵活性,这三个基本特征的独特结合就形成了高级神经活动的四种基本类型,即兴奋型、活泼型、安静型和抑制型,它们与体液学说的气质类型有着对应关系。两者的对应关系见表8-1。

表 8-1　高级神经活动类型与气质类型对照

神经过程的基本特征			高级神经活动类型	气 质 类 型
强　度	平衡性	灵活性		
强	不平衡		兴奋型	胆汁质
强	平衡	灵活	活泼型	多血质
强	平衡	不灵活	安静型	黏液质
弱	不平衡		抑制型	抑郁质

高级神经活动类型和气质类型都是个体心理特征的表现,它们可以相互影响和相互作用。高级神经活动类型是气质类型的生理基础,气质类型是高级神经活动类型的外在表现。高级神经活动类型学说为气质类型做了科学的解释。

知识链接

气质类型与看戏

地点:某剧场门口。

时间:演出开始10分钟后。

人物:检票员和4位迟到的观众。

情节:剧场规定演出开始10分钟后不许入场。剧中休息时,才能入场。

4位迟到者分别对检票员说明迟到的缘由,并要求进入剧场,但表现各不相同。

第1位:大吵大嚷,怒发冲冠。

第2位:软硬兼施,找机会溜进去。

第 3 位:不吵不嚷,虽然遗憾但还是理解剧院的做法,并自我安慰"好戏都在后面"。

第 4 位:垂头丧气,委屈万分,认为自己总是很倒霉。

问题:

(1)这四个人的行为表现分别属于哪种气质类型?

(2)掌握各种气质类型及行为倾向对现实生活和学习有何指导意义?

(三)气质类型的意义

1. 气质类型不决定人的智力水平和社会价值 从前面对气质类型特征的分析中,我们可以看出,每种气质类型都有其积极的一面和消极的一面,气质类型本身并无好坏之分。气质类型并不决定一个人的道德品质、智力水平和社会价值。任何一种气质类型的人都可以成为品德高尚、有益于社会的人,也可以成为道德败坏、有害于社会的人。

2. 气质类型与职业选择 不同的职业对从业者的气质类型有不同的要求,因此在特定的条件下选择气质类型适合的人从事相应工作,可以提高工作效率,减少失误。一般来说,胆汁质、多血质的人较适合从事需要反应快捷、灵活性强的工作,如记者、主持人;黏液质、抑郁质的人较适合从事需要持久耐心、细致性的工作,如医生、律师。

3. 气质类型与因材施教 依据学生不同的气质类型,采取不同的教育策略,利用其积极方面,塑造优良的个性品质,可以防止其个性品质向消极方面发展。例如,对多血质的学生,要着重培养其朝气蓬勃、满腔热情、足智多谋等心理品质,注意防止朝三暮四、虎头蛇尾、粗心大意等不良个性特点的产生;对黏液质的学生,要着重发展其诚恳待人、工作踏实、顽强等品质,注意防止墨守成规、执拗、冷淡、迟缓等品质。

4. 气质类型与医患交往 不同气质类型患者显露出的个性特征,会直接影响医患交往。例如,胆汁质的人容易冲动,与这类患者沟通时要特别注意动之以情、晓之以理,稳定其情绪,防止冲动行为的发生。而抑郁质的人敏感多疑,与这类患者沟通时要用积极的生活态度启发他们,从多方面对其加以关心,语言要谨慎,防止医源性的不良暗示。

5. 气质类型与健康 任何一种气质类型都有发展成不良心理的可能。孤僻、抑郁、情绪不稳定、过分性急、冲动等特征都不利于身体健康,而且是某种疾病的易感因素。例如,胆汁质的人易兴奋而不易抑制,生活中强刺激、过度紧张与劳累会使他们的兴奋过程更强而抑制过程更弱,久而久之,容易出现神经衰弱、心血管疾病等。了解个体的气质特点可以为我们提供适当的支持和指导,帮助他们更好地应对压力。

三、性格

(一)性格的概念

性格是指人对客观现实的稳定态度以及与之相适应的习惯化的行为模式。性格是个体区别于其他人的独有的心理特征,是人格的核心,是在后天社会环境中逐渐形成的,最能反映一个人的生活经历,体现一个人的本质属性。

(二)性格的特征

性格是由许多个性特征所组成的复杂心理结构,由于每个人性格特征组合的情况及表现形式不同,因而形成了千差万别的性格。性格的结构具有以下四个方面的特征。

1. 性格的态度特征 人对客观现实的稳固态度方面所表现出来的个体差异,具体表现在以下三个方面。一是对社会、集体和他人的态度特征,如有的人诚实、正直,有的人虚伪、粗鲁、大公无私等;二是对学习、工作、劳动的态度特征,如有的人认真细致、勤劳,有的人粗心、懒惰;三是对自己态度的性格特征,如有的人自信,有的人自卑。

2. 性格的理智特征 主要指人在感知、记忆、想象、思维等认识过程中表现出来的认知特点和风格的个体差异,也称性格的认知特征。如有的人感知敏锐、过目不忘、想象力丰富,有的人则感知迟钝、缺乏想象力、墨守成规,有的人注意细节,有的人注意整体。

3. 性格的情绪特征　人在情绪活动的强度、情绪的稳定性和持久性以及主导心境等方面表现出来的特征。在情绪活动的强度方面，有的人情绪强烈，不易于控制；有的人情绪微弱，易于控制。在情绪的稳定性方面，有的人情绪波动性大，喜怒无常；有的人则情绪稳定，心平气和。在情绪的持久性方面，有的人情绪持续时间长，有的人情绪稍现即逝。在主导心境方面，有的人经常处于愉快的情绪状态，有的人则经常郁郁寡欢。

4. 性格的意志特征　人自觉调节、控制自己行动的方式和水平方面的性格特征。如在行为目标明确程度方面，可表现为目的明确、独立性强或盲动蛮干、易受暗示等；在对行为自觉控制水平方面，可表现为主动、自制或被动、任性等；在面对紧急或困难情景时，可表现为镇定、果断、勇敢或优柔寡断、粗鲁、怯弱等；在经常和长期的工作中，可表现为坚忍不拔、持之以恒或半途而废、虎头蛇尾等。

（三）性格类型

性格类型是指在一类人身上所共有的性格特征的独特结合。由于性格的复杂性，至今还没有一个统一的分类标准，也没有一个公认的性格类型学说。常见的性格类型分类如下。

1. 按心理活动倾向性分型

（1）外倾型：心理活动倾向于外部世界，对外部事物更为关心和感兴趣，情感外露、活泼开朗、果断、独立、善于交际、不拘小节，遇事易轻率等。

（2）内倾型：心理活动倾向于内部世界，一般表现为以自我为出发点，感情深藏不露，处事谨慎、深思熟虑、冷静沉着、反应缓慢、孤僻寡言、不善交际，较难适应环境。

2. 按心理过程的特点分型

（1）理智型：以理智来衡量一切并支配行动，处事冷静而善于思考。

（2）情绪型：易于感情用事，其言行易受情绪支配，不善于冷静思考，但情绪体验深刻。

（3）意志型：行为目标明确，积极主动，勇于克服困难，意志坚定，果断而自制。

3. 按个体活动的独立性程度分型

（1）独立型：有主见，善于独立思考，不易受外来因素的干扰，在困难面前能够镇定自若，有坚定的信念，能够独立地发现问题和解决问题。

（2）顺从型：独立性差，易受暗示，常常是不加分析地接受别人的意见，在紧急情况下往往惊慌失措。

另外，根据心身疾病的易罹患性还可将人的性格分为 A 型、B 型、C 型三种性格类型。

这些性格类型分类系统都有各自的特点和应用领域。了解自己的性格类型可以帮助我们更好地认识自己、发展自己，并与他人更有效地相处。但需要注意的是，这些分类系统只是对性格的一种描述和理解方式，每个人的性格都是独特的，不应将其限制在某个特定的分类中。

四、自我意识

（一）自我意识的概念

自我意识（self-consciousness）是指个体对自己作为客体存在的各方面的意识，它包括对自己的内在体验、个性特征、价值观和目标的反思，也包括对自己在不同情境中的行为和社会角色的认知。

自我意识的发展从幼儿期开始，通过社会互动和个人经验的积累逐渐成长和形成。在早期阶段，婴儿的自我意识主要表现为与他人的连接和反应，他们开始意识到自己的身体，并发展出一种基本的自我形象。

随着年龄的增长，自我意识逐渐发展为更复杂的形式。孩子开始意识到自己是与他人有所区别的个体，开始形成自己的身份认同和个性特征。他们开始关注自己在社会中的角色和地位，并开始意识到自己的能力和限制。

成人的自我意识更加复杂，涵盖了更广泛的领域。他们不仅关注自己的外貌和能力，还关注自己的情感体验和思维过程。自我意识除包括对自己的价值观和信仰体系的认知外，还包括对自身在社会关系中的作用和影响的理解。

自我意识对个体的行为、情绪、健康和人际关系等方面具有重要影响。一个健康的自我意识有助于个体认识自己的需求、优势和限制，并能够更好地适应和管理自己与他人的关系。同时，自我意识也是个体实现个人目标、发展自己潜力和追求幸福的基础。

（二）自我意识的结构

自我意识从内容和形式上都表现为多层次的结构。

1. 自我意识的内容 从内容上看，自我意识可分为生理自我、社会自我和心理自我。自我意识中不同形式的自我和不同内容的自我相互联系，构成了人格的调控系统。

（1）生理自我：指对自身生理特征和身体功能的认知和意识。它包括对自己身体的感受、健康状况、外貌以及其他与生理相关方面的认知。生理自我涉及对自己的身体特征、感觉和身体功能的认知与体验。

（2）社会自我：指个体在社会环境中对自己的认知和意识。它包括个体对于自己在社会中的角色、身份、关系和行为的理解和评价。社会自我是通过和他人的互动和社会交往中构建和发展起来的。

社会自我包括对自己的社会身份，如性别、年龄、职业、族群等的认知，对自己在不同社会情境中的行为和角色的认知，以及他人的看法和评价对自己的影响的认知。社会自我还包括对社会规范、期望和价值观的认知以及与之的适应与调整。

（3）心理自我：指个体对自己的内心世界、思想、情感和个性特质的认知和意识。它涉及个体对自己的心理过程和内在体验的理解和评价。心理自我是通过个体对自身认知和自我概念的构建和发展起来的。心理自我包括对自己的思维、情感、动机和行为的认知，对自己的个性特点、优点和缺点的认知，以及对自己的内心体验、情绪状态和情感反应的认知。心理自我还包括对自己的自我评价、自尊和自信的认知。

2. 自我意识的形式 从形式上看，自我意识表现为认知、情感、意志三种形式，分别称为自我认识、自我体验和自我调控。

（1）自我认识：自我意识的认知成分，是个体对生理自我、心理自我和社会自我的认识。自我认识包括自我感觉、自我观察、自我观念、自我分析、自我评价等，主要涉及"我是一个什么样的人""我为什么是这样的人"等。其中，自我观念、自我评价是自我认识中最主要的方面，集中反映了个体自我认识及整个自我意识的水平。自我认识可以通过多种途径获得，如反思和回顾自己的经历和行为，与他人进行交流，进行自省、自我评价和自我理解等。通过这些过程，个体可以慢慢地形成对自己的身份感和自我概念的认识。

（2）自我体验：自我意识的情感成分，它是在自我认识的基础上产生、形成的，反映个体对自己的态度。自我体验包括自我感受、自尊、自爱、自信、内疚、自我效能感等。自我体验属于情感范畴，它以情绪体验的形式表现出人对自己的态度，主要涉及"我是否接受自己""我是否满意自己""我是否悦纳自己"等，其中，自尊是自我体验中最主要的方面。

自我体验对于个体的发展和成长非常重要。它可以帮助个体更好地认识和了解自己，发现自己的兴趣、价值观和目标。通过反思和体验自我，个体可以更清晰地认识自己的需求、优势、限制和挑战，进而加以调整、改善和发展。

自我体验也是个体与他人建立联系和互动的重要基础。通过分享自己的自我体验，个体可以增进与他人的理解和共鸣，共同探讨和解决问题，促进彼此的成长和发展。

（3）自我调控：自我意识的意志成分，是个体对自己行为与心理活动的自我作用过程。自我调控包括自立、自主、自我监督、自我控制、自我教育等。自我调控主要表现为人的意志行为，它监督、调节自己的行为活动，调节、控制对自己的态度和对他人的态度，涉及"我怎样节制自己""我怎样改变自己""我如何成为理想的那种人"等，其中，自我控制、自我教育是自我调控中最重要的方面。

个体可以通过不断的练习和培养，提升自我调控能力。这包括加强自我觉察和自我了解，学习和运用各种自我调控策略，如正向思维、放松训练、目标设定、计划实施以及积极寻求外部支持和资源等。

自我认识、自我体验和自我调控是相互关联的心理过程。通过自我认识，个体能够了解自己的身份、特点和能力；通过自我体验，个体能够感知和理解内心的感受和需求；通过自我调控，个体能够主动管理和调节自己的情绪、动机和行为。这三者相互作用，共同构成了个体的心理状态和行为。

任务四 人格与临床

临床上,人格测试和评估工具可以帮助心理专家了解个体的人格特征和倾向,从而更好地理解其行为和情绪问题的根源。常用的人格评估工具包括明尼苏达多相人格问卷(MMPI)、艾森克人格问卷(EPQ)、卡特尔16种人格问卷(16PF)、"大五"人格量表(big five personality scale)等。

人格特征对于诊断和干预方案的制订都具有重要意义。在临床诊断中,人格特征可以作为一种指导和参考,帮助心理专家进行分类和诊断。例如,一些人格障碍,如边缘型人格障碍和抑郁型人格障碍,可以根据个体的人格特征和行为模式来进行诊断和干预。

在临床干预和治疗中,人格特征也需要被考虑和纳入治疗计划中。不同的人格特征可能需要采用不同的干预策略和技术。例如,在与刚强和固执的人沟通时,可能需要采用更加温和和开放的沟通方式,同时注意建立良好的工作关系。

人格在临床心理学中具有重要的地位和作用。通过评估和了解个体的人格特征,可以更好地理解其行为和情绪问题,并提供相应的干预和治疗方案。然而,需要注意的是,人格是一个相对稳定的特征,一般不轻易改变,因此在干预过程中需要有足够的耐心和合理的期望。

→ 项目小结

人格是一个整体,是由个性倾向性、个性心理特征和自我意识组成的。学习了人格的相关知识,让我们更好地理解个人的行为、思维和情感模式,从而能更好地与他人相处,提升自己的自我认识和调节能力。

→ 模块结语

通过学习心理学基础知识,我们能够对个体的心理过程和行为有更深入的理解。这不仅有助于我们更好地了解自己,还可以提高我们与他人的相处能力和解决问题的能力。在日常生活中,我们可以运用心理学的知识来改善人际关系、解决冲突及更好地管理情绪和促进个人成长。继续进行本书后续章节的学习,我们可以不断拓展和应用这些知识,提升自己的心理素养和生活质量,并能为患者提供个性化的支持。

→ 模块检测

思考与练习

(吴凤飞 肖天杰)

实践指导

实践一 记忆广度测试

【实验目的】

通过实验识别被试者数字记忆的广度和记忆力的程度,分析被试者视觉、记忆、反应速度三者结合的能力。

【实验原理】

数字记忆广度法首先是由雅克勒斯使用的。记忆广度指按固定顺序逐一地呈现一系列刺激以后,能够立刻正确再现的刺激系列的长度。所呈现的各刺激之间的时间间隔必须相等。再现结果只有和原来呈现的顺序及内容一模一样才算正确。记忆广度测试是测定短时记忆能力的一种简单易行的方法。

【实验材料】

(1)记忆广度测试仪1台。

测试仪使用方法:按下复位键,由程序将码Ⅰ灯、记分灯置亮,数码管显示为0202.00。码Ⅰ灯亮表示本次实验采用第一套编码,记分灯亮时,数码管显示的数字"02"表示基础位长为2,基础分为"02.00"即2分。计时灯亮时,六位数码管显示计时和计错。主试者可以根据需要按动如下按键,可方便地改变操作内容,其规律如下。编码键:码Ⅰ→ 码Ⅱ→码Ⅰ。显示键:计时→记分→ 计时。被试者按下键盘上的回车键,仪器自动提取一个三位数。被试者看到回答灯亮时,用键盘按顺序回答所记忆的数字,按回车键表示确认并进入下一轮。如此循环,直到仪器出现停机长蜂鸣声,测试结束。在此期间,若回答正确,则回答灯灭;若不正确,则仪器响一下蜂鸣声,答错灯亮,记错1次。

(2)笔、纸。

(3)键盘输入盒。

【实验程序】

(1)主试者端坐在主试者面板前,被试者端坐在被试者面板前,将键盘输入盒放于被试者手边。

(2)主试者开动机器,并将仪器调试好,准备开始实验。

(3)被试者注视被试面板上呈现的数字,并在回答灯亮后用键盘输入盒按顺序回答所记忆的数字,回答完毕后按回车键。

(4)循环进行步骤(3),直到仪器出现停机长蜂鸣声为止。

(5)主试者按下"停蜂鸣"键,改变显示键状态,记录被试者测试成绩。按下复位键,选择好操作内容后,按下回车键,为一个被试者进行测试。

【实验结果】

(1)记分规则:基础分为2分,答对1个数组为0.25分,答对4个数组(一个位组)计1分,答对16个位组计满分16分。计位规则:起始位长为2,每测试完一个位组,位长加1,如在一个位组中,就算只答对一个数串,也可以说明该位组的位长被正确地记忆了。计时规则:复位启动后开始计时,当计满分16分或连续答错8次,计时停止并中断测试。

(2)根据本实验仪器设定的方法,统计被试者的记忆广度分数(可从计算机中直接得到)。

【实验分析讨论】

(1)收集其他人的结果,检验个体间是否存在差异(测定记忆广度时,如果被试者采用组块的方法,其记忆广度可以大大增加)。

(2)根据被试者的记忆广度,说明短时记忆的特点。

(3)根据实验结果说明各自记忆广度的大致范围及分布情况。

实践二 气 质 测 验

【实验目的】

本实验的目的是使学生通过气质类型问卷调查,在掌握测验方法的同时,了解自己的气质类型,从而达到自我认识的目的,以便培养健康的人格。

【实验原理】

气质与高级神经活动类型关系密切,高级神经活动的特点使人表现出不同的行为特征。因此,根据个体的行为表现,可以判断其气质类型。

【实验材料】

气质类型问卷调查表(见附录)、气质类型记分表。

【实验程序】

(1)给学生发放气质类型问卷调查表和气质类型记分表。

(2)向学生讲解测试的意义。

(3)教师向学生阐明测试方法和注意事项。

【实验结果】

学生根据气质类型记分表积分计算规则,自己统计出结果。

胆汁质	2	6	9	14	17	21	27	31	36	38	42	48	50	54	58	总分
得分																
多血质	4	8	11	16	19	23	25	29	34	40	44	46	52	56	60	总分
得分																
黏液质	1	7	10	13	18	22	26	30	33	39	43	45	49	55	57	总分
得分																
抑郁质	3	5	12	15	20	24	28	32	35	37	41	47	51	53	59	总分
得分																
计算结果	你的气质是															

【分析讨论】

(1)根据测试结果,评定出自己的气质类型。

(2)分析自己的气质类型有哪些优点和不足。

(3)在今后的学习、生活和工作中应注意哪些问题,扬长避短。

气质类型评定标准:

(1)如果某一型气质得分明显高出其他三种,均高出4分以上,则可评定为该型气质。如果该型气质得分超过20分,则为典型该气质,如果该型气质得分在10~20分,则为一般型气质。

(2)两种气质类型得分接近,其差异低于3分,而且又明显高于其他两种类型4分以上,则为这两种气质的混合型。

(3)三种气质得分均高于第四种,而且得分接近,则为三种气质的混合型。

心理健康与心理应激

扫码看课件

健康是促进人的全面发展的必然要求,是经济社会发展的基础条件,是民族昌盛和国家富强的重要标志,也是广大人民群众的共同追求。健康的一半是心理健康。习近平总书记在党的二十大报告中提出:"重视心理健康和精神卫生。"这对新时代做好心理健康和精神卫生工作提出了明确要求。心理健康和精神卫生是公共卫生的重要组成部分,也是重大的民生问题和突出的社会问题。近年来,心理健康和精神卫生工作已经纳入全面深化改革和社会综合治理范畴,建立了国家心理健康和精神卫生防治中心,开展社会心理服务体系建设试点,探索覆盖全人群的社会心理服务模式和工作机制。心理健康和精神卫生工作是一项系统工程,需要从公众认知、基础教育、社会心理、患者救治、社区康复、服务管理、救助保障等全流程加大工作力度,以适应人民群众快速增长的心理健康和精神卫生需求。

项目九 心 理 健 康

学习目标

【素质目标】
具有健康的心理,开朗、稳定的情绪,树立理解患者、主动关心、有效缓解患者不适的护理职业意识。
【知识目标】
掌握心理健康的概念、不同年龄段个体主要的生理心理特征。
熟悉心理健康的标准;护士心理健康的维护方法。
了解健康的概念、影响护士心理健康的因素、发展心理学的含义及研究内容。
【能力目标】
能够在护理职业生涯中维护自己的身心健康,能分析不同年龄段个体的心理特点。

→ 项目导言

心理健康是指心理的各个方面及活动过程处于一种良好或正常的状态。心理健康的理想状态是保持良好的性格、正常的智力、正确的认知、恰当的情感以及良好的社会适应能力。不同的年龄阶段,心理会出现不同的问题,需要区别对待。

⊕ 案例导入

王某,男,16岁,就读于当地某中职学校,由于双亲过世,长期情绪压抑,处于恐惧状态。王某抗拒同学及老师的帮助,学习成绩差,经常出现心慌、胸闷,去医院检查无器质性病变。
问题:
(1)王某所处的年龄段属于哪一个时期?该时期容易出现哪些心理问题?
(2)如何进行心理健康维护?

任务一　健康与心理健康

一、健康的概念

（一）健康的传统概念

健康是指人生理健康的一种状态,在这种状态下人体各种生理指标均在正常范围内。

（二）健康的新概念

随着现代社会文明程度的提高,现代医学模式取代了传统医学模式。《世界卫生组织宪章》中明确指出:健康不仅仅是没有疾病和身体虚弱现象,还是一种心理、躯体、社会适应的完好状态。1990年,世界卫生组织又提出了"生活方式疾病"概念,将医学模式推进至"整体医学模式",并在健康概念中又增加了"道德标准",进一步将健康内涵概括为躯体健康（没有躯体疾病和虚弱）、心理健康（没有情绪困扰和行为问题）、社会适应良好（与周围环境和谐融洽）和道德健康（情感和行为规范、恰当）。

二、心理健康的概念及标准

（一）心理健康的概念

心理健康是一种持续的、适应良好的心理状态。在这种状态下,人的心理的内容与客观世界保持统一,人体内外环境平衡且与社会环境相适应,个体具有生命的活力、积极的内心体验和良好的社会适应能力,能够有效地发挥身心潜力与积极的社会功能。

（二）心理健康有两层含义

心理健康有两层含义:一是没有心理疾病,这是心理健康最基本的含义;二是具有一种积极发展的心理状态,这是心理健康的本质含义。

（三）心理健康是一种理想标准

心理健康不仅是衡量标准,还指明了提高心理健康的发展方向。心理健康的标准是不断发展的,因此,在判断某一个体心理是否健康时,要考虑时代、文化背景、个体年龄等因素。

（四）心理健康是一个动态发展过程

个体心理经历着"平衡—不平衡—平衡"的循环变化的过程,因此心理健康不是绝对的、静止的,而是一个动态的发展过程。

> **知识链接**
>
> ### 中国古代心理健康史
>
> 中国是一个具有5000年历史的文明古国,也是世界心理健康最早的发源地。早在2000多年以前,《黄帝内经》中就出现了"形神合一""天人合一"的哲学观以及"内伤七情""外感六淫"的疾病观。中国是一个十分重视心理健康的国家,在长期心理健康维护实践中形成了非常丰富的心理健康思想,具体如下。
>
> （1）注重身心协调,把心理作为"整体人"的组成部分。一方面,形为神之舍,形全者神全。古人把身体健康作为精神健康的基础,认为形体及脏腑气血对于精神心理活动而言是基础。另一方面,神为形之本,古人把精神和心理看作是生理和形体的"灵魂"和主导,认为精神心理对于躯体脏腑起着决定性作用。
>
> （2）推崇"时中"的中庸思想,把"平"作为心理健康标准。"中庸"即不偏不倚,中和适度,是儒家提出的处理世间万物总法则,也是心理健康的一条基本标准。这种"平"作为心理健康的标准并不是要求人们内心波澜不惊,没有任何情感波动,而是正常发挥自己的潜能和智慧,应对和处理好各种意料之中和意料之外发生的事情,不偏执、不固守,保持心理状态的动态平衡。

（3）讲究人际关系和谐，注重"群"在心理健康中的作用。首先，与人交往要真心诚意。其次，要以忠恕为本，忠恕是中国人处理人际关系的黄金法则，是一种推己及人的理念。最后，强调与人为善，主张在人际交往中促进人际和谐。

（4）主张调息静养，通过"静"的方式维护心理健康。一是以平和心态接受挫折，二是强调通过克制、内省等进行自身心理调节。三是重视静坐、禅定、坐忘等入静的身心调节技术。

（五）心理健康的标准

心理健康的标准并不像生理健康的标准那样具体、精确、绝对。因为心理健康与否就像一个连续体的两端，没有绝对的分界线，而生理健康则可通过大量的生理、生化值来界定。故至今国际上尚无关于心理健康公认的唯一标准。

1951年，美国著名心理学家马斯洛和米特尔曼提出的10条标准，被公认为是"最经典的标准"：①充分的适应能力及安全感；②充分了解自己，对自己的能力做出恰当判断；③生活目标切合实际；④与现实环境能保持接触；⑤能保持人格的完整和谐；⑥具有从经验中学习的能力；⑦能保持良好的人际关系；⑧适度的情绪发泄与控制；⑨在不违背集体意志的前提下，能够有限度地发挥个性；⑩在不违背社会规范的情况下，个人的基本需要能恰当满足。

我国一些学者将心理健康概括为以下几个方面。

（1）智力正常：一个人正常生活的条件，是一个人适应周围环境、谋求自我发展的心理保证，是心理健康的首要标准。

（2）情绪健康：心理健康者积极情绪多于消极情绪，心理健康者善于寻找生活乐趣，对生活充满希望。

（3）意志健全：心理健康者意志目标明确，独立性强，面对复杂的情况时能够有效采取措施，当机立断。不轻易动摇对既定目标的追求，具有良好的心理承受能力和自我控制能力。

（4）人际关系和谐：心理健康者乐于与人交往沟通，客观评价他人，在广泛人际关系中能取长补短。

（5）人格完整：心理健康者的人格完整主要表现在清醒地认识自己，了解自己，接纳自己，客观评价自己，生活目标和理想切合实际，以积极进取的人生观、价值观作为人格的核心。

（6）自我评价正确：心理健康者能对自己做出恰当的评价，能正确认识到自我存在的价值；同时能接受自己，对自己抱有正确的态度，不骄傲也不自卑。心理不健康者常缺乏自知之明，对自己的优缺点缺乏正确的评价，要么自高自大、自我欣赏；要么把自己看得一无是处，跟自己过不去，心理总是不平衡。

（7）心理年龄符合生理年龄：人在不同年龄段都有其独特的心理行为模式，心理健康者的心理行为应与其年龄特征相符合。

（8）适应社会环境：个体对社会环境中的一切刺激能做出恰当、正确的反应。较强的社会适应能力是个体心理健康的重要特征，而不能有效处理与周围现实环境的关系则是导致心理障碍的主要原因。

2009年中国心理卫生协会在"中国人心理健康状况及促进策略研究"课题中指出了中国人心理健康标准的五个方面：①认识自我，感受安全；②自我学习，生活自立；③情绪稳定，反应适度；④人际和谐，接纳他人；⑤适应环境，应对挫折。

知识链接

事 故 倾 向

事故倾向（accident proneness）概念最早由 Osborne 提出。一般认为，事故倾向是指在同样的情境下，有些人因生理或心理原因比另外一些人更易发生事故。人们在对事故的大量研究中发现，驾驶人群中存在一小部分驾驶员，他们只占驾驶人群的很小比例，但发生的事故数却占总事故数相当大的比例。这类驾驶员发生的事故数占总数的36%。金会庆等人对合肥、西安、济南等地的3548名驾驶员的事故调查也发现具有事故倾向驾驶员的存在，其比例为6%~8%，并对事故倾向概念进行了修正,认为事故倾向是指一定时期,特定环境下,具有诱发事故的潜在心理、生理素质的特征,提出了特性-环境-时期三维模型。

在对事故倾向驾驶员身体素质研究方面,早期主要从体格、感觉运动、运动协调性等方面的测量来探讨事故原因。1936年Flanders采用弗洛伊德的创伤性宣泄描述了事故倾向者的特征,至此,个性概念被正式引入事故驾驶员的研究领域。

调查显示,车祸发生率与心理-社会因素有一定的关系,车祸肇事者的心理特点多显示轻率、任性、不愿受约束等"事故倾向"个性。同时心理-社会刺激与车祸的发生也关系密切。214名因车祸受伤的驾驶员中,在事故前有较多的心理-社会刺激,97名车祸致死的驾驶员中,20%在事故前6小时内有急性情绪障碍,如与家人吵架等。

任务二　不同年龄阶段个体心理健康

个体的心理发展是一个连续的过程,依次为胎儿期、婴儿期、幼儿期、儿童期、青少年期、青年期、中年期、老年期。同一年龄阶段的人有着相似的生理、心理特点及发展水平,不同年龄阶段的人则存在明显的差异,有着不同的心理特征或心理发展水平。同时,不同年龄、不同生活时期的个体承担的家庭角色和社会角色不同,进而导致各年龄阶段存在不同的心理矛盾与应激,这就构成了不同年龄阶段独有的心理健康问题。了解和研究不同年龄阶段的心理健康问题,有助于心理健康维护工作的开展,也有助于临床心理护理的开展。

一、胎儿期

1. 生理、心理特点　胎儿期是指从受精卵形成到出生这一时期。胎儿期内脏器官形成后,胎儿视觉、触觉、听觉、味觉等感知觉开始发育。胎儿在妊娠末期已经具备最初的听觉记忆能力。妊娠第10～18周是胎儿脑细胞生长高峰,是大脑发育的第一个高峰。胎儿情绪受到母亲情绪影响,胎儿情绪具有间接的外观表现。

2. 心理健康保健措施

(1)孕期营养。胎儿期是大脑发育的关键时期,胎儿的营养完全依赖于母亲的营养,因此孕期的营养状况将严重地影响胎儿的健康。维生素、钙、磷的缺乏将影响胎儿的发育;而摄入过多的维生素A可影响胎儿大脑和心脏的发育。因此,孕期需要均衡营养的摄入。

(2)孕妇吸烟、饮酒会影响胎儿的身心健康。饮酒会导致胎儿早产成畸形,吸烟会导致胎儿宫内窘迫及新生儿窒息率增加,二手烟也会增加婴儿致畸率。因此,孕期需戒烟禁酒。

(3)怀孕前3个月感染风疹、流行性感冒、腮腺炎、猩红热等会造成胎儿发育畸形甚至死胎;孕妇内分泌失调会导致甲状腺功能减退症。因此,孕期要加强呼吸道隔离,避免感冒,调节机体平衡,避免内分泌失调。

(4)人口优生措施。禁止近亲结婚,在最佳生育年龄进行生育,体重、身高正常,23～28岁怀孕最佳,另外需要注意孕期用药。

(5)孕期情绪状态对胎儿的影响。过度的担心容易导致高血压;夫妻关系不和,他们所生的孩子患心身疾病概率更大。因此,孕妇应情绪稳定,生活有节奏,避免生气等不良刺激。

(6)避免核辐射、工业化学颗粒以及X光等,气候过热和过潮都会使胎儿受到影响。因此,良好的环境对孕妇显得尤为重要。

(7)孕期对胎儿进行胎教,如音乐胎教,可有规律地刺激胎儿听觉。

二、婴儿期

1. 生理、心理特点　婴儿期是指从出生到3岁这一时期,是儿童生理发育和心理发展最迅速的时期。

(1)言语方面:婴儿不仅能听懂成人的语言,也能够用简单的词汇同成人进行交流。词汇的概括能力和对行为的调节能力开始发展。

（2）知觉方面：开始产生空间知觉。1岁前婴儿的注意力属于无意注意，2岁开始能够较长时间注意某一事物。由于语言的作用，开始出现了有意注意。

（3）记忆方面：婴儿主要以无意注意为主，1岁以后婴儿可以出现再认，到3岁时可以出现几周前的再认。

（4）思维和想象方面：主要依靠物体的直接思维，当脱离物体时就不能再进行思维，有一定想象力。

（5）意志力方面：2岁以后婴儿可以在自己语言控制下抑制自己的行为，但自控能力较差，行为有明显冲动性。

（6）情绪方面：出生时会表现出兴趣和痛苦，这些是遗传本能。出生后5～6周会出现情绪的逐步分化，婴儿在看见一个人的脸时会微笑。

（7）社会性发展方面：与母亲出现依恋，遇到陌生人时会出现恐惧。

知识链接

婴儿依恋的类型

研究者将婴儿对母亲的依恋分为安全型、回避型和反抗型。

安全型依恋的婴儿对外界反应积极，母亲在就有安全感，约占60%。

回避型依恋的婴儿缺乏依恋，与母亲未建立起亲密的感情联结，约占20%。

反抗型依恋的婴儿在母亲离开时会寻找并希望与母亲接触，但当母亲返回时却反抗母亲的爱抚，又称矛盾型依恋，婴儿没有建立起依恋安全感，是典型的焦虑型依恋，约占20%。

安全型依恋是积极的依恋类型，回避型依恋和反抗型依恋均属消极的不安全型依恋，会影响亲子关系和婴儿的心理健康。

2. 婴儿期心理健康的维护

（1）促进婴儿的认知活动：婴儿的认知活动主要体现在感知觉与动作的发展上，父母要为婴儿提供丰富多彩的适宜刺激，如色彩鲜艳的玩具、悦耳的音乐等，并为婴儿提供足够的活动空间，让他们在"摸爬滚打"中发展自己的动作，接触他人，促进人际关系的发展。父母多与婴儿进行言语交流，可促进其语言发展。

（2）培养婴儿的良好习惯：父母要注意培养婴儿良好的睡眠、进食和卫生习惯，还要注意对婴儿性别意识的培养，按社会对性别的期望抚养婴儿，如挑选玩具和衣服，防范性别认同障碍的发生。

（3）关注婴儿的情感需要，建立安全型依恋：父母应满足婴儿的情感需求，建立安全型依恋关系，其中，母亲的作用很重要。在情感方面，母亲的教养行为可从反应性、情绪性和社会性刺激三方面进行。反应性是指对婴儿发出的信号积极地应答；情绪性是指通过笑、说、爱抚等积极地对婴儿表达情感；社会性刺激是指与婴儿进行社会性互动，如通过相互模仿学习来丰富环境，调整自己的行为，以适应婴儿的行为节律，而不是将自己的习惯强加给婴儿。

3. 常见心理问题及保健措施

（1）喂养和婴儿的心理发育：婴儿期是人脑发育的关键时期，大脑的体积和质量不断增大，胶质细胞增生。因此，为了婴儿神经系统的发育，要保证充足而均衡的影响，避免营养不足或过剩对神经系统的损害。

（2）母乳喂养对婴儿的心理影响：母乳营养丰富，含多种免疫球蛋白，适合消化吸收，可加强婴儿的免疫力。母乳喂养可增进婴儿的感情，使婴儿在心理上得到满足，有助于神经系统的发育和健康的发展。因此，在婴儿断奶时，可采用自然断奶法，逐渐增加辅食，避免强制断奶造成婴儿心理问题。

（3）睡眠：婴儿期较成人需要更多的睡眠，平均为12～14小时，睡眠有助于中枢神经系统的发育，剥夺睡眠会导致智力发育低下、矮小等症状。因此，要为婴儿创造良好的睡眠环境和充足的睡眠时间，锻炼婴儿独自入睡、不遗尿等良好习惯。

（4）情感：婴儿的情感具有冲动性、脆弱性的特点。因此，在婴儿期要注意适当满足婴儿的需要，培养其情绪的稳定性。父母的爱抚有利于培养婴儿良好的语言能力，提高与人交往的能力。避免寄养，加强亲情意识，减少紧张和不安全感。

三、 幼儿期

1. 生理、心理特点　幼儿期通常指个体 3～6 岁这一阶段。

（1）生理发育上,幼儿能较好地控制自己的身体和动作,精细运动提高,能很好地学会系鞋带和扣纽扣等自我服务技能,大运动也得到提高,比如学习舞蹈、体操等。

（2）语言方面,幼儿期出现词汇量剧增,言语表达由单词转变为连贯性表达,能够对话,也能够进行独白。

（3）智力方面,幼儿由于语言能力增强,通过提问以及与周围探索,逐渐提高了智力水平。想象力活跃,有时候将现实与想象混为一体。

（4）游戏是幼儿的主导活动,与婴儿比起来,幼儿的游戏能力得到提高,游戏促进了幼儿对社会、自然界的认识,促进了对生活的热爱。

（5）人格特点,幼儿常常受到周围成人的影响,自我意识逐渐增强,自我评价逐渐形成。逐渐形成了对周围事物的看法,慢慢养成了行为习惯及爱好。

（6）社会化特点,逐渐形成了性别认识、审美感知、道德情感与认知,具备心理洞察能力,与他人主动进行互动。

2. 常见心理问题及保健措施

（1）语言发展:幼儿语言发展经过了单字时期、称呼时期、构句期、好问期。因此,父母不需要再用婴儿语言与幼儿沟通,要学会完整过渡,学会与幼儿对话,耐心回答幼儿各种问题。

（2）自我管理能力培养:幼儿进入"第一反抗期",这是自我发展的表现,应该加强引导,强化幼儿自我管理能力,例如,自己吃饭、穿衣等。同时,适当加强鼓励,当达不到父母期望值时适当转移注意力。

（3）游戏:有利于帮助幼儿走出以自我为中心的世界,学会与人交往、与人合作,有利于培养幼儿思维、提升想象力,有利于纪律和意志品格的培养。

（4）好奇心培养:幼儿期是幼儿好奇心发展的重要时期,幼儿的求知欲很强,父母需要对幼儿的这种好奇心加以关注,不能敷衍和打压。

（5）避免消极暗示:家庭的气氛以及父母的言谈举止对幼儿心理发展有着重要影响,父母和教师需要言传身教。

（6）培养积极性格:有的幼儿性格可能任性、腼腆、孤独等,有的幼儿安静、温顺,有的幼儿好哭、好闹,因此需要根据不同的幼儿性格选择不同的培养模式,发现性格中的优点。

四、儿童期

儿童期是指 7～12 岁这一阶段。

1. 生理、心理特点

（1）思维方面,以形象逻辑思维为主,完成了从形象逻辑思维到抽象逻辑思维的转变。

（2）记忆方面,以有意识记忆为主,取代了幼儿期的无意识记忆。抽象记忆超过了形象记忆。

（3）注意力方面,有意注意较无意注意有了较大的发展,无意注意仍起作用。

（4）语言能力,能够表达自己的见解、能够会话,具有一定的识字能力和阅读能力。

（5）自我意识方面,儿童出现了反省思维,能够站在别人立场上看待自己,出现了社会比较,更多注重成绩和操行表现,将自己与同伴进行比较,自我控制能力方面有了提高。

（6）社会性方面,儿童对成人权威的认识发生改变,从服从转向批判式思考。与父母共同进行管理,同伴关系上升为亲密的友谊关系,高级社会情感得到提高。

2. 常见心理问题及保健措施

（1）攻击性行为:由于自控能力尚未健全,主要表现为语言较多,喜欢与人争执、好胜心强。需要早期通过教育、转移注意力、加强自控能力等进行教导,及时过渡到学校的学习环境。

（2）学习能力障碍:儿童从家庭进入到学校后会出现好奇心强、想象力丰富等情况,为了避免出现小学的学习能力障碍,应该加强入学前教育,教育孩子热爱学习、向往学校。培养儿童良好的学习习惯,能够帮助儿童尽早适应小学生角色,积极引导儿童既要注意学习的结果,也要注意学习的方法是否正确。

(3)模仿能力强:模仿能力较强的儿童,可能会出现模仿教师、同学,获得良好的成绩并养成优良的生活习惯,也可能沾染一些不良习惯如说谎、说粗话、逃学等。教师要注意维护自己在儿童心目中的形象。

(4)注意情商的培养:培养积极、乐观、豁达的品性;在困难面前不低头,做事持之以恒;同情和关爱他人,善于与人相处。

(5)培养创造性思维:在教育中不但要强调传授文化知识,还应注意儿童思维灵活性、多向性、想象力的培养。

五、青少年期

青少年期是指少年期和青年初期,13～15岁为少年期,指初中阶段;16～18岁为青年初期,指高中阶段。青少年期是儿童期向青年期的过渡阶段,有强烈的依赖性,预示着人从不成熟的个体走向成熟的个体。

1．生理、心理特征

(1)生理方面:在内分泌激素作用下,体重和身高迅速增加,开始出现第二性征,男生出现遗精,女性出现月经。

(2)认知方面:抽象逻辑思维得到发展,思维的创造性和批判性得到了发展,但是思维存在片面性和表面性,主要表现在对事物认识仅仅停留于外部特征,很难揭示事物的本质特征。一方面,青少年对他人的意见经常持有怀疑和敌对的态度,另一方面能够认真地审视自己的观点,及时地更新自己的认识。高中阶段,青少年的形式逻辑思维和辩证逻辑思维得到进一步发展,能够迅速地理解抽象概念并喜欢进行逻辑推理。高中阶段的思维主要以求异思维为主,追求个性。

(3)情绪方面:高中生的情感由外向倾诉转向丰富的自我消化,喜欢采取具有私密性的方式如写日记、冥想等。情绪不稳定,容易发脾气,到高中阶段常常设立高大的理想,当理想与现实一致时则兴高采烈,反之则垂头丧气。与父母常常产生对立关系。

(4)人格方面:青少年往往自我学业意识、自我体验意识都在增强,常常有种自己已经长大成人的感觉。初中阶段,品德主要体现在不稳定性、动荡性。高中阶段,对道德认识稳定、能够明辨是非,在生活中也能积极地采用道德约束自己。开始对异性产生感觉,青少年进入性器官发育的关键时期,开始出现相互吸引、爱慕的现象。

2．常见心理问题及保健措施

(1)生理方面:性器官的发育和对异性的爱慕常常产生内心冲突。因此,需要学校教师及父母积极开展引导,采用转移注意力等方式消耗内心冲突能量,重塑良好的学习环境和生活环境,避免早恋耽误学业发展。

(2)独立性增强:青少年与社会的交往越来越频繁,渴望自己做决定,对父母的意见往往听不进去,渴望独立的愿望也越来越强烈。因此,父母需要加强与孩子的沟通,积极消除两代人之间的代沟,尊重并承认他们是独立的成员,给予平等对待。

(3)模仿性增强:由于好奇心,青少年喜欢模仿同龄人,这种模仿使他有一种安全感。人际交往中,对同伴的信任往往超过对家人的信任,同伴间能够倾诉秘密和苦恼。因此,需要在同伴中多树立高大、积极、正面形象,避免沾染不良习性,为他人树立榜样。

(4)学习压力增强:中学生的学习负担过重,往往会给他们带来巨大压力。因此,需要根据不同的中学生进行"量体裁衣",科学合理地设置课程及有效地评价学业,减少因学习压力带来的身心损害。

六、青年期

青年期,一般指年龄19～35岁这一阶段,个体成为一个有能力承担社会责任和义务的社会人。

1．生理、心理特点

(1)生理方面:青年期,个体各组织器官逐渐成熟,身高逐渐停止增长,身体各项生理指标趋于平衡。生殖系统发育成熟,已具有良好的生殖能力,大脑的形态和功能趋于成熟。

(2)认知方面:青年在理解能力、分析能力、推理能力、创造能力等方面得到发展。这个时期的个体开始具有稳定的知识结构和思维结构,并开始积累经验,知识从积累开始走向知识的应用阶段,逻辑记忆达到高峰。

(3)情感方面:情感内容丰富,爱情和友谊占据主导地位,青年的自控能力有所增强,但是也经常因为失恋而出现抑郁等情绪。

（4）意志方面：青年期意志力处于充分发展时期，遇事常常主动钻研，知识和经验较前增加，行为果断，动机增强，自制力和耐力有所增强。

（5）人格方面：青年期人格趋于成熟。一方面，自我意识趋于成熟，能够做到自尊、自爱、自立、自强。另一方面，青年期的人生观、道德观逐步形成，表现为对人生、自然、恋爱、社会都有比较稳定而系统的看法，观察力、记忆力、思维力、注意力都达到高峰。

2. 青年期常见心理问题及保健措施

（1）社会适应问题：青年期是从学校踏入社会的第一个阶段，由单纯的学习转向复杂的社会交往。一方面，社会生活的新奇、新鲜会促进青年的创造力和感知力发展，加快心理的成熟。另一方面，工作压力巨大、周而复始，会让青年产生无聊、看不到未来的想法。因此，在踏入社会初期要合理地接受复杂的社会生活，摆正自己的位置，及早树立目标和努力方向。

（2）情感适应问题：一方面，青年的体力和智力达到成人水平，渴望独立的生活，并且富有理想。另一方面，现实生活与理想往往有较大差距，当理想不能实现时，自尊心往往会转变为自卑、自弃。因此，需要及时进行自我调整。第一，适当降低期望值，设置能完成的项目和任务；第二，多回忆积极向上的、愉快的生活体验；第三，适当地调整工作方法，转移注意力；第四，寻找适当机会宣泄自己的心理情绪。

（3）性心理问题：青年的性生理已经完全成熟，但青年的性心理还要完善。需要克服传统意义上性压抑的方式，也要避免性放纵。青年产生适当的性幻想、性自慰和性梦对缓解自身紧张和冲动是有益的，但是不能发展为性放纵、沉溺于谈情说爱中。因此，需要加强青年期的婚恋指导，及时纠正异常的性心理，合理地进行择偶，在交往中加深对性的理解。

七、中年期

中年期是指 36～60 岁这一阶段，其间又分为两个部分，36～50 为中年前期，51～60 为中年后期。中年前期，个体体力好、精力旺盛，工作效率高。中年后期，随着年龄增长，个体体力和心理发展呈下降趋势，但是由于知识和经验的增长，个体的工作效率依然较高。

1. 生理、心理特点

（1）生理方面：中年期，人体的心血管系统、呼吸系统、内分泌系统开始减退，容易出现各种疾病。

（2）智力方面：中年期，知识积累达到较高水平，善于联想和分析，洞察力很强，能够独立解决复杂问题，表现出较高的创造力，在事业上容易做出成绩。

（3）情绪方面：中年人的自控力较强，较少出现冲动行为，有能力延迟对刺激的反应，具有较好的内省力。

（4）意志方面：中年人的自我意识明确，了解自己的长处和社会地位，善于控制自己的言行，能够做到有所为和有所不为。能够理智调整目标和实现目标的路径。

（5）人格方面：中年人的能力、气质、兴趣爱好方面存在明显差异，能够稳定表现出自我的风格，有助于排除干扰，建立稳定的社会关系，顺利达到自己设定的人生目标。

2. 常见心理问题及保健措施

（1）心理压力过大：人到中年期，随着知识经验的丰富，成为各行各业的中流砥柱，因此中年人肩负着巨大的社会责任，有时会出现角色负荷超重的现象。例如，一个学校的年级主任，可能同时承担着主任、教师甚至班主任的工作，过重的压力会导致身体虚脱。此外，一个医生也可能是一位母亲，由于工作较忙，无法承担起照顾家庭的重任，出现我们常见到的角色冲突。过多的心理压力可导致多种负性情绪及不良反应。因此，中年人要学会劳逸结合，正视劳务繁重的事实，学会心胸开阔地面对现实，学会平衡工作与生活，减少工作带来的心理负担。

（2）复杂的人际关系：中年人在开创事业、处理各种复杂的人际关系、扮演多重社会角色时要经常权衡利弊，常处于一种焦虑、郁闷、担心的情况下，与青年比起来，会出现记忆力、注意力下降等。在工作中，要处理好与同事之间的关系；在生活中，要抓住生活的重点，留出属于自己的私人空间，扩大关注的范围，根据现实情况及时调整自己的目标，不对自己做过多要求。

（3）更年期综合征：更年期是指男性 45～60 岁、女性 40～60 岁这一时期，这个时期生殖功能由强转为弱,主要与性激素的下降有关。约75%的妇女会在这个时期出现更年期综合征,表现为焦虑、失落、孤独、敏感、嫉妒及急躁等。因此,需要正确认识这是正常的生理反应,养成有规律的生活习惯,提倡家庭与社会关心更年期人群,加强自我调节。

(4)家庭婚姻矛盾:中年人群离婚率有上升趋势,家庭中常出现动荡不安的现象,常引起情绪上的波动,出现焦虑和失眠等症状,可能出现暴力倾向和自杀倾向。因此,需要加强夫妻之间的沟通,养成规律的生活习惯,提倡家庭与社会关心,加强自我调节和控制。对于子女,既不要求过高也不放低要求,采用平等态度与子女相处。

八、老年期

老年期也称成年晚期,一般将60岁以上的个体称为老年人。

1. 生理、心理特点

(1)生理方面:老年人的生理既有形态上的改变,也有功能上的下降,随着年龄增高会出现生理性衰老。衰老会出现身体上的不适,也会出现心理上的不安。老年人容易患上各种疾病。

(2)感知觉方面:视觉、听觉、味觉、嗅觉减退,皮肤冷、热、触、痛觉下降。

(3)记忆力方面:老年人记忆力下降,强记、速记能力下降,但理解性记忆相对保持。远期记忆相对近期记忆保存完好,能够较好地回忆往事。

(4)智力方面:随着年龄增高,出现智力发展和衰退两种倾向。与晶体智力比较,液化智力下降明显,概念学习、推理能力均表现出下降趋势,思维敏捷性和逻辑性下降。

(5)情绪变化:老年人情绪趋向不稳定,常常表现为易兴奋、激怒,喜欢唠叨,常与人争论。老年人常常陷入孤独,容易陷入抑郁状态。

(6)人格变化:老年人的人格相对保持稳定。生活中非常规的事情会导致老年人人格中出现多疑、办事刻板,以自我为中心、不合群等情况。

2. 常见心理问题及保健措施

(1)失落感:退休后,老年人可能会出现退休综合征,从忙碌充实到无所事事,从命令和指挥别人到无人指挥,这种心理的落差会使某些老年人,特别是曾经担任过领导的人群出现失落感。因此,要认识到"长江后浪推前浪",学会放下权威,在生活中寻找乐趣,充分享受"有闲有钱"的时光,坚持学习、坚持科学用脑,不断接受新事物。

(2)孤独感:老年人从工作岗位退下后,生活一下从紧张有序转为自由松散,往往会出现许多空巢老人,亲友来往减少,门庭冷落,会感到孤独无助甚至伤感。因此,老年人要认识到孤独感带来的伤害,尽可能与社会保持联系,量力而行,继续发挥余热。

(3)恐惧感:老年期最大的恐惧是面对死亡,老年人常有一种或者多种慢性病,给晚年生活带来痛苦和不便,自然而然联想到与"死"相关的问题,特别是那些患有肿瘤方面疾病的老年人,多数人会寻求急病快死,也会为了养生而四处求医。因此,平时在对老年人宣教时要教给老年人一些减轻疼痛和缓解心理压力的方法,减轻老年人的恐惧感。

(4)多疑:由于认识能力下降,老年人常常不能很好地认识自己与外界的关系,有较高的自尊心,通常会过分关注家庭成员对自己的看法,对晚辈的处事过分敏感。因此,要注重人际关系的协调,保持社会参与度,提升自我价值感,要学会互相体贴、互相关注、互相宽容。

知识链接

音乐教育可以实现对老年人审美及创造能力的培养

老年人接受音乐教育,对于其审美能力的提升具有积极的作用。随着其审美能力的提升,其对音乐鉴赏的能力也可以得到充分的提升,使其对于生活有着更加深刻的认识。在学习音乐时,心情是比较舒缓的,老年人的思维可以长时间地保持在较为活跃的状态下,对老年人智力、记忆力及心理都具有积极有利的影响。

音乐具有较强的创造性特点。因为音乐的各种素材都与人们的生活有着密切的联系,因此音乐是最能够反映生活的艺术。将来自生活的素材和基本的曲调进行有效的结合,并赋予创造者自身的情感以后,就可以产生真正的音乐。因为老年人的人生经历是极为丰富的,思想是非常成熟的,所以在聆听音乐时,往往会进行深思,并实现对于音乐的"二次创作",从而实现对于老年群体创造性思维的激发与培养。这样的过程不仅可以使得老年群体的思维长期处于极为活跃的状态中,在促使其心理健康发展的同时,对于其身体的健康发展也具有积极的促进作用。

▷ 项目小结

健康对于人类的生存与发展,社会文化的更新及生活方式的改革都有着重要作用。健康是人体的一种状态,在这种状态下人体查不出疾病,其各种生理指标都稳定地处在正常范围内,对外部环境的变化有良好的适应能力。

项目十 心理应激

学习目标

【素质目标】
能够正确认识应激,保持健康的心理状态,树立"以患者为中心"的护理理念,学会关心理解患者。

【知识目标】
掌握应激、应激源的概念、心理防御机制的概念及常见心理防御机制的形式。
熟悉应激源类别及应激反应。
了解应激的有关理论。

【能力目标】
学会寻找应激源并减少应激带来的损害。

▷ 项目导言

在某种环境刺激作用下,由于客观要求和应对能力不平衡,会产生对周围环境的紧张反应。如果刺激超出了人所能承受的适应能力,就会引起机体心理、生理平衡失调,即紧张状态的出现。

案例导入

张先生10年前被确诊为2型糖尿病,他一直注意饮食,进行足够强度的锻炼,并服用口服药来控制血糖。可最近的几个月,张先生的糖尿病症状开始恶化,尽管他依然控制饮食并坚持锻炼。

当他向医生咨询时,医生问他的生活习惯在最近的几个月里是否有所改变,他说领导又给他增加了几项新的工作,使他的工作压力比以前大多了。医生判断压力增大很可能是疾病恶化的原因,在调整治疗方案之前,医生建议张先生去和领导商量一下能否减少一些工作。幸运的是,他的领导很理解他的处境,允许张先生分一些工作给另一名员工。几个星期后,他的病情出现了显著改善。

问题：

本案例中患者面临的主要应激源是什么？该患者会出现的应激反应有哪些？分析心理应激与血糖控制的关系。

任务一　概　　述

一、应激

"应激"这一概念涉及医学、心理学、社会学等多个学科,本书主要探讨的是护理心理学中"应激"的概念。关于"应激",心理学界的研究已有百年历史。

1. 医学界关注的心理应激　1920 年,生物学家坎农提出了"稳态"说,指出人体的细胞、器官、系统都能够在一定范围内波动,在面对外环境的变化时,能够通过自己的调节保持内环境的稳定。当外环境受到严重刺激时,个体会出现心率加快、血压升高、心肌收缩力增强、呼吸频率加快等,我们称之为应激。

1936 年,病理生理学家塞里首先提出了心理应激的概念,医学界所关注的心理应激是生理病理过程中一对一关系的探讨。每一种疾病或有害刺激都有这种相同的、特征性的和涉及全身的生理生化过程,称为一般适应综合征,一般通过腺垂体-肾上腺皮质轴发生生理反应。一般适应综合征分为警戒期、阻抗期、衰竭期三个阶段。①警戒期:机体识别有害刺激,进入"战或逃"的阶段,肾上腺素和皮质激素增高,机体立刻处于防御阶段。②阻抗期:有害刺激持续存在,机体增强对应激源的抵抗。③衰竭期:应激持续时间过长,机体丧失所获得的抵抗能力。

2. 心理学界对应激的认识　心理学界对应激的研究重点在社会生活和心理因素等方面,而不关注应激的生理方面。拉扎勒斯的理论认为应激刺激虽然是应激源,但应激反应是否出现取决于当事人对应激的认识。

3. 医学界对应激的认识　应激是不断发展着的概念,医学心理学认为应激是由应激刺激(应激源)、应激反应和其他许多有关因素所构成的。

(1)应激反应模型:强调应激反应,包括心理反应和生理反应,塞里的一般反应综合征强调的是内分泌反应或生理反应。

(2)反应刺激模型:能够成为应激源的刺激物都是超负荷、冲突和不可控制的。

(3)应激过程模型:国内学者姜乾金等总体上倾向于将心理应激看作是应激源(生活事件)到应激反应的多因素作用过程,即"应激过程模型"。应激是个体对环境刺激和挑战的一种适应过程,应激的原因是生活事件,应激的结果是适应的和不适应的身心反应。

(4)应激系统模型:国内学者姜乾金等证明应激(压力)有关因素之间不仅仅是单向的从因到果或从刺激到反应的过程,而是应激多因素相互作用的过程。各因素之间可以互为因果,各因素之间的平衡或失衡决定着个体的健康或疾病。认知因素在平衡和失衡中起着关键作用,个性起着核心作用。

二、心理应激

1. 心理应激(psychological stress)　个体在生活适应过程中产生的由环境要求与自身应对能力不平衡的认知所引起的一种身心紧张状态,这种紧张状态倾向于通过非特异的心理和生理反应表现出来。

2. 心理应激与医学　目前,主流的心理应激模型有应激过程模型及应激系统模型,这两种模型在疾病的预防和健康促进方面都发挥着重要的作用。

应激过程模型使我们认识到心理疾病和症状的发生发展过程。许多研究将应激过程模型中的心理社会因素当作应激的原因看待,例如,生活事件、认知因素、应对方式、社会支持、人格特征等,而将情绪反应、心身症状等当作应激结果对待。这种认知模型有助于我们寻找病因,特别是心理病因。

应激系统模型有三方面意义,第一,应激系统模型使我们认识到个体实际上是生活在应激多因素共同作用下的动态平衡之中。第二,通过任何消除或者降低各种应激因素的负面影响,促进应激多因素之间的良性循环而实现新的平衡,能够达到治疗疾病的目的。第三,有助于我们认识和调整应激多因素,促进个体在不同的内外环境中保持心理健康。

知识链接

应激性心肌病

应激性心肌病最早是由日本学者提出来的,依照其独特的收缩末期底部圆隆、颈部狭小的左心室造影表现,该病也叫作 Tako-Tsubo 心肌病。应激性心肌病较多的病例报道见于日本,在早期对该病的报道多见于日本的文献研究中,该病也一度被认为属于地域性疾病,随着越来越多研究的深入,有关该病的报道逐渐出现于欧美国家,这就说明它并不是某一地域或某一人种特有的疾病。近些年来随着研究的深入,国内越来越多的研究开始就这类疾病的诊治进行探讨。一般认为应激性心肌病是由相应的诱因引起的,主要分为心理和生理的急性应激状态。心理应激因素主要来自与患者相关的外界环境的刺激,如亲属的死亡、车祸、惊喜聚会、激烈争吵、法庭诉讼、持械抢劫等。

任务二 应 激 过 程

应激过程包括应激源、应激中介、应激反应、应激结果四个过程。

一、应激源

应激源是指能引发应激反应的刺激,凡是能引起人们紧张感的客观刺激都被视为应激源。从应激系统模型来看,人类的应激源就是各种生活事件。

(一)按生活事件的现象学分类

1. 工作事件 现代化工作环境或工作带来的紧张感和刺激感。①长期在高温、低温、野外、井下等恶劣环境中的工作。②需要高度集中注意力和大量消耗脑力的工作。③长期在远洋、高山、沙漠等远离人群地方的工作。④改变昼夜生活节律的工作。

2. 家庭生活事件 失恋、夫妻关系不和、两地分居、配偶死亡、本人患病、有长期需要照顾的家人等。

3. 人际关系事件 与同事、领导、邻里之间的矛盾冲突等。

4. 经济事件 负债、失窃、失业等。

5. 社会和环境事件 发生自然灾害、下岗、被偷盗等。

6. 个人健康事件 焦虑、抑郁、头痛、失眠、肿瘤等。

7. 自我实现和自尊方面事件 个人在事业和学业上的失败或挫折。

8. 喜庆事件 结婚、晋级、立功等。

(二)按生活事件对个体的影响分类

1. 正性生活事件 正性生活事件是指个人认为对自己具有积极作用的事件,如升学、就业、立功等。但是正性生活事件在不同人身上可能出现转化,例如,升学对大多数人来说是好事,但也有"范进中举"这样的反面教材。

2. 负性生活事件 负性生活事件是指个人认为对自己产生消极作用的不愉快事件,例如,亲人过世、患急重病等。与正性生活事件相比,负性生活事件对人更具有威胁性,易导致机体出现疾病。

(三)按生活事件的主观和客观属性分类

1. 主观事件 事件本身是可以预料和被个人控制的,并具有一定的主观属性,例如,居住条件、工资水平以及同事和领导之间的关系等。

2. 客观事件 事件本身不随人的主观意志而改变,是无法掌握、无法控制的,例如,火灾、车祸、空难等。

二、应激中介

应激的中介因素包括认知评价、应对方式、社会支持、个性特征四个方面。

(一)认知评价

对同一个生活事件(应激源),个体可以从自我的角度做出不同的评价,即认知评价。作为心理应激的中间环节,我们可以将认知评价分为初级认知评价和次级认知评价。某一事件发生后,个体即判断该事件与自己有无关系,即初级认知评价。判断该事件发生后自己有无能力改变,即次级认知评价。根据次级认知评价是否在自己改变范围之内,个体将采取问题关注应对或情绪关注应对。

(二)应对方式

生活事件发生后,机体出现了自身不平衡的状态,机体采取的修正自身的措施称为应对。根据应对的指向性分为问题关注应对和情绪关注应对,根据对健康的作用分为积极应对和消极应对。

(三)社会支持

个体与社会网络以及社团组织在精神上和物质上的联系程度,即社会支持。社会支持一般分为客观社会支持和主观社会支持,客观社会支持指得到物质上的直接援助,主观社会支持指个体体验到被尊重、被理解的程度。社会支持能够减轻应激作用,对健康具有保护性作用。

(四)个性特征

应激系统模型中,将个性看作应激系统的核心因素,可以影响个体对生活事件的感知、认知评价、应对方式,直接或间接影响主观社会支持和社会支持的利用度。

三、应激反应

个体受到外界刺激后在生物、心理、行为等方面的反应,称为应激反应,分为应激的心理反应和生理反应。

(一)应激的心理反应

应激的情绪、认知、行为三个方面相互作用,构成了应激的反馈系统。

1. 情绪性应激反应 常见的情绪性应激反应有焦虑、抑郁、愤怒、恐惧、内疚、孤独等,结果导致注意力下降、判断能力和社会适应能力下降。

2. 认知性应激反应 当应激刺激强度大时,会出现认知能力下降。常见的认知性应激反应可以表现为注意力集中困难、思维和想象力减退等。

3. 行为性应激反应 应激的机体可以出现逃避和回避、退化和依赖、敌对和攻击、无助和自怜、物质滥用等行为性应激反应。

(二)应激的生理反应

应激的生理基础可分为心理-神经系统、心理-神经-内分泌系统和心理-神经-免疫系统三条中介途径。

1. 心理-神经系统 主要通过交感-肾上腺髓质轴进行调节。应激状态下,交感-肾上腺髓质轴被激活,大量分泌肾上腺素和去甲肾上腺素,中枢系统兴奋性增高,非特异性功能增高,营养功能则降低。

2. 心理-神经-内分泌系统 主要通过下丘脑-腺垂体-靶腺轴进行调节。腺垂体是人体最重要的内分泌腺体,而肾上腺皮质是重要的靶腺之一。应激状态下,冲动传递到下丘脑,引起促肾上腺皮质激素释放因子分泌,到达垂体促进腺垂体释放促肾上腺皮质激素,进而促进肾上腺皮质激素,特别是糖皮质激素的生成和分泌,从而抑制蛋白质和脂肪的分解,升高血糖。

3. 心理-神经-免疫系统 在应激反应过程中,免疫系统和中枢神经系统进行双向调节。短暂而不太强烈的刺激,不影响或略微增加系统的免疫功能。长期、强烈的应激会损害下丘脑,造成内环境紊乱,导致胸腺和淋巴组织萎缩,抗体反应抑制,巨噬细胞活动能力下降,阻滞中性粒细胞向炎症部位聚集,从而造成免疫抑制,降低机体对抗感染、变态反应和自身免疫的功能。

四、应激结果

应激反应是机体对内外环境所做出的一种适应,适当的应激有利于人格和体格的健全。但是剧烈的应激则会影响个体身心功能的整体平衡,可能引发新的疾病,包括心身疾病和心理问题。

任务三　心理防御机制

一、心理防御机制

心理防御机制是指个体面临挫折或冲突的紧张情境时,在其内部心理活动中自觉或不自觉地解脱烦恼,减轻内心不安,以恢复心理平衡与稳定的一种适应性倾向。

二、类型

心理防御机制种类很多,常见的有以下五大类十七种。

(一)逃避性防御机制

逃避性防御机制是一种消极性的防御,以逃避性和消极性的方法去减轻自己在挫折或冲突时感受的痛苦。这就像掩耳盗铃,当作听不见一样。

1. 压抑　压抑是各种防御机制中最基本的方法。当一个人的某种观念、情感或冲动不能被自我接受时,就被潜意识抑制到无意识中去,使个体不再产生焦虑、痛苦,这是一种不自觉的主动遗忘和抑制。表面上看起来我们已经把事情忘记了,而实际上它仍然在我们潜意识中,在某些时候还会影响我们的行为,以致在日常生活中,我们可能做出一些自己也想不明白的事情。例如,在日常生活中,有时我们做梦不小心说漏了嘴或偶有失态的行为表现,都属于压抑的结果。很多关于压抑的争论围绕"什么被压抑了"和"为什么要压抑"而展开。当代精神动力学理论认为,压抑是一种个体保护自我,促进未来成长的方法。从进化心理学的角度分析,压抑的生物、心理和社会化进程必然产生适应和不适应两方面的影响。相关的实证研究主要集中在对"压抑者"认知、情绪、人格等心理特征以及身心健康影响的问卷调查和实验研究上,由于方法不一,研究得出了不一致的结果。研究者调查了压抑人格特质与积极自我描述之间的关系。结果发现,压抑者自我报告是最健康和适应最良好的个体,具有较高的自尊、情绪智力、主观幸福感,在压力情景下较少采取逃避和责备的应对方式,生活方式健康、很少喝酒吸烟。但是,行为研究的结果与自我报告的研究结果不一致,这说明压抑者人格中的自我防御性较高。

2. 否定　否定是一种比较原始而简单的防御机制,指有意或无意地拒绝承认那些不愉快的现实以保护自我的心理防御机制。"否定"与"压抑"极为相似,只是"否定"不是有目的地忘却,而是把不愉快的事情加以"否定"。如有的人听到亲人突然死亡的消息,短期内否定此事以减免突如其来的精神打击。不过在无能为力的情况时,否定仍不失为有效的适应方式。

3. 退回　当受到挫折无法应对时,放弃已经学会的成熟态度和行为模式,使用以往较幼稚的方式来满足自己的欲望。例如,已养成良好生活习惯的儿童,因母亲生了弟妹或者家中突遭变故,而表现出尿床、吸吮手指、好哭、极端依赖等婴幼儿时期的行为,来引起家人对自己的关心。

4. 潜抑　在生活中,某些事情的发生,往往会触发一些感受,通常我们会做出自然与直接的反应,但在特别的情况下,我们的反应会不同寻常,很可能无意识中将真正的感受进行了压抑。例如,张经理是个汽车爱好者,惜车如命,一天早上,当他赶往公司参加会议时,突然发生了交通意外,他的车子被尾随的货车碰撞了一下。当时张经理只是下车随便望望被撞毁的车尾部分,然后便冷静地匆忙与对方交换联系方式及车牌后,就马上开车驶往公司开会。张经理一反常态的表现,是因为他采取了潜抑防御机制。

(二)自骗性防御机制

1. 反向　自认为不符合社会道德规范的内心欲望或冲动会引起自我和超我的抵制,若表现出来会被社会惩罚或引起内心焦虑,故向相反的途径释放。换言之,使用反向防御机制者,其所表现的外在行为,与其内在的动机是相反的。在性质上,反向防御机制也是一种压抑性过程。如"此地无银三百两"的故事等就是反向防御机制的表现。

反向防御机制如使用适当,可帮助人在生活上更好地适应;但如过度使用,不断压抑自己心中的欲望或动机,且以相反的行为表现出来,久而久之,轻者不敢面对自己,感到活得很辛苦、很孤独,重者会造成严重的心理困扰。在很多精神病患者身上，常可见此种防御机制被过度使用。

2. 合理化 个体遭遇挫折时利用自己的理由来为自己辩解，将面临的窘境加以文饰，以隐瞒自己的真实动机，从而为自己进行解脱的一种心理防御机制。换句话说，"合理化"就是制造"合理"的理由来解释并遮掩自我的伤害。事实上，在人生的不同遭遇中，除了面对错误外，当我们遇到无法接受的挫折时，有时可采用这种方法来减除内心的痛苦，避免心灵的崩溃。如狐狸吃不到葡萄说葡萄酸就是合理化的表现。

3. 仪式与抵消 无论是有意犯错或无意犯错，都会使人感到不安，尤其是当事人牵连他人，令他人无辜受到伤害和损失时，就会很内疚，倘若我们用象征式的事情和行动来尝试抵消已经发生的不愉快事件，以减轻心理上的罪恶感，这种方式称为仪式与抵消。例如，一位在外忙碌而未照顾家人的丈夫，送礼物给妻子来消除心中的不安。

4. 隔离 所谓"隔离"是把部分事实从意识境界中加以隔离，不让自己意识到，以免引起精神上的不愉快。最常被隔离的是与事实相关的个人感觉部分，因为此种感觉易引起焦虑与不安。如人死了，不说死掉而用"去世""长眠""归天"，个体在感觉上就不会因"死"的感觉而悲伤。

5. 理想化 在理想化过程中，当事人往往对某些人或某些事物有过高的评价。这种高估的态度，很容易将事实的真相扭曲和美化，以致脱离了现实。例如，某家长在人们面前，总是说他的孩子天文地理无所不知，引得周围邻居很羡慕，可找到他的孩子一问，发现孩子并不是那么优秀。

6. 分裂 有些人在生活中的行为表现，时常出现矛盾与不协调的情况。且在同一时期，在不同的环境或生活范畴，会有十分相反的行为出现。从心理学角度分析，我们可以说他们是将意识割裂为二，采用了分裂防御机制。例如，黄某在家里是一位负责任的父亲，孩子很依赖他，但是黄某在工作上十分不负责，糊弄了事。

（三）攻击性防御机制

人心里产生不愉快，又不能向使自己不愉快的对象直接发泄时，便会利用转移作用，向其他对象以直接或间接的攻击方式发泄，或把自己的错误转嫁到别人身上，并判断他人的对错。

1. 转移 转移是指原先对某些对象的情感、欲望或态度，因某种原因（如不合社会规范、具有危险性或不为自我意识所允许等）无法向其直接表现，而把它转移到一个较安全、较易被大家接受的对象身上，以减轻自己心理上的焦虑。如一个人在单位被领导批评了，心里不好受。回到家里，看见孩子在玩玩具，于是对孩子发脾气。孩子莫名其妙受了气，内心难受，于是就把玩具用力扔到地上。

2. 投射 投射是个体自我对抗超我时，以减轻内心罪恶感所使用的一种防御方式。所谓"投射"是指把自己的性格、态度、动机或欲望，"投射"到别人身上。例如，有些人贪污了很多钱，内心害怕被抓，于是总说别人在贪污钱。

知识链接

以诗造境识投射 以境提升灵内心

投射作用，是指个体依据其需要、情绪的主观指向，将自己的特征转移到他人身上的现象。投射作用的实质，是推测自己所存在的心理行为特征在他人身上也同样存在。投射在生活中无处不在，在诗歌创作中也是颇为频繁。例如，辛弃疾的名句"我见青山多妩媚，料青山见我应如是"就是一种投射的表达。投射是创作者内心的真实呈现，更是鉴赏者了解作品的捷径。

诗歌创作本身就是诗人内心的真实表达，诗人高兴时写诗，伤心时写诗，有感而发时写诗。《世说新语·言语》：风景不殊，正自有山河之异也。风景不变，世事变迁，心境自然变了。恰如欧阳修所说：去年元月时，花市灯如昼，月上柳梢头，人约黄昏后。今年元月时，花与灯依旧，不见去年人，泪满春衫袖。诗歌作品是诗人内心世界的表达，投射是通向诗人内心的路。因此，通过对诗人创作背景的了解以及对作品的分析，就能走入诗人的内心，深刻解读诗人的情感。杜甫的诗作一向给人晦涩难懂之感，但我们如果了解唐朝安史之乱后的悲惨境况，知道了杜甫的身世和杜甫"安得广厦千万间，大庇天下寒士俱欢颜"的政治理想，再去读"感时花溅泪，恨别鸟惊心""夜久语声绝，如闻泣幽咽""生女犹得嫁比邻，生男埋没随百草"，就会更容易理解杜甫作诗时内心的悲痛。同理，分析我们自己作品的投射现象，亦可从中窥见自己的成长。

（四）代替性防御机制

代替性防御机制是用另一样事物代替自己的缺陷,以减轻缺陷的痛苦。这种代替物有时是一种幻想,因为现实上得不到实体的满足,便以幻想在想象世界中得到满足;有时用另一样事物去补偿他因缺陷而受到的挫折。

1. 幻想　当人无法处理现实生活中的困难,或无法忍受一些情绪的困扰时,将自己暂时离开现实,在想象的世界中得到内心的平静或达到在现实生活中无法经历的满足,称为幻想,如画饼充饥。

2. 补偿　当个体因本身心理或生理上的缺陷致使目的不能达成时,改以其他方式来弥补这些缺陷,以减轻其焦虑,建立其自尊心,称为补偿。例如,一个失去了手臂的人,学会了用脚写字。

（五）建设性防御机制

建设性防御机制是防御机制中较好的一类,是向好的方向去做补偿,是属于建设性的,它可分为认同、升华和幽默。

1. 认同　个体通过模仿比自己地位或成就高的人,来消除自己因无法获得成功或满足而产生的挫折感,这种机制起始于幼儿期,是个体一生中必须经历的过程。

知识链接

基于文化认同模型探索中华民族形象传播策略

中华文化是中华民族形象的重要展现形式,人们对中华文化的认同是中华民族形象传播的基础。近年来树立中华民族形象的呼声渐起,中华民族形象的传播问题逐渐受到重视,然而如何用文化认同理论指导中华民族形象的传播,却鲜有研究。

中国特色社会主义本质认同是民族团结教育的逻辑开端;中国特色社会主义理论认同是民族团结教育的逻辑内容;中国特色社会主义制度认同是民族团结教育的逻辑方向。所以,增强民族的团结,要将认同中国特色社会主义贯穿于始终,要理性并清醒地认识其在民族团结教育工作中的核心地位。

---

2. 升华　将社会所不能接受的冲动或欲望以更高级的、社会所能接受的方式表现出来,如将攻击性的本能转化为艺术创作或科学研究等。

3. 幽默　以奇特、含蓄、双关等方式表现出来的行为,常与乐观相联系,能够在不知不觉中化解挫折困境和尴尬场面,赋予生活以情趣和活力。

任务四　心理应激在护理工作中的应用

任何疾病都是一种应激源,都可能引起患者的心理状态或行为改变。患者住院后,生活环境及个人角色的改变(从正常人转变为患者),又给患者增添了新的应激因素,可能诱发新的疾病,使病情变得更加复杂,增加治疗的难度。因此,对患者不仅要重视治疗,重视护理,也要关注患者的心理应激反应。

（一）患者心理应激反应表现机制

患者产生应激反应,在一定程度上能够激发机体的免疫力,也能够引起患者对疾病的重视,有助于患者积极配合诊断和治疗。但是患者对应激反应过强,易发生心理失衡。一方面产生焦虑、恐惧、烦躁不安等不良情绪,甚至不配合诊疗和治疗;另一方面影响神经、内分泌、免疫系统,使患者生理或病理发生改变,免疫力降低,病情加重。

（二）患者心理应激反应的处理

帮助患者将心理应激反应调到适宜状态,是护士应做的工作。护士应该从以下几个方面对患者提供帮助。

1. 改变认知水平 通常情况下,心理的失衡总是以对现实的歪曲理解为基础,患者往往从一个片面的或极端的角度来推断现实事物。护士应让患者知道有关病情及检查治疗方案,使患者形成对自己疾病的正确认知,减轻其焦虑、恐惧情绪,以乐观的心态对待疾病。

2. 提高自我控制能力 患者住院后,或多或少都会精神紧张,尤其是针对自己的诊断和治疗,都要配合医生和护士,他们感到自己对各种事情失去控制,于是激活了机体的应激反应,觉得自己很糟糕,很痛苦。如果长期下去可能加重患者的病情,应指导患者进行放松训练,转移患者注意力、减轻患者的心理焦虑及紧张情绪,使患者在精神压力不大或没有精神压力的情况下完成治疗。

3. 提供社会支持系统 医护人员和患者家属要在生活上关心患者,给予适当的生活照顾,对于患者的疑问要给予耐心的解释,使患者积极配合治疗。

4. 症状处理 对于应激反应过强,焦虑、紧张、恐惧的患者,应给予心理护理,必要时用镇静药等对症处理。对因疼痛而心理应激反应过强的患者,可给予镇静药,转移患者对疼痛的注意力,降低患者的心理应激反应。对于意志消沉、抑郁的患者,应给予适量抗抑郁药,并给予精神激励措施,使患者重新树立对生活的信心,积极配合治疗。

总之,医护人员要主动采取一些必要措施,防止患者发生过强的心理应激反应,避免对患者产生不利的影响。

项目小结

心理应激是人在某种环境刺激作用下,由于客观要求和应对能力不平衡而产生的一种适应环境的紧张反应状态。如果刺激超出了人所能承受的适应能力,就会引起机体心理-生理平衡的失调,即紧张状态的出现。心理应激的产生可提高人的警戒水平,以应对各种环境变化的挑战。但长时间的应激状态则会损害人的身心健康。心理应激对健康的影响受许多因素的影响。一般而言,由于青年处于生命的旺盛时期和心理的可塑阶段,经过科学的教育和心理疏导,多可使心理应激发挥对健康的积极作用。对老弱妇孺则应通过关爱和帮助,尽可能使心理应激对健康的消极作用降到最低程度。

项目十一 异常心理

学习目标

【素质目标】
了解和处理异常心理行为。

【知识目标】
掌握正常心理和异常心理的概念。
熟悉异常心理的判断标准,常见的异常心理的种类。
了解异常心理的预防。

【能力目标】
学会发现异常心理并减少其带来的伤害。

项目导言

一般我们把不健康的心理称为异常心理。异常心理对人的影响很大。因此,学习一些维护心理健康的常用方法对于个人的生活很有益处。

案例导入

张某,男,40岁,接连创业失败。觉得亲人和朋友都对不起自己,怀疑妻子出轨,近两年来经常失眠,甚至有轻生的念头,经常独自一人在家休息。

问题:

张某是心理问题还是心理异常? 应如何处理?

任务一 概 述

(一)正常心理与异常心理的概念

正常的心理活动是一个完整的统一体,每个心理过程之间能够相互联系、相互影响,并协调一致地在人的实践活动中发挥作用。正常的心理活动能使人顺利地适应环境,健康地生存、发展,同时使人正常地进行人际交往,使其赖以生存的各种社会组织正常运行;而且能够正确认识客观世界的本质及客观规律,创造性地改变世界。

异常心理是相对于正常心理而言的,那么,什么是异常心理? 因为研究的角度不同,不同学者对异常心理的看法和定义也不同。目前,比较能达成共识的解释是,异常心理是个体的心理过程发生异常改变,对客观现实反映的紊乱和歪曲,使个体无能力按社会公认的方式行动,最终造成对本人或社会都不适应的结果。

(二)正常心理与异常心理的区分标准

正常心理与异常心理是相对存在的,绝对的健康和正常很难找到,存在心理障碍的人心理活动也不完全是异常的。正常与异常的心理在某些情况下可能有本质的区别,但在许多情况下二者只有程度上的不同,并且二者会互相转化。因此,判断一个人的心理活动正常与否,一定要结合具体情况,将心理状态和行为放到当时的客观环境、文化背景中,参照多方面的因素(如教育程度、宗教信仰、民俗习惯等)进行综合分析。另外,还须与其本人平时一贯的心理状态和人格特征进行比较,方能判断有无异常心理以及心理异常的程度。

判断正常与异常心理的标准通常有以下几种。

1. 经验标准 根据日常生活经验和认识来判断他人的心理活动是否正常,该方法简便实用,但有一定的主观性及局限性,适于定性判断,不能量化。

2. 心理学的标准 根据科学心理学的定义,分析个体的主观世界与客观世界是否统一,心理活动的内在协调性如何以及人格的相对稳定性。

3. 社会适应标准 人是生活在特定的社会文化环境中的,并能够按照社会生活的需要来适应和改造环境。通常,心理正常的人能调整自我而使自己达到与环境的协调一致。若个体的心理异常,则会有与社会不适应的行为后果。

4. 客观检查标准 可量化的症状是比较客观和可靠的指标,包括生理和组织的检查指标以及心理的检查指标,例如,大脑是心理的器官,故心理异常可以通过大脑的生理和组织的检查指标来判断。智力测验、人格量表等心理监测工具可以作为心理异常辅助诊断工具。

5. 统计学标准 判断个体心理是否正常,可与大多数人的心理活动相比较,人群的心理测量结果常显示常态分布,若个体的心理测量结果居中则为正常,若远离中间则被视为异常。

上述每一种标准都有其依据,在判断心理正常或异常方面都有一定的使用价值,但不能用某一种标准来解决全部问题,在临床实践中,应根据客观环境、文化背景、年龄、性别、职业、宗教信仰等选择合适的标准。

(三)异常心理的理论解释

异常心理产生的原因和机制目前仍处于研究和探索中,各种理论学派也对异常心理产生的原因和机制有各自的观点。主要有以下几种。

1. 医学理论模式 异常心理的产生与生物因素有关,包括:①遗传因素;②大脑或机体有损害;③代谢紊乱;④个体素质存在缺陷。上述生物因素的确可引发某些心理疾病,但临床上尚有很大一部分心理疾病未能找到明确的生物学原因,故此模式有一定的局限性。

2. 心理动力学模式 被压抑的负性情绪形成了内心的冲突,而这种冲突往往会引发焦虑,为了减轻或消除焦虑,机体动员了一系列的心理防御机制,当这些防御机制发生作用时,即可表现为一种变态心理。

3. 行为理论模式 这一模式认为各种行为都是后天习得的,异常行为也是后天学习的结果。虽然该理论在实践中有重要的意义,但其过分强调外显行为,却忽视思维、情绪对异常心理的影响。

4. 人本主义理论模式 这一模式认为人天生具备充分发展和发挥自己潜能的意愿,异常心理则是个体没有充分发挥出人的巨大潜能及实现自我价值导致心理和行为的错乱。

5. 社会文化模式 个体的心理品质和行为是在各种文化关系的综合影响下形成的,当某些关系发生变化时,其强度与速度使人无法承受,即可引发个体的异常心理。

6. 生物-心理-社会理论模式 异常心理的产生应从生物、心理、社会多重因素去考虑,这样可以弥补其他理论的不足。

任务二 心理问题

心理问题是指人们心理上出现的各种问题,如情绪消沉、焦虑、恐惧、人格障碍、变态心理等不良的心理。如果一个人能按社会认为适宜的方式行动,其心理状态和行为模式能被常人理解,即使个人因学习和工作等对其造成了一定影响而出现了焦虑、抑郁,我们通常称为"心理问题"或心理不良状态。这种心理问题持续时间短、程度较轻,一般无须药物治疗,故不能称为异常心理。

为了更好地认识人的心理活动,方便科学研究及临床经验的交流,国内的医学心理学流派按心理偏移常态的程度不同,将常见的心理问题进行了以下分类。

1. 轻度心理障碍 与心理-社会因素关系密切,程度较轻,如各种神经症、创伤后应激障碍等。虽有着不同程度的身心不适,但基本生活能力完好。这类患者可采用心理和药物的联合治疗方法。

2. 严重心理障碍 各种因素导致的人的精神活动严重受损的精神疾病,如精神分裂症、情感性精神病等。这类患者会表现出心理活动内在的不协调性,因此无法与外部环境正常接触,因而也无法进行正常的社会生活。

3. 心理-生理障碍 由心理-社会因素导致的躯体疾病(包括器质性和功能性的),如各种心身疾病等。

4. 躯体器质性疾病伴发的心理障碍 常见的有大脑损害或躯体其他疾病伴有的精神障碍,如内分泌紊乱引起的心理障碍。

5. 人格障碍、性心理障碍 许多性心理障碍患者并没有突出的人格障碍。

6. 损害健康行为和不良行为习惯 影响健康的各种行为,如烟瘾、酒瘾、厌食、贪食、网络成瘾等。

7. 特殊条件下产生的心理障碍 在药物、催眠、航空等条件下产生的心理障碍。

任务三 常见心理异常的种类及预防

一、常见心理异常的种类

(一)人格障碍

人格障碍是指在没有认知过程障碍或智力障碍的情况下,形成一贯的反映个人风格和人际关系的异常行为模式。这种行为模式明显影响其社会功能和职业功能,造成个体对社会环境的适应不良。常见的人格障碍如下。

1. 偏执型人格障碍 以猜疑和偏执为主要特点。表现为对周围的人或事物敏感、多疑、不信任,过分警惕或抱有敌意;对侮辱或伤害不能宽容,长期耿耿于怀;明显超过实际情况所需的好斗和追求个人不够合理的权力和利益;过分自负,把失败归于别人,总认为自己是正确的;易记恨别人,对别人的过错不能宽容;自尊心过强,对他人"忽略"自己深感不满、满怀怨恨,人际关系往往反应过度。

2. 分裂型人格障碍　以观念、行为、外貌装饰的奇特,情感冷漠和人际关系明显缺陷为特点。表现为性格明显内向,与家庭和社会疏远,除生活或工作必须接触的情况外,基本不与他人主动交流,缺少知心朋友;表情淡漠,对批评和表扬无动于衷,缺乏深刻或生动的情感体验;喜欢幻想和孤僻自处、有奇异的信念或与文化背景不相称的行为、怪癖,常不修边幅,服饰奇特,行为古怪,行为不合时宜或目的不明确。

3. 反社会型人格障碍　以行为不符合社会规范、经常违法乱纪、对人冷酷无情为主要特点。表现为对他人感受漠不关心,缺乏同情心;没有责任心,忽视社会道德规范、行为准则和义务;缺乏自我控制,易激惹、冲动,并有攻击行为;行动无计划,不考虑后果,并常有冲动和暴力行为;极端自私与以自我为中心,往往是损人利己或损人不利己,无羞耻感,不能与他人维持长久的关系。

4. 冲动型人格障碍　以情感爆发伴有明显行为冲动为主要特征。表现为对事物往往做出爆发性反应,不能控制地发怒,易与他人争吵或起冲突;行为有不可预测性和不计后果的倾向;反复无常;生活无目的,做事缺乏计划性;容易出现人际关系紧张或不稳定,时常导致情感危机;经常出现自杀、自伤行为。

5. 表演型人格障碍　以过分感情用事或夸张言行吸引他人注意且情绪不稳定为主要特征。表现为情感肤浅,不真诚,情绪不稳定,往往有幻想倾向;感情用事,过分夸张地自我表演,暗示性很高,很容易受他人影响;以自我为中心,自我放纵和不为他人着想;渴望他人关注,爱表现自己,行为夸张、做作,为了引起他人的注意,哗众取宠、危言耸听。

知识链接

表演型人格障碍

李某,男性,26岁,因喜欢表现自己,感情用事,易激惹13年入院。李某于13年前,不明原因出现爱模仿演员的动作,身着戏装或其姐妹的衣服,头戴鲜花,抹口红,打扮自己,行为举止女性化等表现。同时容易发脾气,自己的愿望如不能得到满足,就烦躁,甚至打人。变得非常自私,把家里的电视机和洗衣机搬至自己的房间,不许别人使用,并常紧锁门户,防止他人进入。爱听表扬的话,与人谈话时,总想让别人夸自己如何有能力,自己外貌如何出众等,如果别人谈及别的话题,就常常千方百计地将话题转向自己,而对别人的讲话内容则心不在焉。因此患者常与家庭地位、经济情况、个人外貌等不如他的人交往,而对强于他的人常常无端诋毁。患者常常感情用事,以自己高兴与否判断事物的对错和人的好坏,对别人善意的批评,即使很委婉,也不能虚心接受,甚至仇视别人,迫使别人不得不远离他。因此许多人说他不知好歹。与别人争论问题时,总要占上风,即使自己理亏,也要编造谎言,设法说服别人。患者还经常到火车站或汽车站帮助检票、售票。有时对人过分热情,但若别人稍违逆他,就与别人吵架,从而导致关系破裂,几乎无亲密朋友。近几年来,患者经常与人发生纠纷,给家人带来许多麻烦。

6. 强迫型人格障碍　以过分谨小慎微、严格要求与完美主义以及内心的不安全感为特征。表现为优柔寡断,过分谨慎,表现出深层的不安全感;刻板固执,做事循规蹈矩、墨守成规;缺乏自信,办事犹豫不决,反复考虑,反复核对复查,唯恐疏忽和差错;拘泥细节,甚至生活小节也要"程序化",否则就不安、重做,不能体验工作之后的愉快、满足感。

7. 焦虑型人格障碍　以一贯感到紧张、提心吊胆、不安全及自卑为特征。懦弱、胆怯,有持续和广泛性的紧张及忧虑感觉;因自卑而希望受到别人的欢迎和接受,同时对被拒绝和批评过分敏感;对日常生活中的潜在危险惯于夸大,且有回避某些活动的倾向;人际关系有限,缺乏与别人联系和建立关系的勇气。

8. 依赖型人格障碍　其特点是缺乏自信,缺乏独立性,感到自己无助、无能和没有精力,害怕被人遗弃。表现为过分依赖,把自己的需求依赖于他人,对别人的意志过分服从,要求和允许别人安排自己的生活,在逆境和不顺利时有将责任推脱给他人的倾向。

知识链接

被动攻击型人格障碍

被动攻击型人格障碍的主要特征是习惯以被动的方式表达其强烈的攻击倾向,这类人外表总是表现得被动和服从,甚至唯唯诺诺,背地里却不予合作,充满敌意和攻击性。一个人若是生活中总是很被动,长期压抑自己的情绪,不能够正确地表达自己,也不知道采用什么样的方式来发泄自己的不满,不能很好地发挥自己的潜能,表达自己的主张,并可能产生被动攻击型行为。

(二)进食障碍

1. 神经性厌食 患者对自身体形有歪曲感知,担心发胖而故意限制饮食,以致体重明显下降的同时伴有内分泌系统紊乱的表现。

(1)病态地恐惧肥胖:患者表现出对肥胖的强烈恐惧及对体形的严格要求,患者虽无确切标准,但却要求体重不断下降,明显低于正常的标准。因此有些患者已经骨瘦如柴了,但仍认为自己太胖,即使他人劝说也无效。

(2)想方设法控制体重:患者为限制体重的增加采用各种措施,最常用的就是严格限制饮食。另外患者还常常通过过度运动来避免体重的增加,部分患者还会利用催吐,服用泻药、利尿剂和减肥药的方法来避免体重的增加。

(3)常伴有精神障碍:患者常合并一种或多种精神障碍,较常见的为抑郁症状,患者情绪低落、易冲动,甚至有自杀想法。

(4)生理功能紊乱:长期热量摄入不足,导致各种生理功能改变,患者会出现一系列躯体症状。轻者出现消瘦、皮肤干燥、脱发、闭经、睡眠障碍等;重者会导致器官功能障碍甚至水、电解质紊乱而死亡。女性患者常因闭经出现于体重下降之前而以闭经就医。

2. 神经性贪食 神经性贪食是以反复出现的强烈摄食欲望和难以控制的暴食行为,同时又有惧怕发胖观念的一种进食障碍。神经性贪食常与神经性厌食交替出现,多数神经性贪食患者是神经性贪食的延续者。神经性贪食患者的发病年龄较神经性厌食晚,但病理心理机制相似。

(1)不可控制的暴食:此病的主要特征是不可控制的发作性暴食。发生时常基于不愉快的心情,一旦发作,则无法控制,有强烈的大量进食欲望,且进食时,吃得又快又多,进食量远远超过一般水平。

(2)清除行为:患者非常关注自己的体形,并十分在意他人的评价,因此为消除暴食引起的体重增加,患者又会采用各种措施(如催吐、导泻、过度运动等)来消耗摄入的热量。

(3)生理功能受损:催吐剂、泻药等药物滥用,导致患者出现一系列的躯体并发症,如水、电解质代谢紊乱,胃、食道黏膜的损伤,头痛、咽喉疼痛,月经紊乱、闭经等。

(4)精神障碍:神经性贪食患者的心理障碍程度较神经性厌食患者重。往往在暴食前,患者会内心紧张或者抑郁。通过暴食可以缓解其紧张,但过后,患者的抑郁症状反而加重,甚至感到悔恨、内疚。

(三)性心理障碍

1. 性心理障碍概念 性心理障碍以前又称为"性倒错",源于拉丁文 *perversus*,泛指违背社会道德或危害个人身心的恶癖。目前性心理障碍泛指性对象发生歪曲以及性行为异常的一种心理障碍,表现为患者在两性行为中的心理和行为明显偏离常态,在性行为的方式及寻求性满足的对象上与常人不同,甚至有强烈改变自身性别的愿望,但不包括单纯的性欲减退或亢进及性生理功能障碍。

2. 性心理障碍判别标准 不同国家、种族对性行为的不同理解及明显的社会规范差异,判别性心理和性行为的正常与否,只能用相对标准,从生物学属性和社会文化角度,结合变态心理的一般规律性和特殊性进行判别。

(1)行为是否符合当时社会认可的标准。

(2)其行为是否对他人造成某种伤害。

(3)本人体验的痛苦性,这种痛苦与其道德标准和生活状态有关。

3. 性心理障碍的分类　世界卫生组织在 ICD-10(《国际疾病分类》)中规定,性心理障碍包括:性身份障碍、性偏好障碍、与性发育和性取向有关的心理及行为障碍。表 11-1 列举了 CCMD-3 和 ICD-10 的分类。

表 11-1　CCMD-3 与 ICD-10 的分类

CCMD-3	ICD-10
62.1 性身份障碍: 易性症,其他或待分类的性身份障碍	F64 性身份障碍: 性别改变症、双重异装症、童年性别认同障碍,其他性别认同障碍
62.2 性偏好障碍: 恋物症、异装症、露阴症、窥阴症、摩擦症、性施虐与性受虐症、混合型性偏好障碍、其他或待分类的性偏好障碍	F65 性偏好障碍: 恋物症、异装症、露阴症、窥阴症、恋童症、施虐受虐症、性偏好多相障碍,其他性偏好障碍
62.3 性指向障碍: 同性恋、双性恋、其他或待分类的性指向障碍	F66 与性发育和性取向有关的心理和行为障碍: 性成熟障碍、自我不和谐的性取向、性关系障碍,性心理发育障碍

4. 常见的性心理障碍

(1)恋童症:性活动对象针对同性或异性儿童的一种性变态,以抚摸或强奸形式表现出来,不能控制性冲动,常选择弱小的对象进行发泄。对此,需要承担法律责任。

(2)恋物症:通过接触异性穿戴或饰品(如内衣、内裤、丝袜、发带等)而引起性兴奋的性心理障碍。特点是这些物品明显与性有关或直接接触异性肉体。患者通过抚摸、嗅、咬等方式获得性满足。为获取这些物品,常采用盗窃方式,以致违反法律。

(3)异装症:通过穿异性服装而引起性兴奋的心理障碍,以男性多见,其形成原因与心理和家庭环境因素有关。例如,父母将男孩打扮成女孩,从而造成心理障碍。

(4)露阴症、窥阴症、摩擦症:露阴症是通过在陌生人面前暴露外生殖器而获得性幻想的一种障碍。窥阴症是反复窥视他人脱衣服或性活动而激起性幻想的一种障碍。摩擦症是与不同意该行为者进行接触、摩擦获得性幻想的一种障碍。

(5)施虐症、施虐受虐症:施虐症通过反复让对方受到心理或躯体的痛楚,而激起性幻想、性迫切愿望或行为。施虐受虐症则以被羞辱、被捆绑或被殴打来激起性幻想、性迫切愿望或行为。

(6)易性症:又称易性癖,对自身性别的认定及解剖生理的性别特征呈逆反心理,并有通过手术或激素治疗改变性别的强烈愿望。

(四) 睡眠障碍

睡眠是一种可逆的周期性静息现象,在与觉醒交替进行过程中为个体提供恰当的生理、心理环境。睡眠障碍是睡眠和觉醒的正常节律性发生了紊乱,也是睡眠量不正常及睡眠过程中出现异常行为的表现。

1. 失眠症　失眠症是最常见的睡眠障碍,有长时间的睡眠质和量的不满意。主要表现为入睡困难、睡眠浅、易醒、多梦、醒后不易再次入睡、醒后乏力等多种形式。患者会因此而心力交瘁、焦虑、困倦、易怒,甚至影响工作、学习,最终导致形成"失眠-焦虑-失眠"的恶性循环。

2. 嗜睡症　嗜睡症是不存在睡眠不足而出现的白天睡眠时间延长,醒后达到完全觉醒状态的过渡时间延长的睡眠障碍,表现为白昼睡眠时间延长,而醒时要想达到完全觉醒状态又较困难。醒后呼吸、心率增快,常伴有抑郁情绪。

3. 梦魇症　睡眠过程中被噩梦惊醒,噩梦多为恐怖内容,如被追杀、攻击等。患者醒后能清晰回忆恐怖内容,伴有心率加快和出汗等症状,但很快又恢复定向力。

4. 睡惊症　出现在夜间的极度恐惧和惊恐发作,常伴有自主神经的高度兴奋,可出现大喊、骚动、双目圆睁、呼吸及心率加快,对别人的询问、劝慰无反应,醒后只能有片段回忆,次日完全遗忘,且无梦境体验。

5. 睡醒症　俗称梦游症,是一种睡眠和觉醒同时并存的意识模糊状态。表现为患者在睡眠时突然起床进食、出门等,同时口中还念念有词,但答非所问,无法正常交流。常与家族遗传、疲劳过度、精神压力大等有关。

知识链接

世界睡眠日

睡眠是人体的一种主动过程,可以恢复精神和解除疲劳。充足的睡眠、均衡的饮食和适当的运动是国际社会公认的三项健康标准。

"健康来自睡眠"是医学研究人员根据近年来对睡眠研究的最新结果所提出的新观点。人的一生中约有1/3的时间在睡眠中度过,睡眠对人的重要性仅次于呼吸和心跳,世界卫生组织已将"睡得香"作为评价人类健康的标准之一。可近年来越来越多的人不但睡不香,而且睡不着,睡眠障碍已使相当一部分人群处于亚健康状态,它已成为世界性问题。为了引起人们对睡眠重要性的关注,国际精神卫生和神经科学基金于2001年启动了一项全球睡眠和健康计划,将每年的3月21日定为"世界睡眠日"。2003年,中国睡眠研究会将世界睡眠日正式引入中国。

二、异常心理的预防

一般情况下,个体都是有了明显的症状之后才去医院求治,实际从疾病的发生、发展过程来看,严重的心理障碍如果在症状出现前进行预防性治疗,效果可能好得多。因此需要借助心理干预手段来有计划、有步骤地对干预对象的心理、个性特征和行为进行预防,使之健康发展。

异常心理的预防就是利用预防性干预手段针对性地降低危险因素和增强保护性因素,从而阻断心理障碍的形成和暴发。目前主要采用的方式有普遍性干预、选择性干预及指导性干预。

1. 普遍性干预 面向广大普通人群,针对某个使人群发病率增加的危险因素进行心理健康教育或宣传性干预。例如,针对青少年后期抑郁症发病率增高,可以通过普及认知及行为技能来降低抑郁的发作。

2. 选择性干预 针对一部分虽然还没有出现明显的心理问题或障碍,但发病危险性高于普通人群的特殊人群,实施有针对性的预防性干预。如离婚家庭子女抑郁症的发病率明显增高,因此需要针对这类家庭实施预防性干预。

3. 指导性干预 干预的对象是已经有轻微心理障碍的先兆和体征的人群,通过干预可以防止障碍加重。

项目小结

异常心理是相对正常心理而言的,指个体的心理过程发生异常改变,对客观现实反映的紊乱和歪曲,使个体无能力按社会公认的方式行动,最终造成对本人或社会都不适应的后果。临床护士在临床实践的过程中,需要依据常用的判定标准对患者正常心理和异常心理进行区分和判断,识别常见的心理异常,如进食障碍、性心理障碍、睡眠障碍及人格障碍,以便进行相应的预防性干预和帮助。

项目十二 心 身 疾 病

学习目标

【素质目标】

树立尊重患者、爱护患者的意识,运用临床思维对患者进行身心护理。

【知识目标】

掌握心身疾病的概念、常见心身疾病及其心理社会发病原因。

熟悉心身疾病的特点、范围和发病机制。

了解临床常见心身疾病的心理干预方法。

【能力目标】

能够分析临床常见心身疾病的心理社会发病原因,并从心身相互作用关系的角度看待疾病与健康。

→ 项目导言

《黄帝内经》:"百病生于气也。怒则气上,喜则气缓,悲则气结,惊则气乱,劳则气耗……"在日常生活中,我们会发现,当有情绪波动时,身体也会受到影响。同样当身体不舒服的时候,情绪也会受到干扰。身心一体,身心的平衡才是真正的健康。

案例导入

刘某,男,45岁,大货车司机。因间歇性上腹部疼痛3年,呕血1日,黑便半小时而入院。患者3年来时常出现上腹部不适,灼热感,进食后可自行缓解,伴反酸、嗳气,每于寒冷季节发作。近2年,大货车交通事故频发,刘某每次出车时情绪都非常紧张,上腹部不适感发作更加频繁。1日前上午10点左右,刘某突感上腹部剧烈疼痛,入院检查。有烟酒嗜好,喜辛辣食物,饮食不规律。入院后情绪较紧张。诊断为"十二指肠溃疡"。

问题:

该患者的心理社会发病原因有哪些? 针对该患者可采取哪些心理干预措施?

任务一 概 述

一、心身疾病的概念

心身疾病或称心理-生理疾病,有广义和狭义两层含义。广义的心身疾病泛指心理-社会因素在疾病发生、发展和转归中起重要作用的躯体器质性疾病和躯体功能性障碍,如原发性高血压、消化性溃疡。而狭义的心身疾病指心理-社会因素在疾病的发生、发展中起重要作用的躯体器质性疾病。从定义上看,心身疾病的病因中,心理-社会因素起重要作用,也有人称之为主导作用或主要原因。

曾有人将心身关系分为以下三类。

(1)心身反应:机体在应激状态下出现的一系列短暂反应,如心率加快、血压上升、呼吸急促、骨骼肌张力增强或减弱等。当应激消除后,上述反应也随之消失。心身反应是机体在应激状态下有效对抗各种刺激的防御机制。

(2)心身障碍:心理应激持久而剧烈时,机体难以适应,出现一系列自主神经功能、内分泌紊乱,机体内环境平衡失调,出现临床症状,却无显著的躯体器质性改变,如睡眠障碍等。

(3)心身疾病:心身障碍进一步发展或合并其他致病因素,机体的病理改变已造成躯体器质性改变。由于此种分类在理论上容易理解,可在实际操作中却难以明确界定。世界卫生组织在ICD-10中建议用"disorder"取代"disease"。

医学界已日益重视心身疾病对人类健康构成的严重威胁。目前,门诊与住院患者中大约有1/3的心身疾病患者,人群的心身疾病的患病率为10%~60%。内科患者中心身疾病的比例更高,徐俊冕(1993年)调查结果表明,内分泌科心身疾病的患病率达75.4%,心血管内科达60.3%,呼吸内科达55.6%,普通内科达30.8%。

知识链接

"心身"这个术语最早见于德国哲学家和精神病学家Heinroth发表的一篇文章中,之后他和德雷珀又使用了"心身医学"这一术语。而弗洛伊德认为,心理冲突在疾病的发生、发展中起重要的作用,当这种冲突变成被压抑的精神活动来源时,就会通过躯体途径释放,从而会导致"心身疾病"的发生。

随着医学科学技术的不断发展，医学模式正逐渐由"生物医学模式"向"生物-心理-社会医学模式"转变。人们逐渐认识到精神与躯体是一个统一体，心理因素与人们熟悉的细菌、病毒等生物因素一样，在许多疾病的发生、发展和转归中起着重要的作用。

心身疾病的特点如下。

（1）有明确的病理生理过程，以躯体症状为主。

（2）个体的某种特征会导致心身疾病的发生。

（3）心理-社会应激事件及情绪与心身疾病的发生、发展有关。

（4）在生物或躯体因素作为某些心身疾病的发病基础之上，心理-社会因素往往起着"扳机"作用。

（5）心身疾病通常多发生于自主神经支配的系统或器官。

（6）心身综合性治疗比单用生物学治疗效果好。

二、心身疾病的分类

美国心身疾病专家亚历山大最早提出经典的七种心身疾病是原发性高血压、消化性溃疡、甲状腺功能亢进、支气管哮喘、溃疡性结肠炎、类风湿关节炎及神经性皮炎，并且认为其与特定的心理冲突有关。但随着对心身疾病相关研究的深入和心身疾病概念的扩展，以及对现代医学模式和多因素发病理论的广泛认可，目前公认凡是在疾病发生、发展、治疗、康复各环节受到心理-社会因素影响者，均属于心身疾病的范畴。因此，世界各国对心身疾病的分类方法虽不尽相同，但目前比较公认的心身疾病按器官系统分类如下。

（1）呼吸系统的心身疾病：支气管哮喘、过度换气综合征、神经性咳嗽等。

（2）心血管系统的心身疾病：原发性高血压、冠状动脉粥样硬化性心脏病（简称冠心病）、阵发性心动过速、偏头痛、原发性低血压、心律不齐、雷诺病等。

（3）消化系统的心身疾病：消化性溃疡、溃疡性结肠炎、肠易激综合征、神经性呕吐、神经性厌食等。

（4）内分泌系统的心身疾病：甲状腺功能亢进、糖尿病、肥胖症、更年期综合征、低血糖等。

（5）泌尿生殖系统的心身疾病：经前紧张征、功能失调性子宫出血、性功能障碍、慢性前列腺炎、遗尿症、早泄等。

（6）皮肤系统的心身疾病：神经性皮炎、银屑病、斑秃、多汗症、湿疹、慢性荨麻疹等。

（7）肌肉骨骼系统的心身疾病：类风湿关节炎、腰背痛、痉挛性斜颈、颈肩综合征等。

（8）神经系统的心身疾病：睡眠障碍、抽动症、自主神经功能失调、血管神经性头痛等。

（9）妇科心身疾病：痛经、月经紊乱、功能性不孕症等。

（10）外科心身疾病：术后神经症、器官移植综合征、整形术后综合征、肠粘连症等。

（11）儿科心身疾病：夜惊、口吃等。

（12）眼科心身疾病：原发性青光眼、眼睑痉挛、弱视等。

（13）耳鼻喉科心身疾病：梅尼埃病、咽部异物感等。

知识链接

心身疾病家庭

有这样一家人，家庭中每个人一天到晚都非常讲道理，每个人都处处为他人着想，自己的痛苦自己消化，从来不把自己的痛苦带给他人。也许按照社会的标准来讲，这正是我们理想的家庭，但我们把这样的家庭叫"心身疾病家庭"。这种家庭的成员很容易患各种心身疾病，如肿瘤、高血压、冠心病、消化道溃疡等。

任务二 常见心身疾病

一、原发性高血压

原发性高血压是以慢性动脉血压升高为特征的临床综合征,是最早被确认的一种心身疾病,近年来其发病率呈上升趋势,此病因致残率、致死率极高,国际上称为"无敌杀手"。目前普遍认为其发生与心理-社会因素关系密切。

(一)心理-社会因素与原发性高血压

1. 社会环境因素　流行病学调查及动物实验结果均证实应激性生活事件、精神紧张、生活方式、社会环境的改变都可引起高血压。据报道,长期警觉、高标准、严要求的职业从业人员高血压的患病率较一般人群高。以上均说明社会环境因素与高血压的发病有关。

2. 情绪因素　焦虑、愤怒、恐惧和敌对情绪都可引起血压升高,实验结果表明长期压抑愤怒的情绪也可导致血压升高。

3. 不良行为因素　大量流行病调查研究证明,高血压的发病率与高钠饮食、肥胖、超重、大量吸烟、酗酒、缺少运动等行为因素有关。进一步研究表明,这些不良行为因素又直接或间接受心理及环境的影响。

4. 人格特征　多数研究发现高血压的发病与患者的性格特征有关。Bunder 认为焦虑反应和矛盾的压抑是引起高血压的主要心理因素,也是高血压患者的主要人格特征。

(二)原发性高血压患者的心理反应

高血压是一种慢性病,起病隐匿,病程长,早期发现时,患者常表现出紧张、焦虑、敏感、易怒。之后又因为对疾病认识不足、早期代偿症状轻,而忽视该疾病。当处于失代偿期,症状再次出现时,患者又会再度紧张。

(三)原发性高血压患者的心理护理

1. 缓解心理应激　护士要善于运用沟通技巧,评估患者的心理状态,制订有效的护理措施,帮助患者学会如何有效应对生活事件,缓解心理应激,减轻心理压力。

2. 运用心理治疗的方法　在生物治疗的基础上,运用运动疗法、松弛疗法及生物反馈疗法都可有效降低心搏次数,减少血压波动,降低收缩压和舒张压。尤其对 1 级高血压与临界高血压患者来说运用生物反馈疗法可以取得非常好的疗效。

3. 指导自我护理　原发性高血压病程漫长,患者需要一个健康的心理状态及家庭、社会支持的环境进行自我护理。因此,应使患者对该病有正确的认知,并做好与疾病长期斗争的心理准备。在日常生活中,教会患者调控情绪,合理安排工作和休息,以利于血压稳定。

二、冠心病

冠心病是心血管系统的常见病、多发病、高发病,也是最常见的心身疾病之一,现已成为成人死亡的第一大原因。大量研究提示,在冠心病的发生、发展过程中,心理-社会因素起着重要的作用,同时冠心病患者在患病后也有明显的心理反应。

(一)心理-社会因素与冠心病

1. 个性心理特征　20 世纪 50 年代,美国两位心脏病专家 Friedman 和 Rosenman 提出 A 型行为(type A behavior pattern,TABP)与冠心病的发生有关。A 型行为个体具有时间紧迫感、竞争精神、争强好胜、雄心勃勃而又急躁易怒及敌对倾向等特征。相反,不争强好胜,容易满足,具有耐心、谦虚、随遇而安的心理特征即是 B 型行为。

西方协作组(WCGS)对 3154 名健康成年男性进行了为期 10 年的跟踪调查,发现 A 型行为个体在冠心病总体发病率上的危险性是 B 型行为个体的 2 倍,进一步研究发现,A 型行为中愤怒和敌意的特质在病因学中意义更大。Friedman 研究认为心肌梗死患者接受行为治疗后,其复发率明显降低。A 型行为现已被确认是冠心病的一个独立危险因素。

2. 社会环境因素 当今世界经济飞速发展,竞争的激烈使工作和生活压力增大,必然会使个体的情绪紧张,心理压力增大,造成社会生活节律与个体自然生物节律之间的失衡,这种失衡构成了心血管疾病尤其是冠心病的发展前提。国内外学者的回顾性调查显示,心肌梗死患者在发病前 6 个月至 1 年内,生活事件明显增多。

3. 行为因素 除了 A 型行为,吸烟、过食、肥胖、缺乏运动及对社会的适应不良也是冠心病的发病危险因素。这些行为往往在特定的社会环境和心理环境条件下形成,并进一步通过机体的病理生理作用促进冠心病的发生。

知识链接

C 型性格特征与恶性肿瘤

临床研究发现,人格特征与癌症的发生、发展有一定的关系。许多资料表明,具有 C 型性格的个体患病率较高,且患癌症的人数较多。C 型性格往往表现为内向、乖僻、小心翼翼、情绪不稳、多愁善感、易冲动,常常过分要求自己,具有克制压抑的人格特点。李跃川等人研究指出,C 型性格者食道癌发生的相对危险度(OR 值)为 3.09,高出正常人 3 倍以上。国内高北陵对 245 例癌症患者进行艾森克人格问卷调查,认为癌症患者多情绪不稳,易产生焦虑、紧张、抑郁情绪,且情绪一旦被激发后就很难平复下来。

(二)冠心病患者的心理反应

1. 焦虑 患者因胸痛、胸闷被诊断为冠心病后往往会产生焦虑情绪,焦虑的程度取决于患者对疾病的认知。倾向于悲观归因思维模式的患者充满对预期死亡的焦虑,甚至继发抑郁症。冠心病的危险度会随着焦虑水平提高而增加,猝死型冠心病与焦虑水平呈正相关。

2. 抑郁 大量的研究表明,重度抑郁与冠心病的患病率及死亡率有关,冠心病患者抑郁症的患病率是普通人群的 3～4 倍。对已经发生急性心肌梗死患者的研究证实,心肌梗死患者 6 个月内死亡的独立危险因素仍然是重度抑郁。故抑郁发作可作为患者死亡的一个明显预兆。

(三)冠心病患者的心理护理

1. 指导正确认知 帮助患者对冠心病的形成原因、诱发因素及用药常识形成正确的认识,通过正确的认识,改善患者的情绪反应,达到良好的治疗效果。

2. 实施行为矫正 护士应评估患者的行为方式是否属 A 型行为,并分析其心理根源,与患者共同探讨训练计划,采用综合性的方式,如松弛训练、改变期望、交往训练等各种方法,长期、逐步地矫正患者的行为方式。

3. 积极调整心态 开导患者以平和的心态对待竞争,学会随遇而安,凡事不必追求完美,调整心态,减轻心理压力。

知识链接

A 型行为矫正方法

①向患者说明性格是可以重塑的,让患者了解自己性格的类型以及 A 型行为的缺陷所在。②心理咨询:与患者建立良好的护患关系,帮助患者认识问题,解决问题。③进行行为矫正训练,协助患者调整过强的"时间紧迫感"。④每天定时记录自己的重要事件,每周小结 1 次。不要随意打断他人的发言。放弃同时思考多个问题和完成几件事的习惯。避免匆忙做出反应,可以让舌头在嘴里转 30 个圈后再发言。⑤情绪调节训练:帮助患者建立良好的人际关系,对帮助自己的人面对面说感激的话,对所有认识的人微笑,经常与孩子下棋或参加其他比赛,有意识输给孩子而不感到别扭,有勇气认错。⑥教给患者自我调整和放松的方法,提高自我护理能力。放松静默治疗:放松全身肌肉,每次 15～20 分钟,每天 1～2 次,坚持训练 6 个月。疏泄疗法:当焦虑、愤怒时找知心的人倾诉,使心情变得平静安定。移情疗法:指导患者学习书法、绘画等达到怡情的目的。⑦充分发挥医生、家庭、社会支持系统的作用。

三、消化性溃疡

消化性溃疡是胃、十二指肠发生的慢性溃疡,也是典型的与心理-社会因素有关的心身疾病,多在遗传、不规则饮食、某些药物副作用、幽门螺杆菌感染及心理-社会因素的不良作用下,通过心身交互引起溃疡的发生。

(一)心理-社会因素与消化性溃疡

1. 心理应激　实验研究结果表明,动物的胃液分泌会因抑郁、失望、退缩而被抑制。常见的心理应激有家庭环境变故(父母离异、配偶及亲属丧亡),工作、学习压力过大,严重的自然灾害、战争动乱等。上述事件均会对患者构成持久的心理应激,从而导致消化性溃疡的发生。

2. 人格特征　Dunbar曾提出消化性溃疡患者有明显的压抑个性特质,表现为犹豫内向,做事井井有条,行为被动、顺从、依赖,不愿表达自己的敌对情绪,缺乏创造性。

(二)消化性溃疡患者的心理反应

1. 焦虑　患者由于上腹痛症状而往往表现出紧张、焦虑的情绪,尤其病情较重的患者因担心引发严重并发症而惶恐不安,情绪不稳定。

2. 抑郁　消化性溃疡的病程漫长,病情反复发作,给家庭造成负担,患者自觉痛苦和拖累家人,常常出现自责、抑郁等负性情绪。

3. 恐惧　患者在出现剧烈腹痛时,精神极度紧张、恐惧,担心出现急性穿孔、消化道大出血或溃疡癌变等情况。而过度紧张、恐惧又会引起胃部收缩增强或痉挛,胃酸分泌增多,形成恶性循环,加重溃疡的程度。

(三)消化性溃疡患者的心理护理

1. 指导正确认知,消除不良情绪　患者因缺乏对疾病的正确认知,容易出现焦虑、抑郁、恐惧等情绪。因此,护士应通过通俗易懂的语言解释所患疾病的病因、特点、治疗手段,从而消除患者的不良情绪,建立良好的心理状态,树立战胜疾病的信心。

2. 提供心理支持　护士应耐心倾听患者内心的压力与烦恼,教会患者运用自控技术调节负性情绪,有效应对生活事件,避免不良情绪对机体的损害。

3. 协调人际关系　帮助患者协调好护患关系、患者之间的关系及患者与亲属之间的关系,利用温馨和谐的人际氛围帮助患者尽快康复。

4. 防止疾病的复发　指导患者出院后保持平和的心态,合理安排生活,避免精神紧张,遵医嘱按时、按量服用药物。介绍疾病防治的相关知识,有效防止溃疡的穿孔、出血及癌变等并发症的发生。

四、糖尿病

糖尿病是由胰岛素分泌缺陷或胰岛素作用缺陷引起的代谢性疾病。目前认为糖尿病的发生既有生物学因素也有心理-社会因素。生物学因素如遗传、肥胖、"节约"基因、免疫机制异常等。心理-社会因素如都市化生活方式、各种心理应激、心理冲突及环境影响等。

(一)糖尿病与心理-社会因素

1. 情绪状态与应激　研究发现,情绪应激状态下,所有患者均可显示出糖尿病的某些症状,但非糖尿病患者在应激解除后可恢复正常,糖尿病患者却不能。说明情绪应激可影响糖代谢。焦虑、紧张、犹豫、苦闷等情绪应激都与血糖水平有关。

2. 生活事件　Rohe调查糖尿病的发生同各种生活挫折有关,生活变化程度越大,糖尿病患者的病情相对也越重。

3. 人格因素　回顾性调查显示,糖尿病患者大多性格不成熟,如优柔寡断、拘谨、抑郁、自卑、神经质、有攻击倾向等。

(二)糖尿病患者的心理反应

1. 负性情绪　糖尿病属于终生性疾病,患者一经确诊,会表现出各种悲观、愤怒、抑郁与失望的负性情绪,对生活失去信心,情绪低落,精神高度紧张。

2. 怀疑、拒绝 糖尿病患者的饮食要求及生活方式的改变会让患者拒绝治疗饮食,甚至拒绝胰岛素的使用,上述心理反应均会影响正常治疗计划的实施,加重患者的病情。

3. 厌世 随着病程迁移,多器官、多系统的并发症的出现,患者对未来失去信心,适应生活能力下降,开始自暴自弃,甚至导致自杀行为。

(三)糖尿病患者的心理护理

1. 糖尿病患者及其家属的健康教育 开展对糖尿病患者及其家属的健康宣教,让他们了解糖尿病的基本知识、血糖监测的重要性以及胰岛素的正确使用方法。

2. 改变生活方式 饮食治疗是糖尿病患者的基础治疗手段,要求患者严格执行医嘱,按食谱进食,通过一些行为治疗方法提高患者的依从性。

3. 心身自护,调整不良情绪 教会患者调整不良情绪,学会心身自护,建立长期与疾病做斗争的信心。

> **模块检测**

思考与练习

（王正远 张 琳）

> **实践指导**

实践三 90项症状自评量表调查实验

【实验目的】

熟悉90项症状自评量表的测试方法和应用价值,在掌握测试方法的基础上,对如何在临床上选择和使用该量表,起到指导性的作用。

【实验原理】

90项症状自评量表(SCL-90)在国外应用甚广,20世纪80年代引入我国,在各种自评量表中是较受欢迎的一种。本量表共90个项目,包括10个因子,即躯体化、强迫症状、人际关系敏感、抑郁、焦虑、敌对、恐惧、偏执、精神病性和其他。90项症状自评量表涉及感觉、情感、思维、意识、行为、生活习惯、人际关系、饮食睡眠等方面,是心理健康筛查的首选工具。

【实验材料】

90项症状自评量表(见附录);90项症状自评量表统计表;笔、纸及计算器。

【实验程序】

第一步:如实回答90项症状自评量表的90个项目。

第二步:填写90项症状自评量表统计表。

90项症状自评量表统计表

因 子		各 题 得 分												合 计	均 分
躯体化	题号														
(12项)	得分														

因　子		各 题 得 分											合　计	均　分
强迫症状 （10 项）	题号													
	得分													
人际关系 敏感（9 项）	题号													
	得分													
抑郁 （13 项）	题号													
	得分													
焦虑 （10 项）	题号													
	得分													
敌对 （6 项）	题号													
	得分													
恐惧 （7 项）	题号													
	得分													
偏执 （6 项）	题号													
	得分													
精神病性 （10 项）	题号													
	得分													
其他 （7 项）	题号													
	得分													

第三步：计算分数。

（1）总分：90 个项目所得分之和。

（2）总均分：总分除以 90 所得。用公式表示：总均分＝总分÷90。

（3）阳性症状均分：总分减去阴性项目数（指评分为 0 的项目数）再除以阳性项目数（得分1～4分的项目数）。用公式表示：阳性症状均分＝（总分－阴性项目数）÷阳性项目数。

（4）因子分：SCL-90 包括 10 个因子，每一个因子反映出患者某方面症状的痛苦情况，通过因子分可了解症状分布特点。因子分＝组成某一因子的各项目总分÷组成某一因子的项目数。

第四步：实验分析讨论。

【实验结果】

各因子分结果分析如下。

（1）躯体化（因子 1）：主要反映身体不适感，包括心血管、胃肠道、呼吸和其他系统的不适，头痛、背痛、肌肉酸痛以及焦虑等躯体不适表现。该分量表的得分在 0～48 分。得分在 24 分以上，表明个体在身体上有较明显的不适感，并常伴有头痛、肌肉酸痛等症状。得分在 12 分以下，躯体症状表现不明显。总的说来，得分越高，躯体的不适感越强；得分越低，症状体验越不明显。

（2）强迫症状（因子 2）：主要指那些明知没有必要，但又无法摆脱的、无意义的思想、冲动和行为，还有一些比较一般的认知障碍的行为征象也在这一因子中反映，该分量表的得分在 0～40 分。得分在 20 分以上，强迫症状较明显。得分在 10 分以下，强迫症状不明显。总的来说，得分越高，表明个体越无法摆脱一些无意义的行为、思想和冲动，并可能表现出一些认知障碍的行为征兆；得分越低，表明个体在此种症状上表现越不明显，没有出现强迫行为。

（3）人际关系敏感（因子 3）：主要是指在人际交往中的不自在与自卑感，特别是与其他人相比时更加突出。在人际交往中的自卑感，心神不安，明显的不自在，以及人际交流中的不良自我暗示、消极的期待等是这方面的典型症状。该分量表的得分在0～36分。得分在18分以上，表明个体人际关系较为敏感，人际交往中自卑感较强，并伴有行为症状（如坐立不安，退缩等）。得分在9分以下，表明个体在人际关系上较为正常。总的说来，得分越高，个体在人际交往中的问题就越多，自卑、自我中心突出，并表现出消极的期待。得分越低，个体在人际关系上越能应对自如，人际交流自信、胸有成竹，并抱有积极的期待。

（4）抑郁（因子4）：苦闷的情感与心境为代表性症状，生活兴趣的减退、动力缺乏、活力丧失等为一般特征。还表现出失望、悲观以及与抑郁相联系的认知和躯体方面的感受，另外，还包括有关死亡的思想和自杀观念。该分量表的得分在0～52分。得分在26分以上，表明个体的抑郁程度较强，生活缺乏足够的兴趣，缺乏运动活力，在极端情况下，可能会有自杀的想法。得分在13分以下，表明个体抑郁程度较弱，生活态度乐观、积极，充满活力，心境愉快。总的来说，得分越高，抑郁程度越明显；得分越低，抑郁程度越不明显。

（5）焦虑（因子5）：一般指那些烦躁、坐立不安、神经过敏、紧张以及由此产生的躯体征象如震颤等。该分量表的得分在0～40分。得分在20分以上，表明个体较易焦虑，易表现出烦躁不安和神经过敏，极端时可能导致惊恐发作。得分在10分以下，表明个体不易焦虑，易表现出安定的状态。总的来说，得分越高，焦虑表现越明显；得分越低，越不易焦虑。

（6）敌对（因子6）：主要从三方面来反映敌对的表现，分别是思想、感情及行为。其项目包括厌烦的感觉，摔物，争论直到不可控制的脾气暴发等各方面。该分量表的得分在0～24分。得分在12分以上，表明个体易表现出敌对的思想、情感和行为。得分在6分以下表明个体容易表现出友好的思想、情感和行为。总的来说，得分越高，个体越容易敌对，好争论，脾气难以控制；得分越低，个体的脾气越温和，待人友好，不喜欢争论、无破坏行为。

（7）恐惧（因子7）：恐惧的对象包括出门、在空旷场地、在人群中或公共场所和交通工具。此外，还有社交恐惧。该分量表的得分在0～28分。得分在14分以上，表明个体恐惧症状较为明显，常表现出社交、广场和人群恐惧。得分在7分以下，表明个体的恐惧症状不明显。总的来说，得分越高，个体越容易对一些场所和物体感到恐惧，并伴有明显的躯体症状；得分越低，个体越不易产生恐惧心理，越能正常地交往和活动。

（8）偏执（因子8）：主要指投射性思维、敌对、猜疑、妄想、被动体验和夸大等，该分量表的得分在0～24分。得分在12分以上，表明个体的偏执症状明显，较易猜疑和敌对。得分在6分以下，表明个体的偏执症状不明显。总的来说，得分越高，个体越易偏执，表现出投射性的思维和妄想；得分越低，个体思维越不易走极端。

（9）精神病性（因子9）：反映各式各样的急性症状和行为，即限定不严的精神病性过程的症状表现。该分量表的得分在0～40分。得分在20分以上，表明个体的精神病性症状较为明显。得分在10分以下，表明个体的精神病性症状不明显。总的来说，得分越高，越多地表现出精神病性症状和行为；得分越低，就越少表现出这些症状和行为。

（10）其他（因子10）：主要反映个体的睡眠及饮食等情况。

【实验分析讨论】

（1）根据测试结果，分析自己心理健康状况水平。

（2）分析阳性症状产生的原因。

（3）如何运用所学的心理学知识，对不良的心理状态进行自我调节。

心理护理的基本技能

扫码看课件

心理护理的基本技能在提高患者的心理健康水平和促进其康复过程中起着重要作用。在临床实践中，护士应具备一定的心理护理基本技能，如心理评估、心理测验、心理咨询、心理治疗等，并将这些技能灵活应用于护理工作中，这不仅有助于促进患者的身心健康，还能和护理对象建立有效的沟通和信任，从而提高治疗效果。

项目十三 心 理 评 估

学习目标

【素质目标】

养成严谨科学的学习态度和理解、尊重、关爱患者的职业意识，对患者有足够的爱心、耐心、细心和责任心。

【知识目标】

掌握心理评估的概念、心理评估的方法。

熟悉心理评估的作用。

了解心理评估要素。

【能力目标】

学会运用心理评估技术，提高心理诊断及心理护理水平。

项目导言

为使护理工作更具有科学性和有效性，护士往往需要准确地把握患者的心理状态，做出正确的评估，从而制订出更有针对性的临床护理方案。心理评估是临床判断患者心理状态最客观、最有效的方法。无论是心身疾病还是由生物学因素引起的躯体疾病，患者在患病前及发病过程中都会存在不同程度的心理问题，对这些问题的了解和把握对于做好心理护理工作是至关重要的，这也是预防和治疗心身疾病的一个重要方面。维持和促进正常人群的心理健康也需要心理评估的帮助。

案例导入

李女士，53岁，因患多发性子宫肌瘤而入院，医生决定采取子宫切除术。李女士担心手术出现意外，因此烦躁不安，夜晚不能入睡，血压升高。医生建议在给予其心理评估后，再行手术治疗。

问题：

（1）为什么要对案例中的患者进行心理评估？

（2）如何对案例中的患者进行心理评估？

任务一　心理评估的概述

一、心理评估的概念

心理评估是指依据心理学的理论和方法,综合运用谈话、观察、心理测验等方法,对个体或团体的心理现象进行全面、系统、深入和客观的评价和鉴定。

心理评估有广义和狭义之分,广义的心理评估是对各种心理和行为问题的评估,常在医学、心理学和社会学等领域中运用,主要用来评估行为、认知能力、人格特质、个体和团体的特性,帮助做出对人的判断、预测和决策。

狭义的心理评估也叫临床心理评估。护理领域的临床心理评估是护士应用心理评估的理论和方法,从护理专业角度对护理对象的心理健康状况进行综合评估的过程。心理评估的主要内容:①评估个体的个性心理特征,包括能力、性格、气质等,以作为选择护患沟通方式的依据;②评估个体的压力源、压力反应及其应对方式,帮助患者消除或缓解压力,维系机体健康;③评估心理社会因素对疾病的发生、发展及预后的影响等。护理领域的临床心理评估遵循心理评估的原理、方法及原则,是融合心理学、医学、护理学、社会学等综合学科的一项专业评估技术。

知识链接

《黄帝内经》与心理评估

《黄帝内经》分《灵枢》《素问》两部分,是中国最早的医学典籍,它运用分类的方法阐述了个体差异的存在并总结了鉴别的标准,这是中国古代朴素评估思想对个体差异研究的体现。《灵枢·通天》篇中根据阴阳的多少,并结合个体的行为表现、心理性格及生理功能等将体质分为五类,即"多阴而无阳"的"太阴之人"、"多阴少阳"的"少阴之人"、"多阳而少阴"的"太阳之人"、"多阳少阴"的"少阳之人"以及"阴阳之气和"的"阴阳和平之人"。同时指出"凡五人者,其态不同,其筋骨气血各不等",阐释了由于个体阴阳多少的差异,而导致了形态结构、功能活动、心理特征方面的差异。

二、心理评估的作用

心理评估在教育、医学、管理等领域的应用非常广泛。在临床上的心理咨询、心理治疗以及心理护理工作中,都应当进行心理评估,从而获得较全面的信息,做出正确的判断。在实际临床工作中,心理评估的主要作用如下。

(1)通过心理评估可了解不同个体的心理特征。只有这样才能有的放矢地对不同人进行心理卫生方面的指导。

(2)借助心理评估的方法可对一些不健康行为进行研究和评估,了解不健康行为对个体心理发展的影响,促进个体改变不健康行为,发展健康行为,对维持人类的心理健康有重要作用。

(3)在临床各科中,心理评估还可配合疾病的诊疗和疾病预后的估测等。如在精神科,判定患者的病态心理问题常需要借助心理评估的方法;在神经科,利用心理评估的方法对于判定神经系统心理方面的功能障碍具有特殊意义。

(4)心理评估所使用的技术、方法和工具可以用于相关科学的研究,如心理发展规律的研究,冠心病发病机制的研究等。

三、心理评估的要素

(一)Vincent 提出的五项心理评估要素

1. 个人行为方面　如个人衣着、饮食、卫生习惯等。

2. 心理行为方面　如个人生活、行为动机及沟通方式和处理问题的能力等。

3. 社会行为方面 如家事的处理、社交活动和工作情形等。

4. 医疗行为方面 如个人接受健康检查、门诊治疗及服药情形等。

5. 患者与患者家属的互动行为 如患者与患者家属的沟通情形及患者家属对患者的态度等。

(二) Syndert 和 Willson 提出十项心理评估要素

1. 对压力的反应 人在不同时期、地点有不同的需要,当需要不能被满足时,即产生了压力。面对压力,人类有一些预测的机制:应对是一个人意识中以理智的方式来减轻或降低压力的影响;防御则是潜意识中借以解决问题的方式。由个人对压力的反应,可以预测他对问题的解决能力。

2. 人际关系 不好的人际关系可以形成压力的来源,通过观察个人与周围人物的关系,可以评估该人对人际关系的需要及其自尊。

3. 动机和生活方式 由个人的生活方式可以看出其对生命的态度,由个人日常生活的表现也可以看出其需要的层次。

4. 思考和言语 思考是看不见的,但思考可以在言语中表现出来,并可从言语内容中反映出思考是否正常、合理。正常的思考过程虽然受到潜意识及其他因素的影响,但大多数是在个人意识中进行的,能被当事人所了解,同时它的进展有序,也符合逻辑。评估患者的思考过程可以区分精神病患者及其他异常状况,更可以了解个人受其潜意识的支配情形。

5. 非言语性行为 姿势、表情、动作、外观等非语言性的信息内容更容易表达出一个人的反应,也不容易作假或隐瞒,甚至它可以加强言语内容的意识或透露出言语内容的矛盾之处。因此,非语言性行为是心理评估的重要项目。

6. 情绪的控制和自我认识 个人的感觉是自我认识的一部分,而自我认识对个人的行为又有绝对的影响,但是个人的感觉却常被自己忽略,或被个人有意识地阻断,导致个人对自我认识的不完整,继而个人的行为不能完全地被自己掌握。

7. 外在资源 应意识到患者不断地与其家庭、医院、工作单位和生活环境等有互动,因此应认识患者的外在资源,增进对患者的了解。此外,评估患者的外在资源时除了有形的资源外,还应评估患者的价值观、人生观等无形的资源,护士本身能为患者做的事情也应列入评估范围内。

8. 潜能及个人长处 包括人格特质和适应特征。当一个人有较多的潜能及长处时,其凭借已有的能力容易达成目标。

9. 身体健康情况 疾病会影响个人的工作及日常生活,形成疾病以外的压力源。长期或慢性的情绪压力可以导致生理方面的功能失调。护士必须加上自己的判断,将患者的身体健康情形与其他相关的资料及行为进行综合性评估与处置,才能提供适当的护理。

10. 会谈 护士与患者会谈及建立人际关系的过程是具有治疗性目的的,护士要先能顾及个人的言行,才能注意到会谈过程中患者的表现。由于个人的背景、经验不同,世界观不同,为增加评估患者的客观性,护士应认识到自己的主观意识是非常重要的。

四、心理评估的实施原则

(一) 综合性原则

实际工作中可酌情同时或交替使用观察法、会谈法和心理测量法等评估方法,综合多渠道所获得的信息,以较准确地评估患者的心理状态、识别患者心理危机及其影响因素。同时,临床心理评估的结果不可绝对化,需与实际情况相结合,方可做出客观判断。

(二) 动态性原则

只有进行动态、实时的心理评估,才能随时发现患者的心理危机,及时采取有效措施进行心理疏导或干预,帮助患者实现有效应对,把心理危机所致的伤害结果降至最低。

(三) 渐进性原则

临床心理评估可借鉴疾病诊疗路径,以先简后繁的方式循序渐进地展开。一般可先确定患者是否存在威胁身心健康的负性情绪状态,若某患者的心理评估结果提示其伴有严重抑郁或焦虑,则需进一步评估该患者发生负性情绪的主要原因。若某患者经初步心理评估显示其能有效应对疾病而无明显负性情绪,便无须做进一步评估。此外,遵循循序渐进原则,还可减少心理评估的盲目性,不给护士、患者增加过多的负担。

任务二　心理评估的程序及方法

一、心理评估的基本程序

无论心理评估的目的是否相同,心理评估的程序基本相同。

(一)确定评估目的

明确心理评估的目的,是为了进行智力鉴定、判断人格特征、判定心理疾病还是科学研究,针对不同目的做好下一步评估计划。

(二)收集被评估者的基本资料

运用心理评估的调查法、观察法和会谈法,详细了解被评估者当前存在的心理问题,包括问题的起因、发展、可能的影响因素、被评估者早年的生活经历、家庭背景以及当前的适应状况、人际关系等。

(三)心理测验

对一些特殊问题、重点问题进行深入了解和评估,除进一步应用上述方法外,还要针对问题选择专业的心理测验进行评估诊断。

(四)分析评估资料

将前面所收集的全部资料进行分析、判断,做出初步评估,完成评估报告。对当事人及有关人员进行解释,并提出建议。

(五)充分交流评估信息

与患者交流沟通,做出心理评估报告,并提出建议。

二、常用方法

(一)调查法

调查法是指通过书面或口头回答问题的方式,了解被调查者的心理活动的方法。调查时既可以调查被调查者本人,也可以调查熟悉被调查者的人。调查法包括问卷调查和访问调查两种。调查法的优点是可以结合纵向与横向两个方面的内容,在短时间内广泛而全面地收集大量资料,且实施方便,基本不受时间和空间的制约。不足之处是调查常常是间接性的评估,材料的真实性容易受被调查者主观因素的影响,可能导致调查结果不真实。

(二)观察法

观察法是指在自然的情境中或预先设置的情境中对被观察者的行为进行直接观察后进行心理评估的方法。观察的主要内容有仪表、行为、言语、感知、情绪、思维、智力、自知力等。观察法的优点是材料比较真实和客观,在被观察者未察觉的情况下进行评估,不易受外界干扰。不足之处是观察法得到的只是外显行为,对于内隐的认知、态度、情感等难以了解,并且外显行为可能是多因素作用的结果,经常带有偶然性,所以观察结果不易重复。此外,观察法的有效性还取决于观察者的洞察能力、分析综合能力等。

(三)晤谈法

晤谈法也称会谈法。它是指评估者与被评估者或其家属进行面对面的交谈以获得有关资料的一种方法,是心理评估中最常用的一种方法。晤谈的形式包括自由式会谈和结构式会谈两种。自由式会谈是开放式的,气氛比较轻松,没有固定的程序和问题,被评估者较少受到约束,可以自由地表现自己。评估者可以根据评估目的和实际情况灵活提问,容易获得较真实的资料。自由式会谈的不足之处是花费时间较长,有时容易偏离主题,得到的资料不易整理分析。结构式会谈是根据特定目的,预先设定好一定的结构和程序进行谈话,谈话内容有所限定,效率较高。评估者可以根据统一的方法处理被评估者的问题,资料便于统计分析。但是在结构式会谈中需要完全按照事先确定的程序进行交谈,缺乏灵活性,会谈气氛比较死板,容易出现简单问答的局面。

（四）作品分析法

作品分析法也称产品分析法。这里的"作品"指被评估者所做的日记、书信、图画、工艺等文化性的创作，也包括了他在生活和劳动过程中所做的事或创造的产品。通过分析这些作品可以有效地评估其心理水平和心理状态，并且可以作为客观依据留存。

（五）心理测验法

在心理评估中，心理测验占有十分重要的作用，是前面四种方法无法代替的心理评估方法（详见模块四项目二心理测验）。

知识链接

护士的共情能力

共情是一种能够深入了解他人的内心世界，了解他人感受的能力，简言之就是设身处地，感情移入。共情与护理领域中的"人文关怀""心理护理""优质护理"等概念显示了高度的一致性，成为现代护理专业领域的核心概念之一。护士共情能力是指在临床护理实践中，能站在患者的位置，正确地感知自己和患者的情绪，准确地识别和评价患者的情感状况，并能将这种理解反馈传达给患者，以期更好地理解患者，最终形成有效的护理干预，以满足患者的躯体需要和减轻其心理痛苦的一种情感体验能力。护士高水平的共情能力有助于建立和谐融洽的护患关系，减少护理差错，减少护理纠纷，降低护理风险，提高患者的满意度，提高护理质量。同时可以促进患者表达内心感受，缓解心理压力，降低患者的负性情绪，减轻疼痛、忧郁、焦虑、孤独感，提高患者依从性，促进患者康复。

临床护理实践中，可通过积极参与倾听、情感回应、人际沟通技巧的培训，情景模拟、角色扮演的活动提升共情能力。

（摘自杨希,史瑞芬.护士共情能力的研究现状及展望[J].护理学杂志,2012,27(16):86-89.）

项目小结

心理评估是对个体的心理现象进行全面、系统、深入的客观描述的过程，它有助于心理诊断、制订心理咨询和治疗方案以及进行疗效评价。常用的心理评估方法有调查法、观察法、晤谈法、作品分析法及心理测验法等，在对护理对象进行心理评估时应灵活运用。

项目十四 心 理 测 验

学习目标

【素质目标】
养成严谨科学的学习态度和严密的思维方式，树立精益求精的责任意识。

【知识目标】
掌握心理测验的概念、90项症状自评量表、焦虑自评量表及抑郁自评量表的施测方法。
熟悉心理测验的种类。
了解比奈-西蒙智力量表、韦克斯勒智力量表、艾森克人格问卷、卡特尔16种人格因素问卷及明尼苏达多相人格问卷的适用范围。

【能力目标】
学会运用心理测验的各种量表，提高心理诊断能力。

→ 项目导言

心理测验是一种多功能的测量工具,应用范围非常广泛,主要用于测量个体的心理行为特质,如智力水平、情绪状态、社交能力等方面。心理测验根据一定的法则和心理学原理,使用一定的操作程序对人的认知、行为、情感的心理活动予以量化。

案例导入

刘大爷,68岁,因剧烈腹痛而入院治疗,医生通过胃镜检查后发现其胃部有肿块,并进行取样检测。在等待结果的几天里,刘大爷因担心是恶性肿瘤,一直情绪低迷,吃不下饭,拒绝治疗,腹痛更加明显了。

问题:

(1)对案例中的刘大爷应该选取何种量表进行心理评估?

(2)开展心理评估时有哪些注意事项?

一、心理测验的概念

心理测验是指根据心理学原理,使用设计的程序对个人的心理特征或行为进行客观分析和描述,从而确定心理现象在性质和程度上的差异的一种测量方法。

二、心理测验的基本特征

(一)信度

信度即可靠性,它指的是采取相同的方法对同一被评估者的几次测验中,所得结果的一致程度。可以说,信度就是指测验结果的可靠程度,一个好的测验结果必须是可靠、稳定的,也可以说该测量数据的一致性程度较高。例如,我们用尺子来测量物体的长度,虽然存在一定的误差,但测量结果不会相差太大,但如果用弹簧来测量,由于弹簧的松紧程度不同,会导致测量结果相差较大,因此后者不可作为测量工具,其测量结果是不可靠的。

(二)效度

效度即准确性,它是指采取的测量方法能够测验出所测内容的真实程度。简单来说,效度是指测验结果与所想要考察内容的相似程度,测验结果与要考察的内容越吻合,则效度越高;反之,则效度越低。鉴别效度须明确测验的目的与范围,考虑所要测验的内容并分析其性质与特征,检查测验的内容是否与测验的目的相符,进而判断测验结果是否反映被评估者的特质。

知识链接

信度和效度的关系

测验的信度与效度之间既有明显的区别,又相互联系、相互制约。信度主要反映测量结果的一致性、稳定性和可靠性;效度主要反映测量结果的有效性和正确性。一般来说,信度是效度的必要条件,也就是说,效度必须建立在信度的基础上;但是没有效度的测量,即使它的信度再高,那么测量也是没有意义的。信度和效度的关系有如下几种类型。

(1)可信且有效:这种测验准确地反映被评估者的真实态度,测验的内容是和测验目的紧密关联的。

（2）可信但无效：这种测验结果虽然能准确地反映被评估者的真实态度，但测验内容与真实的测验目的的关联程度较弱，与测验的目的不一致。

（3）不可信亦无效：在这种情况下，测验的结果相差较大，且难以从测验中得出有效结果，这是测验中应避免的类型。

三、心理测验的种类

（一）按测验对象分类

1. 个体测验　指在同一时间内由一位评估者测量一位被评估者。其优点是对被评估者观察详细，提供的信息准确，容易控制施测过程。

2. 团体测验　指在某一时间内由一位评估者测量多名甚至几十名被评估者。其优点是短时间内可以收集比较多的信息资料，适用于群体心理的研究。

（二）按测验方法分类

1. 问卷法　通过采用结构式提问的方式，让被评估者在有限的选择中进行回答。其优点是获得的评分结果易于统一处理。

2. 作业法　该方法通常采用非文字形式，让被评估者以实际操作的方式进行测验，多用于测量感知和运动等操作能力。其优点是对于被评估者的受教育水平要求较低（如婴幼儿、文盲或语言障碍者）。

3. 投射法　指让被评估者通过一些意义不明的图形、墨迹、数字或不完整的句子，建立起自己的想象世界，在无拘束的情景中根据自己的理解进行作答。该方法是帮助被评估者显露出其个性特征的一种人格测试方法。

（三）按测验功能分类

1. 能力测验　主要包括智力测验、儿童心理发展量表、特殊能力测验及能力倾向测验等。

2. 人格测验　主要测验被评估者的人格特征和病理人格特征，包括明尼苏达多相人格问卷（MMPI）、艾森克人格问卷（EPQ）、卡特尔16种人格因素问卷（16PF）等。

3. 临床评定量表　主要用于评定被评估者的身心症状，包括90项症状自评量表（SCL-90）、焦虑自评量表（SAS）、抑郁自评量表（SDS）等。

4. 职业测验　主要用于被评估者在择业前选择符合自己特质的职业心理测验，也可用于应聘人员的选拔。

知识链接

中国古代的心理测验

早在两千五百多年前，我国古代教育家孔子就通过观察学生的个别差异，把人分为中人、中人以上和中人以下三个类别，并说"中人以上，可以语上也；中人以下，不可以语上也"。这实际上相当于现在的命名量表和次序量表。比孔子稍晚的孟子也说过："权，然后知轻重；度，然后知长短。物皆然，心为甚。"这明确指出了心理能力和心理特征与物理现象一样具有可测量的特性。

中国民间广泛流行的七巧板在某些方面可作为创造力测验的一种方法。七巧板又称益智图，它的操作属于典型的发散思维活动，操作的成果是形象转化，值得高度重视。九连环是另一种中国民间的智力游戏，其设计之巧妙，可以和现代的魔方、魔棍相媲美。七巧板、九连环等传入西方后，受到推崇，如著名心理学家武德沃斯（R. S. Woodworth）就把九连环称作"中国式的迷津"，七巧板则被称为"唐图"（Tangram），即"中国的图版"之意。七巧板类型的拼图任务现在几乎为多数智力测验和创造力测验所使用，并且已发展成为标准化的纸笔型测验。

四、常用心理测验

(一)人格测验

人格测验也称个性测验,主要测量个体行为独特性和倾向性等特征,是心理测验中较为常用的一类测验,常用的方法有问卷/量表法。

1. 艾森克人格问卷 艾森克人格问卷(EPQ)由英国伦敦大学艾森克夫妇在"艾森克人格调查表"基础上共同编制,分为 E、N、P、L 4 个分量表。该问卷分儿童问卷(适用于 7~15 岁)与成人问卷(适用于 16 岁以上)两种。E、N、P 分别测量人格结构的三个维度;L 则是效度量表,用以考察被评估者回答问题的一致程度。

E(内外向维度):与中枢神经系统兴奋、抑制的强度密切相关。该项高分者常表现为外向乐观、爱社交、具有积极进取精神;低分者则内向好静、喜欢一个人独处、做事计划性强(图 14-1)。

N(情绪稳定性维度):与自主神经系统的稳定性有关。该项高分者可能表现为焦虑、高度紧张、情绪波动大;低分者则情绪反应弱,平静缓慢(图 14-1)。

P(精神质维度):这一特质在所有人身上都存在。如果该项得分较高,则表现为孤独、不关心他人、攻击行为、行为异常。

L(掩饰性):这是一个效度量表,高分说明被评估者过分掩饰,影响测验的真实性。

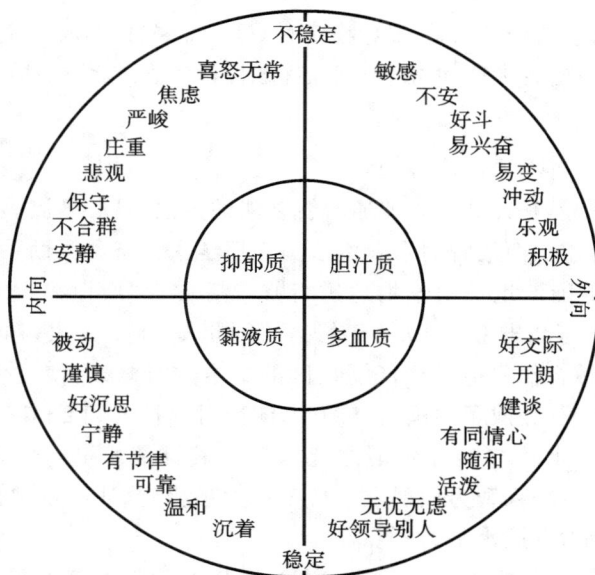

图 14-1 艾森克人格个性维度图

2. 明尼苏达多相人格问卷 明尼苏达多相人格问卷(MMPI)是美国明尼苏达大学心理学教授哈瑟韦和精神科医生麦金利编制而成。该问卷共有 550 个题目和 13 个分量表,包括身体情况、精神状态及对家庭、社会、婚姻、宗教、政治、法律的态度等 26 类问题。使用 MMPI 的国家多达 65 个,主要用于人格鉴定、心理疾病的诊断等,是应用最广泛的客观性人格评估工具。我国宋维真等于 20 世纪 80 年代初完成了 MMPI 的修订工作,并制订了全国常模。

3. 卡特尔 16 种人格因素问卷 卡特尔 16 种人格因素问卷(16PF)是由美国心理学家卡特尔教授所编制的人格测试量表,其主要功能是对个体的人格因素做出分析,从 16 个方面描述了个体的人格特征(表14-1)。

表 14-1 卡特尔 16 种人格因素的含义

人 格 因 素	高 分 含 义	低 分 含 义
A 乐群性	外向、热情、合群	沉默、孤独、冷淡

续表

人 格 因 素	高 分 含 义	低 分 含 义
B 聪慧性	聪明、富有才识、善于思考	思想迟钝、学识浅薄、思考能力弱
C 稳定性	情绪稳定而成熟、能面对现实	情绪易激动、易烦恼
E 恃强性	好强、固执、独立积极	谦虚、顺从、通融、胆怯
F 兴奋性	轻松兴奋、随遇而安	严肃、审慎、冷静、寡言
G 有恒性	有恒负责、做事尽职	苟且敷衍、优柔寡断
H 敢为性	冒险敢为、少有顾虑	畏怯退缩、缺乏自信心
I 敏感性	敏感、感情用事	理智、注重现实
L 怀疑性	怀疑、刚愎、固执己见	信赖随和、易与人相处、轻信
M 幻想性	幻想的、狂放、任性	现实、合乎成规、力求妥善合理
N 世故性	精明强干、世故	坦白、直率、天真
O 忧虑性	忧虑抑郁、烦恼自扰	安详、沉着、自信
Q1 实验性	自由的、批评激进、不拘泥于现实	保守、尊重传统、拒绝变化
Q2 独立性	自立自强、当机立断	依赖、随群附和、从众
Q3 自律性	知己知彼、自律严谨	矛盾冲突、不顾大体
Q4 紧张性	紧张困扰、激动挣扎	心平气和、闲散宁静

这 16 个因素分别为乐群性（A）、聪慧性（B）、稳定性（C）、恃强性（E）、兴奋性（F）、有恒性（G）、敢为性（H）、敏感性（I）、怀疑性（L）、幻想性（M）、世故性（N）、忧虑性（O）、实验性（Q1）、独立性（Q2）、自律性（Q3）、紧张性（Q4）。

（二）智力测验

智力测验又称普通能力测验，是评估个人普通心智功能的方法，是心理测验中最重要的一类测验。

1. 比奈-西蒙智力量表　比奈-西蒙智力量表由法国心理学家比奈和其助手西蒙于 1905 年编制，是世界上最早的智力量表。1916 年美国斯坦福大学推孟进行修订后称为"斯坦福-比奈量表（SBS）"，提出以智商（IQ）为智力单位。我国心理学家陆志韦于 1924 年修订了斯坦福-比奈量表，称为"中国斯坦福-比奈智力测验量表"，后于 1936 年与吴天敏合作将适用于江浙地区的版本进行修改，使之也适用于北方地区。1982 年吴天敏对修订版本再次进行修改，完成了中国比奈测验，测验对象扩大到 2~18 岁。

比率智商是由儿童的智力年龄与实际年龄之比求得。其计算公式：比率智商＝（智力年龄/实际年龄）×100。比率智商的特点是将个人智力发展水平与年龄大小相比，从而反映出智力发展是否与年龄发展平行、退后或提前，由此判断智力发展水平。

2. 韦克斯勒智力量表　韦克斯勒智力量表（W-BI）由美国心理学家韦克斯勒于 1939 年编制，是继比奈-西蒙智力量表之后在国际通用的另一套智力量表。目前已形成了智力测验的系列量表，即韦克斯勒幼儿智力量表（WPPSI），适用于 4~6 岁儿童；韦克斯勒儿童智力量表（WISC），适用于 6~16 岁儿童；韦克斯勒成人智力量表（WAIS），适用于 16 岁以上者。以上量表都有中国修订版，北京师范学院林传鼎主持修订了韦克斯勒儿童智力量表并剖订全国常模，湖南医科大学龚耀先先后主持修订了韦克斯勒成人智力量表与韦克斯勒幼儿智力量表，并制订了这两个量表的全国常模。

韦克斯勒智力量表包括言语量表与操作量表两部分。言语量表分为常识、背数、词汇、算术、理解、类同 6 个分测验，操作量表分为填图、图画排列、积木图案、拼图、译码、迷津 6 个分测验。背数与迷津两个分测验是备用分测验，是在其他某个分测验失效时作为替代补充用。本智力测验属个别测验，其显著特点是能提供言语量表智商、操作量表智商、全量表智商以及各个分测验的量表分，以了解受测者的智力结构。

1949 年韦克斯勒在他编制的儿童智力量表中首次提出了离差智商的概念。所谓离差智商，实际上是一个人的成绩和同年龄组被试者的平均成绩比较而得的相对分数。计算公式：

$$IQ = 15(X - M)/S + 100$$

式中：X 为被试者的原始分数；M 为被试者所在年龄组的平均分数；S 为该年龄组分数的标准差；15 是经计

算所得智力分布的标准差;100 为大多数人的平均智力水平。

与比率智商相比,离差智商适用于任何年龄的被试者。

按照智商的高低,可将智力水平分为若干等级,并作为临床诊断的依据。智力等级分布见表 14-2,智力缺陷等级分布见表 14-3。

表 14-2 智力等级分布表

智 力 等 级	智 商 范 围	人群中的理论分布比例/(%)
极超常	≥130	2.2
超常	120~129	6.7
高于平常	110~119	16.1
平常	90~109	50.0
低于正常	80~89	16.1
边界	70~79	6.7
智力缺陷	69	2.2

表 14-3 智力缺陷等级分布表

智力缺陷等级	智 商 范 围	占智力缺陷的百分比/(%)
轻度	50~69	85
中度	35~49	10
重度	20~34	3
极重度	0~19	2

(三)临床常用评定量表

1. 90 项症状自评量表 90 项症状自评量表(SCL-90)是 Derogatis 于 1975 年编制的,适用于神经症、适应障碍及其他轻度精神障碍成人患者。该量表因含有 90 个问题而得名,包含较广泛的精神症状内容,采用 10 个因子测查:躯体化、强迫症状、人际关系敏感、抑郁、焦虑、敌对、恐惧、偏执、精神病性及其他。由于该量表属于文字性的自评量表,因此要求自评者具有一定的阅读能力、自制力和自知力。

本量表共有 90 个项目,每个项目分为"没有、很轻、中等、偏重、严重"五个等级,以 0~4 分进行评分,被评估者需根据自己近期的情况和体会选择相应的评分。自评结束后分别计算出总分、总均分、因子分、阳性项目数、阴性项目数,根据得分情况判断被评估者是否有阳性症状和心理障碍。

SCL-90 的具体评分标准如下。

总分:将 90 个项目的评分相加,得到总分,反映被评估者病情严重程度。

总均分:总分/90,表示被评估者的自我感觉位于五个等级的哪一个程度上。

阳性项目数:90 个项目中,单项分≥2 的项目数,表示被试者在多少项目上呈现"症状"。

阴性项目数:90 个项目中,单项分=1 的项目数,或者用 90 减去阳性项目数,表示被试者"无症状"的项目有多少。

因子分:各因子的平均分,每一因子反映被评估者某一方面的情况,因而通过因子分可以了解被评估者的症状分布特点,因子分越高,说明症状越明显。

2. 焦虑自评量表 焦虑自评量表(SAS)由 Zung 于 1971 年编制。本量表含有 20 个反映被评估者有无焦虑症状及其严重程度的项目。每个项目按症状出现的频率分为 1~4 四级评分,其中 15 个为正向评分,5 个为反向评分。本量表可以评定焦虑症状的轻重程度及其在治疗中的变化,适用于具有焦虑症状的成人,主要用于疗效评估,不能用于诊断。按照中国常模结果,SAS 标准分的分界值为 50 分,50~59 分为轻度焦虑,60~69 分为中度焦虑,70 分及以上为重度焦虑。

3. 抑郁自评量表 抑郁自评量表(SDS)由 Zung 于 1965 年编制。本量表含有 20 个反映被评估者抑郁主观感受及严重程度的项目。每个项目按症状出现的频率分为 1~4 四级评分,其中 10 个为正向评分,10 个为反向评分。本量表可以评定抑郁症状的轻重程度及其在治疗中的变化,适用于具有抑郁症状的成人。按照中国常模结果,SAS 标准分的分界值为 53 分,53~62 分为轻度抑郁,63~72 分为中度抑郁,72 分以上为重度抑郁。

知识链接

我国目前常用的心理测验

心理测验有很多,据统计达 5000 多种,其中有的过时已废弃不用,有的本身流传不广,现在比较通用的是一些经过广泛应用与多次修订,比较有实用价值的测验。我国目前常用的心理测验有以下 22 种。

1.中国韦克斯勒儿童智力量表(WISC-CR)	2.中国韦克斯勒幼儿智力量表(C-WYCSI)
3.中国韦克斯勒成人智力量表(WAIS-RC)	4.艾森克人格问卷(EPQ)
5.明尼苏达多相人格问卷(MMPI)	6.霍尔斯特德-瑞坦神经心理成套测验(HRB)
7.卡特尔 16 种人格因素问卷(16PF)	8.90 项症状自评量表(SCL-90)
9.中国韦克斯勒记忆量表(WMS-RC)	10.瑞文标准推理测验(SPM)
11.抑郁自评量表(SDS)	12.焦虑自评量表(SAS)
13.中国斯坦福-比奈智力量表	14.临床记忆量表
15.儿童适应行为评定量表	16.罗夏测验
17.成人智残评定量表	18.汉密顿抑郁量表(HDS)
19.简明精神病评定量表(BPRS)	20.世界卫生组织老年认知功能评价成套神经心理测验
21.丹佛发育筛查测验(DDST)	22.A 型行为类型问卷

项目小结

心理测验是指依据一定的心理学原理和技术对人的心理现象或行为进行量化,从而确定心理现象在性质和程度上差异的一种手段。心理测验的种类很多,按其功能可分为智力测验、人格测验及临床评定量表和职业测验。目前临床常用的心理测验量表主要是韦克斯勒智力量表、明尼苏达多相人格问卷、90 项症状自评量表、焦虑自评量表及抑郁自评量表等。

项目十五 心理咨询

学习目标

【素质目标】
建立科学的心理学护理思维,具备理解、尊重和关爱患者的意识,培养细心、耐心、爱心的职业素养。

【知识目标】
掌握心理咨询的概念、心理咨询的技巧。
熟悉心理咨询的范围、心理咨询的程序。
了解心理咨询的形式及注意事项。

【能力目标】
能够熟练进行心理咨询,有较强的共情能力。

→ 项目导言

随着社会的快速发展,现实生活中紧张的工作节奏、繁忙的学业、激烈的岗位竞争等使越来越多的人心理压力增大,心理问题增多。假如这些心理问题得不到及时解决,就容易使人的精神长期处于不健康状态,表现出精神不振、情绪低沉、反应迟钝、失眠多梦、白天困倦、注意力不集中、记忆力减退、烦躁、焦虑、紧张、易受惊吓等,严重的甚至会患上抑郁症。心理咨询是一个过程,通过医患间深入的讨论,旨在找出引起心理问题的原因并分析问题的症结,进而寻求摆脱困境、解决问题的方法,以帮助患者恢复心理平衡,提高对环境的适应能力,增进身心健康。护士应掌握心理咨询技巧,自觉地遵循心理行为科学规律,从心理学和生物学两个角度全面地认识健康和疾病,并以此为依据为患者进行全面恰当的护理,使患者感到生理上舒适、心理上舒畅,从而大大提高护理质量。

任务一 心理咨询的概述

案例导入

小田,女,15 岁,中职一年级新生,由于第一次离家住校,整天闷闷不乐,也不与人交流,上课注意力不集中,出现头痛、失眠现象,在班主任的劝导下,她来到了心理咨询室。

问题:

(1) 请判断小田属于哪一种心理咨询对象?

(2) 可以采取哪种形式对其进行心理咨询?

一、心理咨询的概念

随着社会的发展,生活节奏加快,竞争日趋激烈,人们在升学、求职、择业、婚恋及人际交往等方面会产生各种各样的心理问题,引发紧张、焦虑、悲观等不良情绪,因此,心理咨询应运而生。

心理咨询是指运用心理学的原理和方法,对心理适应方面出现问题并寻求解决问题的来询者提供心理援助的过程。通过心理咨询帮助来询者发现并解决自身的问题,从而挖掘来询者的内在潜能,改变其原有的认知结构和行为模式,以提高来询者对生活的适应性和调节周围环境的能力。心理咨询按照治疗时长可以分为短程心理咨询、中程心理咨询和长期心理咨询。短程心理咨询时长1~3周,中程心理咨询时长是1~3个月,长期心理咨询时长是 3 个月以上。

知识链接

为什么要做心理咨询?

当一个人在生活中产生烦恼,自己却无法排解时,可以尝试心理咨询。做心理咨询不是什么羞耻的事情,而是一个人勇于直面困难,想办法解决问题,认真照顾自己,努力提升自己的表现,这是一件值得肯定的事情。

如果一个社会中焦虑、抑郁、愤怒、暴躁、自责、觉得自己不好、觉得他人不好的人占多数,那生活在这个社会的其他人也会很有压力;如果一个社会中平和、快乐、正直、顽强、坚韧、自信、善良的人占多数,那这个社会也一定是积极的。心理咨询不只影响个人,还影响家庭甚至整个社会。

二、心理咨询的对象

心理咨询的对象是健康人群或存在心理问题的亚健康人群。生活中的人们在面对婚姻、家庭、择业、亲子关系、子女教育、人际关系、学习、恋爱、性心理、自我发展、焦虑、抑郁、压力应对等问题时,会希望自己能够做出理想的选择,解决心理问题。这时他们就可以寻求心理咨询的帮助。心理咨询的对象主要包括以下三个方面。

（1）精神正常,但遇到了与心理有关的现实问题并请求帮助的人群。

（2）精神正常,但心理健康水平较低,产生心理障碍导致无法正常学习、工作、生活并请求帮助的人群。

（3）特殊对象,即临床治愈的精神疾病患者。精神疾病患者经过临床治愈之后,心理活动已经基本恢复了正常,他们已经基本转为心理正常的人,心理咨询可以帮助他们康复社会功能,防止疾病的复发。

知识链接

心理咨询的适用范围

常见的心理问题主要有三种表现形式:情绪困扰、行为问题、生理上查不出原因的躯体不适。从主题上划分,上述三类心理问题可能出现在工作事业、人际关系、情感婚姻、原生家庭、亲子关系、人生选择等领域。心理咨询的范围主要包括以下几个方面。

（1）各种情绪困扰:在来询者出现焦虑、抑郁、恐怖、紧张等情绪问题时,咨询者帮助他们分析情绪困扰的原因,解除疑虑,指导对策,消除心理危机,树立起工作的信心和勇气。

（2）职业选择与职业指导:如专业选择、就业面试、工作中各种人际关系的协调及职业倦怠的消除等。

（3）学习、生活问题:指导和帮助学生适应学校新环境,处理好与教师、同学的关系,改善学习方法,提高学习效率,克服注意力涣散、记忆力减退、思维迟钝、想象贫乏等学习问题。

（4）恋爱、婚姻、家庭问题:如失恋、婚姻破裂、家庭成员冲突等问题。

（5）心理卫生指导:如儿童期、青春期、更年期和老年期等的心理卫生知识指导,儿童智力开发等。

（6）医疗咨询:指心身疾病的预防指导、精神疾病康复期咨询等。

三、心理咨询应遵守的基本原则

1. 保密性原则　咨询者应保守来询者的秘密,妥善保管个人信息、来往信件、测试资料等材料。如因工作等特殊需要不得不引用咨询事例时,也须对材料进行适当处理,不得公开来询者的真实姓名、单位或住址。

2. 理解与支持原则　咨询者对来询者的语言、行动和情绪等要充分理解,不得以道德和个人价值的眼光评判对错,要帮助来询者分析原因并寻找解决办法。

3. 助人自助原则　咨询者的主要目的是帮助来询者分析问题的所在。培养来询者积极的心态,树立自信心,让来询者的心理得到成长,从而自己找出解决问题的方法,咨询者在具体问题上不能帮来询者做任何决定。

4. 时间限定的原则　心理咨询必须遵守一定的时间限制。咨询时间一般规定为每次50分钟左右,原则上不能随意延长咨询时间。

5. 来询者自愿的原则　原则上来说,到心理咨询室咨询的来询者必须出于完全自愿,这是确立咨询关系的先决条件。只有自己感到心理不适,为此而烦恼并愿意找咨询者诉说烦恼以寻求心理援助的人,才能使问题得到解决。

6. 感情限定的原则　咨询关系的确立是咨询工作顺利开展的关键,是咨询者和来询者心理的沟通和接近的基础,但这也是有限度的。咨询者和来询者接触过密不仅容易使来询者过于了解咨询者,阻碍来询者的自我表达,也容易使咨询者失去客观、公正地判断事物的能力,所以从严格意义上来说,咨询者与来询者不能建立咨询关系之外的其他任何关系。

7. 重大问题延期的原则　心理咨询期间,有时来询者的情绪十分不稳定,此时咨询者的首要任务是倾听,让来询者进行宣泄,帮助其分析原因,积极地引导来询者把情绪平静下来。若问题重大,不能一次解决,咨询者应慎重制订咨询方案和咨询计划。在来询者的配合下分步解决。

四、心理咨询的形式

（一）按咨询的性质分类

1. 发展心理咨询 人们在现实生活中会面对许多问题,如婚姻家庭问题、择业求学问题、社会适应问题等。他们面对上述自我发展问题时,需要做出理想的选择,以便顺利地度过人生的各个阶段。这时,咨询者可以从心理学的角度为他们提供帮助,这类咨询叫发展性咨询。

2. 健康心理咨询 个体因长期处在焦虑、紧张、恐惧、抑郁、困惑、内心冲突等情绪之中,或者遭到比较严重的心理创伤而失去心理平衡,尽管他们的精神仍然是正常的,但心理健康水平却下降许多,出现了程度不同的心理障碍,这时咨询者提供的帮助称为健康心理咨询。

（二）根据咨询的规模分类

1. 团体心理咨询 团体心理咨询是指有目的地把多名有相同问题的求助者组成一个团体,在团体情境中提供心理帮助与指导的一种心理咨询与治疗的形式。它是通过团体内人际交互作用,促使个体在交往中通过观察、学习、体验、认识自我、探讨自我、调整和改善与他人的关系,使得每一位成员都能从团体中得到支持,学习新的态度与行为方式,解决心理问题,以发展良好的生活适应能力的助人过程。

2. 个体心理咨询 个体心理咨询是指咨询者与求助者一对一地进行心理支持与辅导的形式。咨询者通过安慰、鼓励、指导、疏解等手段,充分了解求助者存在的心理问题及形成原因,对其可能存在的心理问题进行分析,并帮助其心理宁静,减少痛苦。此方法主要解决求助者个人的心理问题。

（三）根据咨询的形式分类

1. 门诊心理咨询 在综合医院、精神病院、学校及专业心理咨询中心所进行的面对面心理咨询。门诊心理咨询工作人员为受过心理咨询训练的医生或取得国家心理咨询师资格的社会工作者。主要采用直接面谈的方式,及时对求助者进行各类检查、诊断,能够及时发现问题,做出妥善处理(如转诊、会诊等),调整咨询策略。它是心理咨询最主要而且最有效的方法。

2. 书信心理咨询 通过书信的形式进行的心理咨询。咨询者主要根据求助者来信中所描述的情况和提出的问题,进行疑难解答和心理指导。它适合路途较远或不愿暴露身份的求助者。书信心理咨询的优点是运用方便,简单易行,避讳较少,缺点是不能全面地了解情况,只能根据一般性原则提出指导性的意见。

3. 专题心理咨询 也称大众心理咨询,是通过报纸、杂志、电台、电视等传播媒体,介绍心理咨询、心理健康的一般知识,或针对一些典型问题进行分析、解答的一种咨询方式。目前国内有许多报纸、出版物都开辟有心理咨询的专栏,包括一些专门的心理咨询、心理卫生的刊物、医学杂志、科普读物等,许多电台、电视台等也有相关的节目。其优点是覆盖面大,科普性强,具有预防和治疗的双重功能,缺点是针对性不强。

4. 电话心理咨询 电话心理咨询也是心理咨询的一种常见形式,是利用电话给求助者提供帮助。早期多用于危机干预,防止心理危机所导致的恶性事件,如自杀、暴力行为等。目前的电话心理咨询覆盖面很广,是一种较为方便而又迅速的心理咨询方式。

5. 现场心理咨询 现场心理咨询是指心理咨询工作者深入到学校、家庭、机关、企业、工厂、社区等地方,现场接待求助者,这种形式对于一些有共同背景或特点的心理问题有较好的效果。

6. 互联网心理咨询 互联网心理咨询是心理咨询师借助互联网来帮助求助者。其具体形式有电子信件及网络聊天。运用互联网进行心理咨询可以突破地域的限制,还可以借助软件程序进行心理评估与测量,同时将心理咨询过程全程记录,以便深入分析求助者的问题以及进行案例讨论。缺点是不能深入了解求助者的心理问题,解决求助者深层次的心理问题。

任务二 心理咨询的程序

案例导入

小亮,男,16岁,由于父母最近一直闹离婚而意志消沉,整天无精打采,对什么事情都提不起兴趣,经常失眠,内心觉得压抑,班主任带他来到了心理咨询室。

问题:

如何对小亮进行心理咨询?

一、心理咨询的程序

心理咨询可分为三个阶段:诊断阶段、咨询阶段和巩固阶段。

(一) 诊断阶段

此阶段的内容包括建立咨询关系、收集相关信息、进行心理诊断、制订咨询方案等。

1. 建立良好的咨询关系 建立良好、融洽、和谐的咨询关系是心理咨询成功的首要条件,是取得良好咨询效果的基础。要求咨询者仪表要端庄,接待来询者热情、真诚、理解及无条件尊重。

2. 全面收集来询者的信息 一是来询者的背景资料,如姓名、性别、年龄、学习工作情况、身体状况、家庭情况、个性特征等。二是来询者存在的心理问题。通过来询者的自述和必要的询问,了解来询者个人的主观感受、行为表现、症状等,弄清他们当前究竟被什么问题所困扰,问题的严重程度如何,问题的持续时间有多久,问题产生的原因是什么,并弄清其本人对此有无明确的意识、有无强烈的求助愿望等。

3. 进行心理诊断 心理诊断主要依据对来询者言行举止的观察,从来询者的主诉中获取有关心理状况的信息和资料,谈话时咨询者通过对关键问题的深究和询问,来澄清事实,掌握真实情况。必要时,还可对来询者进行心理测验,以明确问题的性质、程度及类型,加强心理诊断的客观性。在此基础上,咨询者根据自己的专业知识和经验,对来询者心理问题的性质、产生原因、严重程度等做出正确的评估和诊断,进而考虑给予何种方式的指导和帮助。

4. 制订咨询方案 咨询方案应由双方在相互尊重、平等的气氛中共同商定。其内容包括确立咨询目标,明确双方各自特定责任、权利与义务,商定咨询的次数与时间安排,阐明咨询具体的方法、过程和原理,咨询的效果及评价手段,咨询效果的评价手段,明确咨询的费用以及其他问题的说明等。

(二) 咨询阶段

咨询阶段是心理咨询最核心、最重要的实质性阶段,咨询者的主要任务是帮助来询者分析和解决问题,改变其认知、情绪或行为。

(三) 巩固阶段

巩固阶段是心理咨询的结束、总结、提高阶段。这里的结束有两种,一种是一次咨询的结束,另一种是整个咨询的结束。对前者,要做好此次咨询的小结和下次咨询的准备,包括布置家庭作业,商定下次咨询的时间和主题。对后者,要做好咨询的回顾总结,巩固咨询成果,使来询者把学到的东西运用于今后的生活中,提高自己的心理健康水平,还要做好追踪研究。

二、心理咨询的技巧

(一) 无条件尊重

尊重来询者,这不仅是咨询者职业道德的基本要求,也是助人的基本条件。尊重应当体现为对来询者现状、价值观、人格和权益的接纳、关注和爱护。尊重来询者,其意义在于可以给来询者创造一个安全、温暖的氛围,使其最大程度地表达自己,可以唤起对方的自尊心和自信心,可使来询者感到被接纳,获得一种自我价值感。特别是对那些急需获得尊重、接纳、信任的来询者来说,尊重具有明显的助人效果,是咨询成功的基础。

(二) 积极关注

积极关注是指对来询者的言语和行为的积极面予以关注,从而使来询者拥有正向的价值观。凡是助人的工作,首先自己必须抱有一种信念,即来询者是可以改变的。每个人的身上都有潜力存在,都存在着一种积极向上的成长动力,通过自己的努力、外界的帮助,每个人都可以比现在更好。这一观点对于咨询者来说非常重要。因此,咨询者应以积极的态度看待来询者,注意强调他们的长处,有选择地突出来询者的积极方面,利用其自身的积极因素,达到咨询的目标。

（三）耐心倾听

咨询者只有诚恳地、全神贯注地倾听,来询者才有兴趣讲述自己生活中的重要事件。倾听时咨询者要认真、有兴趣、设身处地地听,并适当表示理解。倾听不但要听懂来询者通过言语、表情、动作所表现出来的信息,还要善于发现来询者所省略和隐含的信息。善于倾听,不仅在于听,还要有参与及适当的反应。

（四）善于提问

提问可分为开放式提问与封闭式提问两种类型。开放式提问通常使用"什么""为什么""如何""能不能""愿不愿意"等词来发问,让来询者就有关问题、思想、情感给予详细的说明。而封闭式提问通常使用"是不是""对不对""要不要""有没有"等词提问,来询者常用"是"或"否"来回答。心理咨询时,应将开放式提问与封闭式提问结合使用,但不宜过多使用封闭式提问。

（五）共情

共情是指体验别人内心世界的能力,又称投情、同感心、同理心。咨询者对共情的灵活掌握和运用,既可使心理咨询工作顺利开展,又能帮助建立稳定的咨询信任关系。共情让咨询者设身处地地体验来询者的内心世界,使咨询者能够更加准确地把握来询者的信息,特别是那些暗含在语言之中有意义的情绪化信息;共情让来询者体验到理解、接纳和尊重,这将促进良好密切咨询关系的建立;共情让来询者感受到信任和支持,有助于来询者的自我表达、自我领悟,促进咨询向深层次发展;共情为助人模式进一步的介入铺平道路,这些介入包括确定目标、形成咨询策略和投入行动,以矫正来询者的错误假设和感知。

三、心理咨询的注意事项

（1）咨询者应遵守心理咨询的职业道德,对咨询者来讲,除了具备应有的专业知识、技能和基本的操作外,还要清楚自己的长处与不足,任何一位有丰富经验的咨询者,都不可能解决来询者的所有问题,面对来询者的求助内容,若是自己不熟悉的或没有把握的,应谦虚、坦诚地告诉来询者,并将其介绍给在这方面有经验的咨询者。

（2）一般情况下咨询者不给自己的亲戚、同事、好友等做咨询,因咨询者与这些来询者拥有除治疗关系之外的其他关系,违背了感情限定原则,会影响治疗效果。

（3）来询者智力应无缺损,有一定的文化水平;治疗的目标应明确,具体咨询的内容应合适,有些严重的疾病如精神病者不适宜做心理咨询;来询者应有要求改变自己的愿望;来询者应对咨询者有一定的信任度。

（4）用药问题:心理咨询尤其是医学心理咨询,重点是处理心理问题或心理障碍,强调心理治疗,但并不排斥药物治疗,当来询者存在明显的焦虑、抑郁等症状时,在心理治疗的同时,应用适量的抗焦虑药、抗抑郁药,有利于治疗的顺利进行,可取得更好的治疗效果。

（5）转诊问题:上述提到并非所有心理问题或心理障碍都适合心理治疗,有些来询者疑有器质性疾病,有些来询者存在明显的幻觉、妄想和严重的认知、行为障碍,而咨询者又不熟悉这些专科,应建议其到相关的专科进行检查,以免延误治疗。

→ **项目小结**

心理咨询是咨询者协助来询者解决各类心理问题的过程。咨询的主要对象是健康人群或存在心理问题的亚健康人群。心理咨询的技巧有无条件尊重、积极关注、耐心倾听、善于提问及共情,无论运用何种形式、何种方法技巧,均需遵循助人自助的原则。

项目十六 心理治疗

项目导言

心理治疗是一种以助人为目的的专业性人际互动过程,主要是通过言语的方式和非言语的方式影响患者,使其心理和躯体功能发生积极的变化,达到治疗疾病,促进康复的目的。在治疗师言语、表情、举止行为及特定安排的情景下,患者在认知、情感、意志行为等方面发生变化,便于解决学习、工作、生活、健康等方面的问题。心身医学认为:心理因素贯穿于疾病的整个过程,从患者发病前的易罹患性,即易感倾向,到发病过程,强烈持久的不良情绪因素可导致躯体疾病,躯体疾病又可以出现相应的心理情绪反应。因此,心理治疗已成为临床工作中的一个重要环节,并引起了医务工作者及全社会的普遍关注。

任务一 心理治疗的概述

案例导入

小文,女,17岁,在校学生。在竞选班干部落选后,小文觉得身边的同学们都不喜欢她,一度怀疑自己,食欲减退,夜不能寐,白天昏睡,整天独来独往,非常消极。在心理老师的开导下,小文渐渐找回了自信,又和同学们嬉笑打闹起来。

问题:

(1)案例中的小文的主要心理症状是什么?

(2)为什么要对其进行心理治疗?

一、心理治疗的概念

心理治疗(psychotherapy)是指运用心理学的理论与方法改变患者的认知活动、情绪障碍或行为问题的一种治疗方法。广义层面包括对患者所处环境的改善,患者周围人的语言、行为的影响等一切有助于疾患治愈的方法；狭义的指由心理治疗师专门实施的治疗。

心理治疗适用于临床检查、诊断、医疗的各个科室和环节，但主要适用于治疗以情绪因素起主导作用的疾病，如恐惧症、焦虑症、神经衰弱及具有强迫色彩的神经症。除此之外还包括儿童和成人的行为问题、挫折后的情绪反应、心身疾病、重性精神疾病恢复期、失去劳动能力的慢性病患者等。

二、心理治疗简史

心理治疗作为一门学科虽仅有不到百年的历史，但心理治疗方法却历史悠久，我国传统中医医疗实践中就有"告之以其败，语之以其善，导之以其所便，开之以其所苦"的疏导式心理治疗，有"悲胜怒、恐胜喜、怒胜思、喜胜悲、思胜恐"的情志相胜治疗原则。我国古代流传下来的太极、气功等也包含丰富的心理治疗内容。在西方，心理治疗也有悠久的历史。远在古希腊和古埃及时期，医生就开始重视心理治疗的作用。他们强调整体治疗，使用劝告、音乐、催眠等手段治疗疾病。19世纪末至20世纪初，西方流行麦斯麦的催眠疗法，之后奥地利精神病医生弗洛伊德创立的精神分析疗法也得到广泛传播。20世纪50年代末，行为疗法迅速发展，这些心理治疗的理论与方法现已成为心理治疗中重要的流派。随着心理科学研究的深入，又出现了人本主义的来询者中心疗法、森田疗法、生物反馈疗法等新的理论和方法。20世纪90年代后期，沙盘游戏、漂浮疗法开始兴起。目前心理治疗者不再固守某个方法，而是根据患者情况，灵活选择治疗方法给予患者最好的治疗。

知识链接

华佗神法治太守

心理治疗的方法在中国古代就已得到了应用。据《后汉书》记载，某地有一太守，因忧思郁结患病，久治无效。后请名医华佗诊治，华佗闻得太守的病情后，开了一个奇妙的治疗"处方"，他故意收取了太守的许多珍宝后不辞而别，仅留下一封讽刺太守的信。太守闻讯勃然大怒，命人追杀华佗，但华佗早已远去。太守愈加愤怒，竟气得吐出许多黑血，多年的沉疴顽疾也随之痊愈。华佗正是采用"怒胜忧思"之术治好了太守的"心病"与"身病"。

三、心理治疗的性质

（1）心理治疗是一种人格和行为的改变过程。患者由于有了心理上的异常或不适前来寻求治疗，心理治疗即是在心理治疗师的帮助下，患者改变自己与环境间不平衡的状态。心理治疗所涉及的问题范围非常广泛，如抑郁、焦虑、害羞、厌食、家庭或婚姻不协调等。而改变这些问题的方法和技术也有很多，包括解释、支持、自信心训练、系统脱敏、行为契约等，但没有哪一种方法能解决所有的心理问题。

（2）心理治疗是一种伙伴或同盟关系，是一种合作努力的行为。在心理治疗中，患者从一开始就处于主动的一方。通过治疗，患者逐渐变得越来越具有自主性和自我指导能力，对自己的情感和行为更负责任。因此，心理治疗的设计不在于改变患者，而在于帮助患者自身改变。这与医学上的治疗过程是不同的。

（3）心理治疗是一种学习的过程。心理治疗的基本假设是，个体的情感、认知以及行为都是个体过去生活经历的产物，它们是学习而来的。因此，整个心理治疗的过程就是一个学习的过程，在心理治疗者的帮助下，患者改变以往错误的认知，建立新的观念。

（4）心理治疗是一项产生实效的工作。根据治疗的不同理论倾向，心理治疗可以看作是"心理-社会治疗"，也可以看作是一种特殊教育，又有人把它看作是促进人格自我实现的有效途径。但无论如何，心理治疗都要以最有效、最经济、最有益和最人道的方式改变受困扰的人们。

四、心理治疗的分类

（1）按心理治疗的不同深度分类，可分为支持性心理治疗、教育性心理治疗、重建性心理治疗。

（2）按接受治疗的人数分类，可分为个别心理治疗、集体心理治疗。

（3）论流派分类，可分为精神分析疗法、行为疗法、以人为中心疗法、认知行为疗法、生物反馈疗法、森田疗法等。

（4）按进行的时间长短分类可分为长期心理治疗、短期心理治疗与限期心理治疗等。

> **知识链接**
>
> ### 沙盘游戏
>
> 沙盘游戏是一种心理疏导手段，是使用沙、沙盘，以及有关人或物的缩微模型来进行心理治疗与心理辅导的一种方法。在一个自由、受保护的空间，患者在沙盘里面摆放玩具和模型的时候，实际上就是在表达和呈现他们的情绪和心理状态。这种接触与表达，可促进激活、恢复、转化、治愈、新生的力量，对患者心理健康的维护、想象力和创造力的培养、人格发展和心性成长都有促进。对不容易用语言进行沟通的对象如儿童、有语言障碍者、自闭症患者、抑郁症患者以及比较内向的来询者来说，沙盘游戏是一种很好、很有效的沟通和治疗的方法。

五、心理治疗的原则

各种心理治疗虽然在理论与方法上有很大不同，但都遵守一些一般原则，这些原则如下。

1. 接受性原则　对所有求治的心理"患者"，不论心理疾病的轻重、年龄的大小、地位的高低，初诊和再诊都应一视同仁、诚心接待、耐心倾听、热心疏导、全心诊治。良好的医患关系是一个有力的治疗因素。治疗者只有持对求治者尊重、同情、关心、支持的态度，才能使求治者产生对治疗者的信任，袒露心声，为准确诊断提供依据。

2. 支持性原则　在充分了解求治者心理疾病的来龙去脉和对其心理病因进行科学分析之后，治疗者通过言语与非言语的信息交流，予以求治者精神上的支持和鼓励，使其建立起治愈的信心。反复的支持和鼓励，可防止求治者言行消极，调动求治者的心理防卫机能和主观能动性；对强烈焦虑不安者，可使其情绪变得平稳、安定。在使用支持疗法时应注意：支持必须有科学依据，不能信口胡言；支持时的语调要坚持慎重、亲切可信、充满信心，充分发挥语言的情感交流和情绪感染作用。

3. 综合治疗的原则　由于人类疾病的形成常常是生物、心理和社会因素共同作用的结果，因此，治疗时也应采取药物与心理治疗相结合的综合手段。如精神分裂症患者需要服用抗精神病药与长期支持性心理治疗，当药物干扰患者的学习过程或由于副作用干扰会谈时，则以不用药物为宜。又如对某些恐惧性障碍进行行为治疗时，为不妨碍患者的自身训练，通常不主张给予过多的镇静药。

4. 保密性原则　心理治疗往往会涉及求治者的隐私，这些隐私或牵涉到与他人的矛盾和冲突，或有关个人的工作、荣誉甚至前途，治疗者应严守职业道德，既是取得求治者信任和治疗的关键，也是维护心理治疗本身的声誉和权威性的必要。坚持保密性原则包括治疗者不得将求治者的具体资料公布于众，在学术活动或教学中引用时，也应隐去真实姓名。

5. 个体化原则　心理治疗成功的重要条件之一就是治疗方案的选择，每个治疗方案都有它的特殊性，治疗者要根据求治者不同的年龄、性别、人格特征、文化背景等采取不同的治疗方法、步骤，因人、因时、因地、因事而异。

6. 中立性原则　心理治疗的目的是帮助求治者自立和自我成长，在治疗过程中，治疗者不能以自己的人生经历和价值观来作为参照，或将个人情绪带到治疗中，对治疗中涉及的问题应保持客观、中立，只有这样才能对求治者的情况进行客观分析，对其问题有正确的理解并有可能提出适宜的处理办法。

7. 发展性原则　个体在成长过程中，需要、动机、思维、情感、对事物的认识等心理要素总处在变化中，在心理治疗过程中，求治者的心理状况随着治疗的进展出现变化。治疗者要用发展的眼光捕捉求治者细微的变化，根据新的情况灵活调整治疗方案，因势利导或防患于未然，才会使治疗向好的方向顺利发展。

任务二　心理治疗的常用方法

案例导入

吴某,男,18岁,学生。因学习压力大,近半年来一直感觉很焦虑,难以集中精神,对学习产生了厌烦心理,甚至一开始做题就感觉头痛难忍,去医院检查后并无躯体疾病。

吴某 90 项症状自评量表(SCL-90)的测试结果

总分	躯体化	强迫症状	人际关系敏感	抑郁	焦虑	敌对	恐惧	偏执	精神病性	阳性项目数
187	2.3	0.8	1.4	3.3	2.4	1.1	1.8	1.2	1.6	56

抑郁自评量表(SDS)的测试结果:得分82分(按照中国常模结果,SDS标准分的分界值为53分)。

问题:

吴某的主要心理症状是什么?严重程度如何?应如何进行心理治疗?

一、精神分析疗法

(一)基本理论

精神分析疗法由弗洛伊德创立,它内容庞杂,包括潜意识理论、人格理论、性欲理论及精神防御理论等方面。其理论要点综述如下。

(1)人的心理活动分为意识、前意识和潜意识(又称无意识)三个部分。其中意识指人能够感觉的心理活动,前意识指人平时感觉不到,可以经过努力回忆和集中精力而感觉到的心理活动,潜意识是指人感觉不到,却没有被清除而是被压抑了的心理活动。弗洛伊德认为,许多心理障碍的形成,是由于那些被压抑在个人潜意识当中的本能欲望或意念没有得到释放的结果。

(2)人格由"本我""自我"和"超我"三个部分组成。其中"本我"是个人原始、本能的冲动,如食欲、性欲、攻击欲、自我保护等,依照"快乐原则"行事。"自我"是个人在与环境接触中由"本我"衍生而来的,依照"现实原则"行事,并调节"本我"的冲动,使个体趋于采取社会所允许的方式行事。"超我"是道德化的自我,它依照"理想原则"行事,是人格的最高层次,也是良知与负疚感形成的基础。弗洛伊德认为,"本我""自我""超我"之间的矛盾冲突及协调构成了人格的基础,若要维持心理健康,就必须协调好三者的关系。

(3)人在维护自我的心理健康时,常对生活中的烦恼和精神痛苦采取某些自圆其说或自欺欺人的方法,以求心灵的安慰。弗洛伊德将这些认识方法称作"心理防御机制",包括压抑、反向、合理化、投射、转移、升华及理想化等方式。弗洛伊德认为,心理防御活动多是无意识的,对人的心理健康既可起积极作用,也可起消极作用。

(二)方法

为使人们领悟其心理障碍的根源,人们需要接受精神分析的治疗,通过移情关系的建立来重塑人格。在这当中,治疗师通常使用自由联想、梦的解析、催眠、释梦等技巧来疏解思考"本我"与"超我"时遇到的冲突,减轻"自我"的压力,更好地面对现实。

1. 自由联想　治疗师要求求治者在完全放松的情况下,毫无保留地讲出他的一切想法,包括正在想的事情、突然出现的想法和念头,甚至那些不合逻辑、不好意思讲出来的想法,甚至童年时所经历的挫折和精神创伤。通过自由联想,求治者潜意识的大门不知不觉被打开,潜意识内的心理冲突逐渐被带入到意识领域。治疗师通过分析,找到这些冲突的内在联系,从而了解求治者无意识的活动,让求治者对此领悟并重新建立现实的、健康的心理。

2. 梦的解析 梦的解析是心理分析的重要手段,在睡眠时,由于自我防御作用松弛,被压抑的愿望和冲动进入意识。对梦的解析不仅能了解潜意识的心理过程和内容,而且能了解那些被压抑、在自我防御活动时才表现出来的心理过程和内容。但梦境只是潜意识心理冲突与自我监察能力之间对抗的一种妥协,并不能直接反映客观现实。这需要心理治疗师运用自由联想法进行释梦,以便了解潜意识的内容。

3. 移情 在精神分析中,移情是治疗的重要环节。求治者将其早年获得的对某人的体验、态度或行为方式转移到他人身上的心理现象。求治者将治疗师看成是与其心理冲突有关的某人,把怨恨不自觉转移到治疗师身上,为负移情;若把治疗师当成喜欢的、热爱的对象则为正移情。一些问题只有在移情中才能表现出来。移情使求治者重新经历并在与治疗者移情的关系中重新面对未解决的冲突,治疗师通过对移情的分析来了解求治者的本质问题,帮助求助者进一步认识自己并给予恰当的疏导,使移情成为治疗的动力。

4. 阻抗 阻抗是一种无意识的心理过程,目的是防止受压抑的冲突意识化,求治者的抗拒可能正是其问题所在。阻抗表现:求治者对治疗师的能力表示怀疑,在治疗过程中沉默不语,不愿讲述自己真实的想法等,对治疗者表现出完全顺从,强调躯体症状也是阻抗的表现。对阻抗进行分析从而解除阻抗是心理治疗的中心任务之一。

二、行为治疗

行为治疗是以实验心理学、神经生理学、控制论及学习心理学的成果为基础,通过对求治者学习的适当奖惩,调整、改变其原来的不良行为,建立良好行为的一种治疗方法。

(一)基本理论

人的各种行为都是从外界环境中获得的,各种心理的异常以及躯体症状,不仅是某种疾病的表现,也是一种异常的行为,求治者可以通过学习和训练,改变原来的异常行为,代之以健康行为,从而治愈疾病。

(二)主要方法

1. 系统脱敏法 又称交互抑制法,其基本思想为将一个可引起微弱焦虑的刺激暴露在处于全身松弛状态下的求治者面前,使其逐渐失去引起焦虑的作用。例如,在松弛状态下,让求治者像过去一样想象引起恐惧、焦虑的场面(刺激),这种刺激的强度要分成不同的焦虑等级,然后从最弱的刺激做起,逐步递增,使其在松弛中成功地抑制焦虑反应。这可使想象中的焦虑缓解,然后经泛化,扩展到对现实的刺激也不再感到恐惧和焦虑。其程序如下。

第一步:建立焦虑或恐惧的等级层次。

把各种能引起求治者产生焦虑的刺激或事件收集记录下来,并由患者根据自己的实际感受从弱到强排列成不同的等级,即"焦虑层次",其包含的刺激或事件不宜太多,一般在 10 个左右。表 16-1 所示为某幽闭恐惧症患者的焦虑等级量表。

表 16-1　某幽闭恐惧症患者的焦虑等级量表

刺　　激	焦 虑 等 级
独自一人在家	1
在医院候诊大厅等候看病	2
到商店买东西	3
在关闭的公共电话亭打电话	4
乘坐公共汽车	5
乘火车	6
乘电梯	7
乘飞机	8

第二步:训练求治者松弛肌肉。

放松训练是以一定的指导语使求治者集中注意力,调节呼吸,使肌肉得到充分放松,从而调节中枢神经系统兴奋性的方法。要求求治者首先学会体验肌肉紧张与肌肉松弛间感觉上的差别,以便能主动掌握松弛过程,然后根据指导语进行全身各部分肌肉先紧张后松弛的训练,直到能主动自如地松弛全身的肌肉。除正常训练外,还要给求治者布置家庭作业,使求治者能在日常生活环境中随意放松。

第三步:系统脱敏。

让求治者在肌肉松弛的情况下,从最低层次开始,想象产生焦虑、恐惧的情境。如果在想象恐惧的情境时,肌肉仍能保持松弛,也没有引起焦虑反应,就往高一层次的恐惧情境想象。假如在想象某一层次的情境时,因焦虑肌肉不能保持松弛,则继续想象这一层次的情境,并进行肌肉松弛训练,直到焦虑消失、肌肉松弛,然后再进行高一层次的想象。如此直至在想象使求治者最恐惧的情境时,求治者仍可保持肌肉松弛。

第四步:现场脱敏。

按焦虑事物的分级表逐渐想象、放松完成后,将新建立的反应过渡到真实的环境中再逐渐训练,巩固疗效。

2. 厌恶疗法 又称厌恶性条件法,其做法是将欲戒除的目标行为(或症状)与某种惩罚性的或不愉快的刺激结合起来,使求治者最终因感到厌恶而戒除或减少目标行为的一种行为治疗技术。作为厌恶性的刺激,可以是药物、电击,也可以是想象中的厌恶刺激,这些都可以矫正不良行为。

药物厌恶法是将利用催吐药物造成难以忍受的呕吐、发颤等症状与要戒除的不良行为结合,从而矫正不良行为,可用于治疗酗酒、吸烟及某些性行为变态。以酗酒为例,按照经典条件反射实验过程,根据酗酒者个人的生活习惯,在求治者最喜欢饮酒的时刻,先让其服用吐根碱或注射阿扑吗啡,在即将出现恶心、呕吐时,让求治者饮酒一杯,使其发生强烈的恶心、呕吐等厌恶反应。这样每天一次,直到求治者只要见到酒,就会出现对酒厌恶、恐惧而逃避,最终达到戒酒的目的。

电击厌恶法即采用疼痛性电击作为厌恶性刺激。由于电击厌恶法技术操作较为简便,刺激的强度和持续的时间等较容易控制,可广泛应用于治疗性变态、酗酒、吸烟及神经症中的强迫行为。电击厌恶法治疗可先在治疗室进行,让求治者想象引起快感的某种行为情境,当求治者在想象中产生快感时示意治疗者,治疗者即施以电击。在治疗室取得一定疗效之后,求治者可以把电击装置带回家中,或利用随身携带的电刺激盒在其他环境中自己进行。

想象厌恶法是指由治疗者口述某些厌恶情境,与求治者想象中的不良行为情境联系起来。例如,可指导某些性变态患者,每当其出现不良的欲望或行为时,立即让其闭上眼睛,想象被人当场抓住,受到批评、判刑的场面,想象在这种场合如何身败名裂、无地自容、羞愧难忍,如何面对亲朋好友。想象厌恶法对有一定文化素养并决心戒除性心理变态的求治者来说非常有效。

但需注意,厌恶疗法的对象必须有医学上的适应证,使用的厌恶刺激方法必须在法律许可的范围内,符合人道主义原则。

3. 暴露疗法 也称冲击疗法,系统脱敏采取的是循序渐进的方法,所需治疗时间较长,而暴露疗法正好相反,开始便让求治者面对其最担心和焦虑的场景,由于求治者担心的事情并没有发生,心态便会稳定下来,在短时间内可取得治疗效果。需注意,暴露疗法不宜随便应用,实施过程中一定要有人陪同,对患有心脏病、癫痫等重大躯体疾病的求治者不宜实施。

知识链接

强迫症的消极练习法

一强迫性洗手的求治者,每天洗十次手,每次洗手 10 分钟,感到十分痛苦,治疗者安排求治者每天洗十几次手,每次洗手时间延长至 20 分钟。求治者起初很乐意,不久就认为洗涤时间过长导致非洗不可的念头减退。于是要求治疗者减少洗涤的时间,但未得到治疗者的允许,求治者开始感到洗手是一种负担,最终强迫性洗手症状得以改善。

消极练习法是通过多次重复一个动作引起累计性抑制,主要用于习惯性肌肉抽动、口吃、强迫症的治疗。

三、认知疗法

（一）基本理论

认知疗法是以改变患者对某些事物的认知为主要目标的一类治疗方法。认知理论认为人们的情感、行为及其反应，均与认知有关。认知是心理行为的决定因素，心理障碍是各种内部和外部不良刺激所致。面对同一事件，有的人出现心理障碍，而有的人却没有，原因之一是人们对事件的认知和评价不同。因此，通过纠正错误的认知，便可连带改善情感与行为。例如，通过提高对自身价值的认识，使情感与行为表现得更自信。认知疗法就是通过改变人的认知和由认知形成的观念，来纠正患者的心理障碍和适应不良。

（二）方法

1. 理性情绪疗法　由美国心理咨询专家阿尔伯特·艾利斯（Albert Ellis）创立于 20 世纪 50 年代，其要点为人既是理性的，又是非理性的。人的精神烦恼和情绪困扰大多来自其思维中不合理、不符合逻辑的信念。它使人逃避现实、自怨自艾，不敢面对现实中的挑战。当人们长期坚持某些不合理的信念时，便会导致不良的情绪体验。而当人们接受更加理性与合理的信念时，其焦虑与其他不良情绪就会得到缓解。

人的不合理信念主要有三个特征：①"绝对化要求"，即对人或事物有绝对化的期望与要求，非此即彼；②"过分概括"，即对个别事情一切情境的一般性结论，以偏概全；③"糟糕透顶"，即对一些挫折与困难做出强烈的反应，并产生严重的不良情绪体验。凡此种种，都易使人对挫折与精神困扰做出自暴自弃、自怨自艾的反应。

"ABC 理论"：在诱发事件 A（activating event）、个人对此所形成的信念 B（belief）和个人对诱发事件所产生的情绪与行为后果 C（consequence）三者中，A 对 C 只起间接作用，而 B 对 C 起直接作用。换言之，一个人情绪困扰的后果 C，并非是由事件起因 A 造成的，而是由人对事件 A 的信念 B 造成的。所以，信念 B 对于个人的思想、行为、方法起决定性的作用。

"理性情绪疗法"的目的在于帮助求治者认清其思想中的不合理信念，建立合乎逻辑、理性的信念，以减少个人的自我挫败感，对个人和他人都不再苛求，学会容忍自我与他人。一般分为四个阶段：①心理诊断阶段，确认心理问题的性质及求治者的情绪反应，制订治疗目标；②领悟阶段，让求治者认识自己不适当的情绪行为表现，找出引起症状的非理性信念；③修通阶段，通过与求治者辩论，使其放弃导致症状的非理性信念，调整认知结构；④再教育阶段，探查是否还存在其他非理性信念，强化理性思维，使之成为习惯并予以巩固。

2. 贝克（Beck）认知行为疗法　其基本假设是求治者存在的心理问题是由其错误的思维导致现实经验与认知不符的结果，贝克把认知因素引入行为疗法，在行为矫正的同时，改变求治者的认知活动，发展了认知行为疗法，从而改变了行为疗法只重视客观现象而忽视主观体验的传统倾向。

贝克认知行为疗法是以哲学家苏格拉底的对话和指导为核心的。苏格拉底式对话是让求治者先说出自己的观点，然后依据对方观点进行推理，最后引出对方思维的荒谬之处，使之心服口服。其基本技术包括：①识别自动负性思维，治疗者通过提问、指导想象或角色扮演等方法识别求治者介于外部事件与不良情绪之间的那些思维；②识别认知错误，治疗者应听取和记录求治者的自动思维，归纳总结出共性；③真实性检验，采用言语盘问法和行为实验，使求治者认识到其原有的观念不符合实际并能自觉加以改变。

📖 **知识链接**

杯 弓 蛇 影

晋朝名士乐广的一个朋友到乐广家做客，饮酒时隐约看到一条小蛇在杯中蠕动，但碍于情面还是把酒喝了，谁知回家后一病不起。乐广探病时问及病因，朋友才说出缘由，原来是自从在乐广家喝了有蛇的酒后肚子一直不舒服，越想越怕，以致久病不愈。乐广回家后苦思良久，再次邀请朋友到家中做客，请其坐在原位，在其面前放一杯酒，其友惊呼又见小蛇，乐广取下墙上的蛇形弓，问小蛇还在否？朋友再看杯中已无蛇影，乃知是弓的影子，其病不治自愈。乐广并没有向他的朋友解释说明，而是用事实检验，让朋友亲自体验到认知的错误，达到了豁然开朗、疾病不治而愈的效果。这个故事生动地说明了真实性检验对转变认知的效果。

四、来访者中心疗法

（一）基本理论

由罗杰斯创立。这一疗法强调建立具有治疗作用的咨询关系，以真诚、尊重和理解为其基本条件。罗杰斯认为，当这种关系存在时，个人对自我的治疗就会发生作用，而其在行为和人格上的积极变化也会随之出现。所以，治疗者应该与求治者建立相互平等、相互尊重的关系，使求治者处于主动的地位，学会独立决策。其要点如下。

（1）人都有能力发现自己的缺陷和不足，并加以改进。所以心理治疗的目的，不在于操纵一个人的外界环境或其消极、被动的人格，而在于协助求治者自省自悟，充分发挥其潜能，最终达到自我的实现。

（2）人都有两个自我：现实自我和理想自我。前者是个人在现实生活中获得的自我感觉，而后者则是个人对"应当是"或"必须是"等的自我概念。两者之间的冲突导致了人的心理失常。人在交往中获得的肯定越多，自我冲突就越少，人格发展也越正常。

（二）治疗的条件

在操作技巧上，这一疗法反对操纵或支配求治者，主张在谈话中采取不指责、不评论、不干涉的方式，鼓励求治者言尽其意，直抒己见，以创造一个充满真诚、温暖和信任的气氛，使求治者放开自我。

1. 无条件的积极关注和尊重 治疗者要无条件地接受求治者，包括其是非标准、人生观和价值观。

2. 通情 即感同身受，是指治疗者能暂时生活在求治者的生活中，不带任何偏见和评价，设身处地按照求治者看待世界的方式去理解他的行为。治疗者要适时针对求治者的情感反应将其说过的话加以复述或把他的情感体验表达得更明确、具体。这使求治者聆听到自己的声音，并感到"这个人似乎明白我的感情，他的理解让我反思自己，我发觉我的感情并不可怕"，从而使求治者变成治疗者，达到治疗的效果。

3. 真诚一致 治疗者必须是一个真诚、一致的人，这是治疗的最基本条件。真诚的治疗者不仅是仁慈、友好的，还应是有着挫折、矛盾、愤怒等情感的完整的人。在治疗过程中，治疗者让求治者自然表露情感，同时，让求治者体会到治疗者的真诚，从而对治疗者产生信任。

五、积极心理治疗

（一）基本理论

积极心理治疗中积极是指治疗并非以消除求治者的症状为首要目标，而是从人的发展的可能性和能力出发，强调每个人的潜能在解决心理问题中的重要性，主要注重激发求治者身上存在的种种能力和自助潜力。积极心理治疗是多种心理治疗流派的理论与方法的整合，并在治疗中借助东方神话、寓言等讲故事的形式提供跨文化的观点，使求治者能从比喻的角度认识自己的问题，是一种东西方文化相结合的治疗模式。

（二）方法

积极心理治疗的方法包括五阶段的主导疗法和讲故事形式的辅助疗法。

1. 五阶段的主导疗法 以解决冲突为中心，以现实能力为依据的治疗方法。分为观察和保持距离阶段、调查阶段、处境鼓励阶段、语言表达阶段、扩大目标阶段。

（1）第一阶段（观察和保持距离阶段）：在该阶段，治疗者要帮助求治者获得从一定的距离来看待自己处境的能力。治疗中，求治者往往对自己的处境及冲突伙伴只做一般化的陈述，诸如，"我反感他，讨厌他""他让我无法忍受，我们两个合不来"等。这种陈述充满了消极的感情色彩，并没有同具体的行为方式以及出现这些行为方式的场合联系起来，所以治疗者要帮助求治者克服上述情况，放弃对冲突伙伴的批评态度，重新学习和看待伙伴关系。由于求治者在冲突情境和关系中看不到冲突以外的其他东西，因此求治者在观察和保持距离阶段进行重新学习的目的就是要找到其他的可选态度和行为方式。

（2）第二阶段（调查阶段）：调查阶段以求治者为中心。求治者根据鉴别分析调查表，确定自己及冲突伙伴在哪些行为领域具有积极品性，在哪些行为领域具有消极品性，得到自己和冲突伙伴在品性、行为方式和能力方面较为系统而全面的图像。

（3）第三阶段（处境鼓励阶段）：处境鼓励阶段以求治者为中心，由其直接充当自己的周围环境，尤其是充当自己冲突伙伴的治疗者。让求治者同自己的冲突伙伴建立起新型的、信任的关系,要求求治者学习冲突伙伴身上的积极品性。具体做法是放弃对冲突伙伴的消极品性的批评,只对对方表现出来的积极品性进行鼓励,这种与习惯相反的新做法有助于建立新的伙伴关系。

(4) 第四阶段(语言表达阶段):人际关系障碍的一个重要特点是人际沟通出现了问题。语言表达阶段的特点,就是让冲突双方努力消除他们之间存在的误解。礼貌与诚实的关系是语言表达阶段的关键冲突。治疗者在这个阶段要帮助求治者确立一个以"礼貌—诚实"这个关键冲突为核心并有具体内容的鉴别和练习规划。治疗者并不仅仅是让求治者掌握一些有效的新技术以克服人际沟通的障碍,还要向求治者揭示其冲突的具体内容。

(5) 第五阶段(扩大目标阶段):扩大目标阶段的具体治疗内容就是帮助求治者克服对自己目标的限制。例如,治疗者要求求治者不仅要注意自己冲突伙伴的准时性,而且也要注意他的诚实、勤奋、条理等现实能力。简言之,扩大目标阶段的任务是消除求治者视野的狭隘性,努力发现和追求新的、过去从未体验过的目标。

2. 讲故事形式的辅助疗法　东方神话和寓言曾经以民间的娱乐消遣和教育的形式,对人们的生活发挥了指导作用。在心理治疗过程中,求治者往往不愿意放弃自己的基本观念。而讲故事的方式可以充当治疗者与求治者之间的媒介,使求治者能够放弃神经症的保护机制,缓解治疗中观念的对立。通过讲故事,治疗者向求治者提供了处理冲突的补充观念或反观念,在轻松、友好的气氛中,容易得到求治者的认同。

六、森田疗法

(一)理论基础

森田疗法是 1920 年日本森田正马教授倡导并由其弟子高良武久继承发展的一种治疗神经症的方法。森田认为神经症的基础是共同的素质倾向(疑病素质),当患者出现某些症状时,注意力就越集中在这些症状上,因而形成恶性循环,森田称之为精神交互作用。森田疗法的治疗要点在于认清求治者疑病素质和打破精神交互作用的恶性循环,让求治者把自己的精神能量转向外界,从而摆脱内心冲突。治疗原则是"顺其自然、为所当为"。森田疗法顺其自然的含义:①认识情感活动的规律,接受不安等令人厌恶的情感。②认识精神活动的规律,接受自身可能出现的各种想法和观念。③认清症状形成和发展的规律,接受症状。④认清主观和客观之间的关系,接受事物的客观规律。

知识链接

森田疗法的起源

森田正马于 1874 年 1 月 18 日出生在日本高知县农村一位小学教师的家庭里,他小时候由于家庭强迫学习出现学校恐惧症。在他 7 岁时,家庭连遭不幸,祖母、祖父相继过世。他偶然在日本寺庙里看到了彩色地狱壁画,这些可怕的壁画在他幼小的心灵中留下了深深的烙印,这就是后来森田理论中关于"死的恐怖"一说的来源。森田正马自幼就有明显的神经质倾向,在高中和大学初期,森田正马被诊断有神经衰弱和脚气病,需经常服药治疗,但父母曾因农忙忘记给森田正马寄生活费,造成森田正马误解。之后他放弃一切治疗,拼命地学习,结果取得了意想不到的好成绩,脚气病和神经衰弱等症状也不知不觉消失了。森田正马在自己的切身痛苦体验中发现"放弃治疗的心态"对神经质具有治疗作用,并且提出神经质的本质论,包括疑病素质论。更重要的是,他把多年来对神经质者的观察与自己的体验相对照,广泛阅读文献,通过实践验证了各种治疗方法,并将安静疗法、作业疗法、理疗、生活疗法等方法的合理组合,提出了自己独特的心理疗法。

(二)治疗方法

森田疗法分为住院治疗和门诊治疗两种方式。

1. 住院治疗

(1) 第一期:绝对卧床期,一般为 4～7 天。在此时间内,禁止患者会客、读书、谈话、抽烟、听收音机等,除了洗脸、吃饭、上厕所之外,保证绝对卧床。通常,患者最初住院后,情绪可暂时安定;但随着终日卧床,会出现各种想法,并会怀疑治疗的效果和出现对卧床难以忍受的情况。继续卧床,求治者可以尽可能地去想自己的一切,继而进入无聊期,总想立即起床干点什么。于是进入治疗的第二期。

(2)第二期:轻工作期,一般为3～7天。此期禁止外出、看书,仍不允许患者与别人过多交谈。夜间的卧床时间规定为7～8小时,白天可在室外做些轻微的劳动或在室内进行工艺劳动,以室外活动为主。此期第3天开始让求治者写日记,引导求治者关注疾病以外的事物。主要目的是让求治者逐步恢复体力,通过前面的无聊期,促进其自发行动,渴望得到较多、较重的工作,即可进入治疗的第三期。

(3)第三期:重工作期,一般为3～7天。在这期间仍不过问患者症状,只让其努力工作。此期劳动强度、作业量均已增加,工作或作业包括除草、帮厨、清理环境、做农活、做木工活、工艺劳动等。此期的主要目的在于通过努力工作,使患者体验完成工作后的喜悦,培养忍耐力。在这期间学会对症状置之不理,进一步将精神活动能量转向外部世界。

(4)第四期:生活训练期,又称回归社会准备期,一般为1～2周。此期根据患者的具体情况,白天允许他回到原工作环境或学校,或在医院参与某些管理工作等较复杂的社会活动;每晚仍回病房并坚持记治疗日记。其目的是使患者在工作、人际交往及社会实践中进一步体验顺应自然,为回归社会做好准备。

2. 门诊治疗 森田疗法门诊治疗适合于那些症状既不是很轻,也不是很重的患者。根据森田疗法的精神,门诊患者心理治疗的要点:为其进行详细体格检查,解除患者的疑虑,排除躯体疾病的可能;指导患者接受症状,顺其自然地接受并肯定其存在,绝不可企图排斥它;嘱咐患者要带着"症状"去从事日常活动,使患者把对痛苦的注意转向无意注意,痛苦的体验便会在意识中消失或减弱;做"愚者",不要把"症状"挂在心上,尤其不要向亲友谈症状;治疗者按时批阅患者的治疗日记并还给他,让其下次再写再交。

七、生物反馈治疗

生物反馈治疗是在行为疗法基础上发展起来的一种治疗技术。求治者在电子仪器的帮助下,将正常属于无意识的生理活动如内脏运动、腺体分泌,通过学习纳入意识的控制范围。患者必须了解生物反馈的原理和各种仪器的使用方法,坚持练习,探索成功的经验。例如,肌电生物反馈治疗是将体表引导电极置于前额或前臂,通过肌电生物反馈治疗仪将肌电信号叠加输出,转换成求治者能直接感受的反馈信息,如数字、声响等,使之了解自己的身体状态,并根据反馈信息对骨骼肌进行放松训练,矫正不正常的生理变化。生物反馈治疗可用于各种紧张、失眠、焦虑,以及某些心身疾病,如紧张性头痛、高血压等的治疗,也可用于瘫痪患者的康复治疗。

知识链接

心理剧疗法

心理剧疗法是创造性心理治疗的一种方法。它强调个体的自发性和创造性的发展,通过演出促进个体成长并且最大限度地挖掘个体的创造性潜能,以使其能够有效地面对生活中的挑战和机遇。心理剧参与者通过模拟求治者过去、现在和将来的生活场景,演出其思想、感受、人际关系或者梦想。在演出的过程中,参与者可以发泄或者控制自己的情感。随着剧情的发展,他们最终能够学会抵制不当的情感反应与行为模式,转而模仿一种正确的行为方式。心理剧在改善求治者的社会适应,调整人际关系模式,解除其症状和痛苦,以及促进人格成长和发展上有显著而独特的疗效,适用于心理障碍儿童、青少年、老年人,弱智者、精神病患者和罪犯的治疗中。

→ 项目小结

运用心理治疗干预疾病和心理问题,是现代医学临床工作中的一部分,其目的是解决求治者面对的心理困难,改善焦虑、忧郁等精神症状,改善求治者的非适应性行为,从而促进其人格成熟,使求治者能以较适当的方式处理问题,以适应生活。心理治疗的方法多样,大多可纳入人本主义、行为主义、精神分析、系统论这四大主流体系。各种流派和理论的心理治疗方法各有所长,但都必须遵循一些基本原则,现代的心理治疗大多不拘泥于某一流派或坚持某种单一的治疗方法,而是根据综合性原理,灵活选择、综合应用适合求治者的方法,以达到最佳的治疗效果。

→ 模块结语

心理护理技能是护士的必备技能。正如一句名言所说:心理护理技能如同一把钥匙,可以打开每个人内心深处的大门。掌握了心理护理技能,我们便能够成为心与心沟通的使者,成为他人心灵的港湾。

→ 模块检测

思考与练习

(牛光辉 王肖红)

实践指导

实践四 焦虑自评量表调查实验

【实验目的】

熟悉该量表的测试方法和应用价值;在掌握测试方法的基础上,对临床上如何选择和使用该量表,起到指导性的作用。

【实验原理】

焦虑自评量表(self rating anxiety scale,SAS)由 Zung 教授编制(1971 年),是一种分析患者主观症状相当简便的临床工具。SAS 适用于具有焦虑症状的成人,具有广泛的应用性。国外研究认为,SAS 能够较好地反映有焦虑倾向的精神病患者的主观感受。近年来 SAS 是咨询门诊中了解焦虑症状的自评工具。

【实验工具】

焦虑自评量表;纸、笔及计算器。

【实验程序】

第一步:对焦虑自评量表中的 20 个项目进行如实回答。

第二步:计算分数。

正向记分题的 A、B、C、D 按 1、2、3、4 分记分;反向记分题(标注 * 的题目:5、9、13、17、19)的 A、B、C、D 按 4、3、2、1 分记分。将 20 题所得分数相加得到总分,总分乘以 1.25 即得标准分(标准分取整数)。

第三步:分析结果,撰写实验报告。

【实验结果】

低于 50 分者为正常。

50～59 分者为轻度焦虑。

60～69 分者为中度焦虑。

69 分以上者为重度焦虑。

【实验分析讨论】

根据焦虑自评量表的测试结果,分析焦虑的原因,提出减少焦虑的具体措施。

实践五　抑郁自评量表调查实验

【实验目的】

本实验目的的是熟悉该量表的测试方法和应用价值,在掌握测试方法的基础上,对如何在临床上选择和使用该量表,起到指导性的作用。

【实验原理】

抑郁自评量表含有 20 个项目,每个项目采用 4 级评分,原型是 Zung 的抑郁量表(1965 年)。其特点是使用简便,并能相当直观地反映抑郁患者的主观感受。抑郁自评量表主要适用于具有抑郁症状的成人,包括门诊及住院患者。

【实验材料】

抑郁自评量表;纸、笔及计算器。

【实验程序】

第一步:对抑郁自评量表中的 20 个项目进行如实回答。

第二步:计算分数。

正向记分题的 A、B、C、D 按 1、2、3、4 分记分,反向记分题(标注 * 的题目:2、5、6、11、12、14、16、17、18、20)的 A、B、C、D 按 4、3、2、1 分记分。将 20 题所得分数相加得到总分,总分乘以1.25即得标准分(标准分取整数)。

第三步:分析结果,撰写实验报告。

【实验结果】

低于 53 分者为正常。

53～62 分者为轻度抑郁。

63～72 分者为中度抑郁。

72 分以上者为重度抑郁。

【实验分析与讨论】

根据抑郁自评量表的测试结果,分析抑郁的原因,提出减少抑郁的具体措施。

实践六　放松疗法训练

【实验目的】

通过训练有意识地控制自己的心理和生理活动,降低唤醒水平,改善机体紊乱状态。

【实验原理】

一个人的心情反应包含"情绪"与"躯体"两部分。假如能改变"躯体"的反应,"情绪"也会随着改变。躯体的反应,除了受自主神经系统控制的"内脏内分泌"系统的反应不易随意操纵和控制外,受随意神经系统控制的"随意肌肉"反应,则可由人们的意念来操纵。也就是说,经由人的意识可以控制"随意肌肉",再间接地把"情绪"松弛下来,建立轻松的心情状态。

【适应证】

放松疗法训练对焦虑情绪及以交感神经紧张为主要症状的心身疾病或心理、生理疾病具有治疗或辅助治疗作用。其适应证包括焦虑症、强迫症、恐惧症等神经症,失眠,疼痛,性功能障碍,高血压、冠心病、支气管哮喘、消化性溃疡等心身疾病。对于某些慢性病,放松疗法训练也有助于恢复健康。

【实验准备】

可在安静整洁、光线柔和、周围无噪声的教室或实验室进行。训练前需准备用于放松疗法训练的视听影像资料。

【实验程序】

第一步:治疗者讲解放松疗法训练的注意事项和动作要点。

第二步:在指导进行放松疗法训练时,治疗者说话声音要低沉、轻柔、温和,让患者舒适地靠坐在沙发或椅子上,闭上眼睛。

第三步:通过治疗者的指导练习放松。

"现在找一个舒服的体位坐下,请注意在紧张与放松之间有所停顿。"

"现在我来教你如何使自己放松。为了让你体验紧张与放松的感觉,你先让你身上的肌肉群紧张起来,再放松。请你用力弯曲你的前臂,同时体验肌肉紧张的感受(大约 10 秒)。然后,请你放松,一点力也不用,尽量放松,体验紧张、放松感受上的差异(停顿 5 秒)。这就是紧张和放松。下面我将让你逐个使身上的主要肌肉群紧张和放松。从放松双手开始,然后双脚、下肢、头部,最后是躯干。"

现在开始放松疗法训练。

(1)"深深吸进一口气,保持一会儿(大约 15 秒)。好,请慢慢把气呼出来,慢慢把气呼出来。(停一停)现在我们再来做一次,请你深深吸一口气,保持一会儿(大约 15 秒)。好,请慢慢把气呼出来,慢慢把气呼出来(停一停)。"

(2)"现在,伸出你的前臂握紧拳头,用力握紧,注意你手上的感受(大约 15 秒)。好,现在请放松,彻底放松你的双手,体验放松后的感觉,你可能感到沉重、轻松,或者温暖,这些都是放松的标志,请你注意这些感觉。(停一停)我们现在再做一次。"(同上)

(3)"现在,先用力弯曲绷紧双臂肌肉,保持一会儿,感受双臂肌肉的紧张(大约 15 秒)。好,放松,彻底放松你的双臂,体会放松后的感受。(停一停)现在我们再做一次。"(同上)

(4)"现在我们放松头部肌肉。请皱紧额头的肌肉,皱紧,皱紧,保持一会儿(大约 5 秒)。好,放松,彻底放松。(停一停)现在,转动你的眼球,从上,至左、至下、至右,加快速度。好,现在朝反方向旋转你的眼球,加快速度,好,停下来,放松,彻底放松。(停一停)现在,咬紧你的牙齿,用力咬紧,保持一会儿(大约 15 秒)。好,放松,彻底放松。(停一停)现在,用舌头顶住上颚,用劲上顶,保持一会儿(大约 15 秒)。好,放松,彻底放松。(停一停)现在,收紧你的下巴,用力保持一会儿(大约 15 秒)。好,放松,彻底放松。(停一停)我们再做一次。"(同上)

(5)"现在,请放松躯干上的肌肉群。请向后扩展你的双肩,用力向后扩展,用力扩展,保持一会儿(大约 15 秒)。好,放松,彻底放松。(停一停)我们再做一次。"(同上)

(6)"现在,向上提起你的双肩,尽量使双肩接近你的耳垂。用力上提双肩,保持一会儿(大约 15 秒)。好,放松,彻底放松。(停一停)我们再做一次。"(同上)

(7)"现在,向内收紧你的双肩,用力收,保持一会儿(大约 15 秒)。好,放松,彻底放松。(停一停)我们再做一次。"(同上)

(8)"现在,请抬起你的双腿,向上抬起双腿,弯曲你的腰部,用力,保持一会儿(大约 15 秒)。好,放松,彻底放松。(停一停)我们再做一次。"(同上)

(9)"现在,绷紧臀部肌肉,会阴部位用力向上提,保持一会儿(大约 15 秒)。好,放松,彻底放松。(停一停)我们再做一次。"(同上)

(10)"现在,放松你大腿的肌肉。请用脚跟向前向下压紧地面,绷紧大腿肌肉,保持一会儿(大约 15 秒)。好,放松,彻底放松。(停一停)我们再做一次。"(同上)

(11)"现在,放松你小腿部位的肌肉。请你将脚尖用力上翘,脚跟向下向后紧压地面,绷紧小腿上的肌肉,保持一会儿(大约 15 秒)。好,放松,彻底放松你的双脚。(停一停)现在我们再做一次。"(同上)

(12)"现在,开始练习如何放松双脚。好,用脚趾抓紧地面,用力抓紧,用力,保持一会儿(大约 15 秒)。好,放松,彻底放松你的双脚。(停一停)现在我们再做一次。"(同上)

(休息 3 分钟,从头到尾再做一遍放松疗法训练。)

第四步:治疗者引导结束放松疗法训练。

"这就是整个放松过程。现在感受你身上的肌肉群,从下至上,使每组肌肉群都处于放松的状态(大约

20秒）。请注意放松时的温暖、愉快、轻松感觉，并将这种感觉尽可能地保持1～2分钟。然后，我数数，数至5时，请你睁开眼睛，你会感到平静安详、精神焕发。（停1～2分钟）好，我开始数，1，感到平静，2，感到非常平静安详，3，感到精神焕发，4，感到特别的精神焕发，5，请睁开眼睛。"

【实验分析讨论】

不适宜进行放松疗法训练的人，在训练过程中可能会出现各种异常感觉，以及丧失平衡感、眩晕、幻觉、失眠等不良心身反应，一旦发现，停止训练。进行放松疗法训练时应注意以下几点。

（1）第一次进行放松疗法训练时，作为示范，治疗者也应同时做。

（2）会谈时进行的放松疗法训练，最好用治疗者的口头指示，以便在遇到问题时，能及时停下来。

（3）在放松疗法训练中，治疗者可以在每次放松步骤的间隔指示患者，如"注意放松状态的沉重、温暖和轻松的感觉""注意肌肉放松与紧张的感觉差异"等。

心理护理的临床应用

扫码看课件

随着医学的发展,以人为本、整体护理已经成为当前医院临床护理主要工作模式,临床心理护理在整体护理中处于核心地位。临床心理护理过程中的护理人性化研究强调应以护患关系为纽带,对患者有同理心和尊重态度,要求护理心理学研究更加科学化和系统化。护理心理学是护理学和心理学相结合的一门交叉学科,为临床心理护理的开展提供理论基础和实践指导。

项目十七　心理护理的概述

学习目标

【素质目标】

树立对患者心理的关爱意识。

树立护理职业价值感。

【知识目标】

掌握心理护理的概念、目标及原则。

熟悉心理护理的特点。

了解心理护理的基本要素。

【能力目标】

能按照心理护理目标、原则及特点对患者进行心理护理。

→ 项目导言

在当今快节奏、高压力的社会环境下,人们的心理健康面临着诸多挑战。心理健康不仅关乎个体的生活质量,更对整个社会的和谐发展有着深远影响。心理护理真正作为一种护理方式,是伴随着"以患者为中心"的现代护理观念和新型护理模式的建立,在临床护理中明确提出并广泛应用的。心理护理是整体护理的核心内容,心理护理的质量决定着患者整体护理的质量。

案例导入

李女士,28岁,已婚。因"葡萄胎"入院治疗。李女士住院期间经常眉头紧锁,坐卧不安,夜间失眠,难以接受这一现实,反复向医护人员询问关于清宫术的情况,尤其对手术会不会影响生育的问题格外关注。护士与其交谈,了解到李女士结婚2年,夫妻俩非常喜欢小孩,这是她初次怀孕。李女士希望接受治疗后能顺利怀上一个健康的宝宝,但担心清宫术会对子宫造成伤害导致不孕,内心非常紧张、害怕、焦虑,一想到清宫术后要进行预防性化疗就很难受。

问题:

（1）如果你是李女士的责任护士，你认为她目前的主要心理问题是什么？为什么？

（2）该如何帮助李女士解决心理问题？

任务一 概　述

一、心理护理的定义

心理护理（psychological care）指在护理实践中，护士以心理学知识和理论为指导，以良好的人际关系为基础，按一定的程序，运用各种心理学方法和技术消除或缓解患者不良心理状态和行为，从而促进和恢复健康的护理方法和手段。

二、心理护理的基本要素

（1）在护理实践中护士需具备一定的心理护理知识与技能。如果护士缺乏系统的心理护理知识和一定的心理干预技能，则不能正确识别和解决患者的心理问题。仅通过良好的服务态度和简单的安慰、劝告达不到心理护理的目的。

（2）需按心理护理程序有步骤、有计划地实施。心理护理应以护理程序为基本工作方法，即按照评估、诊断、计划、实施和评价五个步骤循环开展，每一个循环的评价过程即为下一个循环的评估过程，环环相扣，螺旋上升，贯穿于护理工作的全过程。

（3）需综合运用各种心理学理论和技术。基于纷繁复杂的心理活动及行为表现，不同流派的心理学理论体系对其发生、发展机制等都有着各自的解释，不同种类的心理干预技能都有适用的相对性问题。护士应根据患者心理问题的特点，选择简便易行、行之有效的相关心理学理论和技术，必要时可综合运用。

（4）针对患者存在的或潜在的心理问题实施护理。在心理护理过程中，护士应及时评估患者现存的心理问题，或评估患者心理平衡遭受破坏的可能性及其相关因素，然后针对存在的或潜在的心理问题进行心理护理。

三、心理护理的特点

每个人不仅有生理活动，还有情感、意识等心理活动。在躯体疾病过程中，不可避免会出现情绪反应，而情绪的变化又由于个体对事物的认知不同而表现不同。护士的责任是帮助患者经过治疗达到健康所需要的最佳心身状态。心理护理作为一种独特的护理方法，主要特点如下。

1. 广泛性　心理护理的范围很广，护士与患者接触的每个阶段、每样事物和每项护理操作都包含着心理护理的内容，随时都会对患者心理产生影响。患者从入院到出院，其心理活动无时不受护士的影响。

2. 个体性与深刻性　心理护理的个体性即根据患者的特点，掌握每位患者的物质需求和精神需要，并给予恰当的帮助。心理护理是在观察疾病发展特点的基础上，了解个体在疾病发展中所表现的认知、情绪、行为反应的特征，以便有针对性地制订护理措施。患者的心理活动常令人难以理解，只能通过外显的行为予以判断，而人们有时会有意识地控制自己的行为，导致从外显的行为来探究心理活动比较困难，因为由表及里是一个复杂的过程，需要通过观察、分析、综合推理、判断等思维过程，其难度较躯体护理大得多，因此心理护理具有深刻性。

3. 复杂性　心理护理的影响过程具有复杂性。它的目标是让患者在认知、情感、行为上发生变化，因此患者的主观因素起决定性作用。护士的责任是调动患者的积极性，心理护理是协调和促进的过程。

4. 心身统一性与心理能动性　人是心理和躯体的复合体，从疾病的因果关系上讲，心理因素可引起躯体疾病，反过来躯体疾病可促使产生不同的心理现象，二者相互影响。同时，人对客观事物的反应是一个主观能动的过程，做好心理护理可使患者得到安抚和激励，在情绪上由焦虑、不安变为安定，在意志上由懦弱变为坚强，在治疗态度上由被动变为主动，其结果是使患者更好地配合治疗。

5. 不可测量性与技术无止境性　心理护理依靠护士的信念、意志、力量而发挥作用，从而给患者以实际的感受，因此它是不可测量、无价的。同时心理护理的内容十分丰富，其技术随着社会的发展而不断更新。只有掌握了心理学、伦理学、社会学及心理治疗和心理卫生等多方面理论与技术，才能做好心理护理工作。

6. 前瞻性 许多观察和研究表明,心理护理措施开始得越早,效果越好。通过早期的预防性评估,收集资料,分析相关信息,便能预测患者潜在的心理问题,有效预防由较严重的疾病引起的情绪或生理方面的并发症。因此,心理护理具有前瞻性。

四、心理护理的原则

心理护理是一项专业性和科学性很强的工作,必须在一定原则的指导下进行。心理护理的原则如下。

1. 服务原则 心理护理是护理工作的一部分,因此它同护理工作一样具有服务性。护士应以患者及其家属的满意为最高工作目标,在救死扶伤原则和人道主义的指导下,积极主动地投入工作,及时发现患者的痛苦和不适,并为满足他们的各项合理需要提供服务。

2. 平等原则 在护理过程中,护患关系的好坏,心理护理是否成功,在一定程度上取决于护士能否与患者保持平等的关系。护士不能把自己视为高高在上的施舍者,而须秉承真诚、平等、友善的态度对待患者,做到一视同仁、公平对待。

3. 尊重原则 无论患者在住院前是何种社会角色,来自哪个行业,都仅仅是社会分工的不同,无高低贵贱之分。因此,护士在提供心理护理时,不管患者的性别、年龄、职业、文化程度、经济水平、社会地位、容貌如何,都需尊重患者的人格,真诚热情、措辞得当、语气温和、诚恳而有礼貌,使患者感到受尊重。切忌持轻慢、漠然、嘲讽、讥笑的态度,伤害患者的自尊。

4. 自我护理原则 自我护理是奥瑞姆(Orem)于1971年提出的护理理论。良好的自我护理是心理健康的表现。护士应依据患者的自理需要和自理能力采取相应的护理方式,突出患者在疾病预防、治疗及康复过程中的主体作用,强调健康的恢复应首先归功于患者自我努力,从而满足患者自我实现的需要,有助于维护患者的自尊、自信。

5. 保密原则 由于心理护理过程常涉及患者的隐私和秘密,如生理缺陷、性病等,患者一般是在充分信任护士的前提下才会与其诉说和讨论,以便护士收集资料,正确判断,并采取有效的干预措施。因此,尊重患者的隐私,为患者保守秘密,既体现了对患者的尊重,又是有效进行心理护理的前提。

6. 交往原则 心理护理存在于医患的人际交往过程中,包括医生与患者、护士与患者、患者与患者、护士与患者家属等的人际交往。护士在医患的人际交往中是中心人物,应该起到桥梁作用,活跃和协调各种人际间的交往。护患交往在某种程度上是为了交流情感、协调关系、满足患者的心理需要,消除患者孤独、寂寞的感受。良好的护患关系是心理护理成功的基础。

7. 启迪性原则 心理护理过程中,护士必须对患者心身康复给予启迪,引导患者进行自我护理,同时给患者一些积极的暗示作用。启迪的范围包括恢复健康的希望、解决心理冲突、宣泄情绪、正确对待生理残缺等。发挥患者的主观能动性是疾病康复的关键。

8. 应变原则 在心理护理过程中,护士必须有灵活应变能力。观察病情严谨、认真,特别是对患者的心理反应要多角度分析。处理方法应多样,语言要有艺术性、灵活性,因人而异。

知识链接

自我护理模式

美国著名的护理理论家奥瑞姆(Orem)于1971年在《护理:实践的概念》一书中提出自我护理。自我护理又被称为自护或自理,是个人为维持生命、健康和幸福,确保自身功能健全和发展而需要自己采取的行动,这些行动是具有一定形式的、连续的、有意识的。专业护理的最终目的就是促进、维持、恢复个体的自我护理能力或照顾他人的能力。自我护理模式也称自我照顾模式,强调自理的概念。

任务二 心理护理与整体护理

整体护理是一种护理行为的指导思想或护理观念,是以人的健康为中心,以现代护理观为指导,以护理程序为基础框架,并且把护理程序系统化地运用到临床护理和护理管理中去的指导思想。心理护理作为一种护理方法,伴随着整体护理模式的建立而被广泛应用于临床护理实践中,且在护理实践中显现出重要的作用,具有独特的地位,它是整体护理丰富内涵的表现。

一、整体护理促进了心理护理的纵深发展

整体护理确立了以人的健康为中心的护理理念,明确了护理的目的是使患者达到最佳的健康状态。在这种宗旨的指导下,心理护理的重要性被摆到了特别重要的位置,护士的心理护理意识、心理护理水平、实施心理护理的效果都得到了显著提高。因此,整体护理模式的推行加强了心理护理的纵深发展。

二、整体护理明确了心理护理的基本任务

整体护理强调护理是"针对患者现存的或潜在的生理、心理、社会、文化等方面的健康问题,并解决这些问题"。基于以上目标,护理的任务就是要通过各种途径和方法,包括运用心理学的理论和技术,发现患者的心身问题,控制不利于患者疾病治疗的一切因素,调节患者的心理,使其保持最佳的心身状态,促进其疾病的康复。

三、整体护理规范了心理护理的实施程序

整体护理是以护理程序(nursing process)为工作方法,通过评估、诊断、计划、实施和评价五个步骤对患者的生理、心理、社会、文化等方面进行全方位的护理。护理程序的应用使临床心理护理的实施从过去的随意化、简单化及经验化逐步走向规范化、标准化及科学化。

四、整体护理提高了心理护理的质量标准

整体护理倡导并实施以人为本的服务理念和举措,强调患者的满意度是评价护理质量的重要标准。作为整体护理的一个重要组成部分,心理护理质量效果的评价也发生很大的变化,由传统的比较主观、模糊的经验性描述,发展为当今比较确定的、客观的、能被他人检验的科学化数据,提高了心理护理的质量标准。

五、心理护理是整体护理的核心

整体护理的目标是根据人的生理、心理、社会、文化等多方面的需要,提供适合患者的最佳护理。在整体护理中,护士只有娴熟的护理技能和专业技术是不够的,如果没有心理护理来消除或减轻患者的不良情绪,就很难取得满意的效果。因此,减轻病痛给患者带来的心理压力、解决患者的心理困扰与生理护理同样必要。并且随着人们对护理质量要求的提高,心理护理的重要性与日俱增。心理护理在整体护理中处于核心地位。心理护理可独自操作,也可与其他护理方法同步展开,但绝不能脱离其他护理方法而独立存在。心理护理必须与其他护理方法共同贯穿于整体护理的始终,并与其他护理方法有机结合,才能凸显其促进患者整体康复的独特功能。

▶ 项目小结

心理护理在临床护理工作中是个值得注意的问题。护士与患者接触最多,若具备了一定的心理护理知识并且能运用心理学知识细微观察患者,从而更好地进行护理措施,就能较大幅度地提高护理质量。

项目十八 心理护理的程序

学习目标

【素质目标】
树立良好的职业道德和严谨的工作态度,保护患者的隐私,具有关心、爱护、尊重患者的职业素质及团队协作精神。

【知识目标】
掌握心理护理的实施程序、护理诊断和护理计划的书写。
熟悉心理护理的评估、实施与评价方法。
了解心理护理在整体护理中的作用。

【能力目标】
能运用心理护理程序对患者进行心理护理,同时在进行心理护理过程中体现人文关怀。

心理护理的程序是以促进人的身心健康为目标而进行的一系列连贯的、心有计划的、有评价的系统护理活动。建立心理护理的程序,使心理护理按照护理程序步骤运行是实施心理护理的必要前提。患者的心理活动复杂多样且千变万化,应用护理程序,可以使心理护理工作变得有条理性、有计划性。心理护理程序包括五个基本步骤(图 18-1):进行心理护理评估、形成心理护理诊断、制订心理护理计划、实施心理护理计划、评价心理护理效果。在护理实践中,只有严格执行心理护理的程序,才能有效达到心理护理的目标。

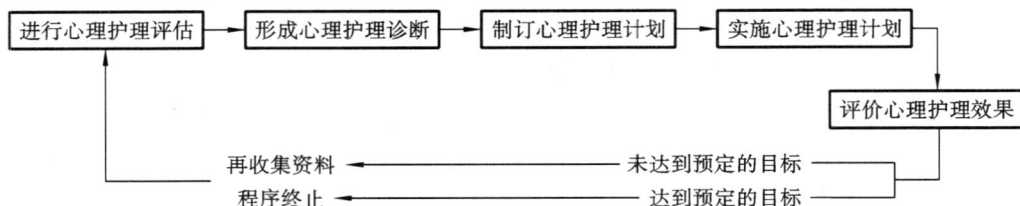

图 18-1 心理护理的程序

任务一　心理护理评估

心理护理评估是根据心理学的理论和方法,对患者的心理状态进行全面、系统和深入的客观描述。这是心理护理程序的第一步,需要通过观察法、访谈法、调查法或心理测验法对患者做综合的信息收集,分析资料,发现患者现存的或潜在的心理问题,为形成心理护理诊断做准备。

一、收集信息

收集信息是指护士系统、连续地收集患者健康信息,应包括患者的一般信息、遗传因素、心理功能、社会功能、心理社会因素等方面的内容。

(一)一般信息

一般资料包括患者性别、年龄、职业、文化程度、民族、婚姻状况,是否有酗酒、吸毒、药物滥用,是否有农药等有毒物质的接触史,既往所患疾病史等。

(二)遗传因素

遗传因素包括个体的两系三代中是否存在精神疾病及有关心理行为问题的病史。

(三)心理功能

(1)认知功能:包括感觉、知觉、记忆、思维、想象等。由各种原因引起的不同程度的认知功能损害称为认知功能障碍。认知功能障碍包括感觉障碍、知觉障碍、思维障碍、注意障碍、记忆障碍、智力障碍和定向力障碍。进行心理护理评估时主要评估障碍出现的时间、频率、程度以及与其他精神症状的关系。

(2)情感状态:包括情绪和情感。对情绪和情感的描述很多,如喜悦、悲伤、惊恐、愤怒、同情、失望等。若情感活动的规律受到破坏,人在认识客观事物的过程中表现出某种态度上的紊乱,称为情感障碍。常见的情感障碍可表现为心境障碍,如焦虑、抑郁、恐惧等症状;可表现为对客观刺激发生情感反应的速度、强度与持久性方面的异常,即情感异常,如易激惹、情感暴发、情感淡漠、病理性激情等症状;可表现为情感体验与个体其他心理活动或环境的不协调性,即情感协调性的异常,如情感倒错等。进行心理护理评估时主要评估个体情感反应的强度、持续性和性质,确定情感的诱发是否正常,是否易起伏波动,有无与环境不适应的情感。

(3)意志和行为表现:个体的意志过程在主动性、目的性、协调性等方面有异常时称为意志障碍。进行心理护理评估时主要评估意志和行为是否发生病态增强或减弱、缺乏。

（四）社会功能

社会功能体现个体的社会适应状态，主要包括个体的生活自理能力、角色功能、人际交往能力和现实检验能力。社会功能存在缺陷或社会功能不全会直接影响心理健康水平。

（五）心理社会因素

（1）应对特点：个体在面临压力或困难情境时，应对风格和所运用的各种适应性技巧和策略。

（2）生活事件：发病前是否有重要的生活变故，如失去亲人、躯体重大疾病、工作调动等。

（3）人格特点：判断是否敏感、多疑、被动、退缩，是否谨小慎微、过于追求完美，是否冷酷无情，是否易激惹、易冲动，是否过于依赖、感情用事等。

（4）社会支持情况：了解个体家庭一般情况，与家人的关系，平时待人接物的态度，工作性质、环境及与同事的关系。

（5）其他因素：如个体的生活习惯、宗教信仰；妊娠期、围生期是否有并发症；学龄期的学习生活情况和青春期的发育情况。

二、整理、分析资料

如同每个人的身体健康水平不会完全相同，人们在心理健康水平方面也会存在差异。通过对收集到的资料进行归类整理，分析它们属于哪方面的问题，问题的严重程度如何，是什么原因影响或导致的。通过分析可以更清楚地认识到患者的心理状况，同时为形成心理护理诊断做准备。

知识链接

心理护理评估的方法

进行心理护理评估是心理护理程序的核心环节，可为确定心理护理诊断做准备，也可用于评估心理护理效果。目前，用于心理护理评估的工具很多，护士应主要从心理反应特征、心理反应强度及心理问题原因方面选取评估工具。通用心理评定量表主要有艾森克人格问卷（EPQ）、90项症状自评量表（SCL-90）、心理痛苦管理筛查工具（DMSM）、抑郁自评量表（SDS）、焦虑自评量表（SAS）、简明心境状态量表（POMS）及明尼苏达多相人格测验（MMPI）等。心理测评人员应根据患者心理特点，采用合适量表辅助诊断以及开展心理护理效果评估。

任务二　心理护理诊断

形成心理护理诊断是心理护理程序的第二个步骤，是在心理护理评估的基础上对所收集的信息进行分析，从而确定患者的心理问题及引起心理问题的原因。心理护理诊断的形成过程包括确定心理护理诊断和陈述心理护理诊断。

一、心理护理诊断概述

护理诊断是护理学发展到一定阶段的产物，是护理程序中的重要内容。许多护理专家都对护理诊断下过定义，目前较为常用的是北美护理诊断协会（NANDA）的定义：护理诊断是关于个体、家庭或社区对现存的或潜在的健康问题或生命过程的反应的一种临床判断，是护士为达到预期结果选择护理措施的基础，这些预期结果应由护士负责。依此定义，我国学者葛慧坤教授对心理护理诊断做出了这样的解释：心理护理诊断是对一个人生命过程中心理、社会、精神、文化方面的健康问题反应的陈述，这些问题在心理护理职责之内，是能用心理护理方法加以解决的。

护理诊断的概念首先在1953年被提出，认为发展护理专业首先要制订护理诊断和个体化的护理计划，但这些思想未得到重视。1973年美国护士学会将护理诊断纳入护理程序中。在护理诊断的发展历史中，NANDA起到了重要的作用。我国目前使用的就是NANDA认可的护理诊断。护理诊断的引入，提高和加速了我国心理护理水平的发展。

北美护理诊断分类系统

北美护理诊断分类系统（North American Nursing Diagnosis Association International，NANDA-I）是国际上常用的护理诊断系统，于 1982 年由北美护理诊断学会命名，目前已拥有 20 多种语言版本，且每 3 年修订 1 次。NANDA-I（2021—2023）于 2021 年 2 月正式发布并使用，重点针对频发问题和潜在问题进行了调整，并根据不同的人群特征进一步细化了护理诊断的定义特征和危险因素，以便临床护士开展针对性护理，同时对术语的表达进行了规范化统一，以减少歧义。

二、陈述心理护理诊断

护理诊断主要有 3 种陈述方式。

（1）三部分陈述，即 PSE 方式，具有 P、S、E 3 个部分，多用于现存的护理诊断。P 指问题（problem），即护理诊断的名称。S 指症状和体征（symptom and sign），也包括实验室、仪器检查结果。E 指病因（etiology），即相关因素。例如，焦虑（P），烦躁不安、警惕（S），与担心预后不良有关（E）。

（2）二部分陈述，即 PE 方式，只有护理诊断名称和相关因素，而没有临床表现。二部分陈述多为对潜在的护理问题所做出的护理诊断，因为危险目前尚未发生，因此没有 S，只有 P、E。例如，焦虑（P），与身体健康受到威胁有关（E）。

（3）一部分陈述，只有 P，这种陈述方式用于健康的护理诊断。例如，潜在的精神健康增强（P）。

三、书写心理护理诊断的注意事项

书写护理诊断时护士应注意以下几点。

（1）所有护理诊断应简明、准确、规范，用"与……有关"作为连接词，以表达人体反应与相关因素之间的关系。

（2）一项护理诊断只针对一个护理问题。避免与护理目标、护理措施和医疗诊断相混淆。

（3）以收集资料作为诊断依据，指出护理方向。

（4）所列资料应是护理范围内能够予以解决或部分解决的。

四、临床常用的 9 个心理护理诊断

（一）无效性否认

1. 概念 无效性否认（ineffective denial）是指个体有意或无意地采取了一些无效的否认行为，试图减轻因健康状态改变所产生的焦虑或恐惧。

2. 评估要点 护士通过观察、交谈确定患者是否存在否认的企图或行为，了解患者否认的问题及否认背景。除因缺乏知识表现出的逃避行为之外，凡因否认而导致健康进一步受损者，都可以得出"无效性否认"的护理诊断。

3. 症状、体征

（1）拖延或拒绝接受检查和治疗等保健照顾。

（2）应用"自我治疗"来减轻疾病的症状。

（3）有意忽视某些症状和危险。

（4）不承认对死亡或久病虚弱的恐惧。

（5）将引起症状的原因转移到其他器官。

（6）拒绝谈论疾病带来的痛苦，在谈及令人痛苦的事时采用摆脱的手势或言论。

（7）否认疾病对生活和工作所造成的影响。

（8）表明自己不害怕所面临的疾病威胁。

(9) 恐惧或中度以上焦虑。

4. 相关因素

(1) 与产生否认的特定情景（背景）有关。

(2) 与感受或观察到疾病的刺激过量有关。

(3) 与认知障碍有关。

(4) 与癌症、艾滋病等疾病有关。

（二）调节障碍

1. 概念 调节障碍（impaired adjustment）是指个体无意改善和调整其生活方式或行为，以适应健康状况的改变。

2. 评估要点 本诊断见于各种疾病可能影响到日常活动的患者，主要反映为心理层面的否认或拒绝改变日常生活形态，而非因能力及认识不足所导致的调适失败。要重点评估患者能否客观面对当前的健康状况，自己有无设法争取解决问题，所期望的结果是否现实。

3. 症状、体征

(1) 口头诉说不能接受健康状况的变化。

(2) 对健康状况的改变表现出过久的否认、怀疑、震惊或愤怒。

(3) 缺乏解决问题、面向未来的能力。

(4) 缺乏解决问题的实际行动。

4. 相关因素

(1) 与造成生活形态改变的残疾有关（如截肢、截瘫、偏瘫、严重关节炎）。

(2) 与支持系统不足有关。

(3) 与认知受损有关。

(4) 与缺乏自信心有关。

(5) 与伤害自尊有关。

(6) 与过度悲观有关。

（三）语言沟通障碍

1. 概念 语言沟通障碍（impaired verbal communication）是指个体在与人交往过程中，使用或理解语言的能力降低或丧失。个体表现出不能与他人进行正常的语言交流。

2. 评估要点 与患者交谈时，感受到患者经受着无法与他人进行有效言语沟通的困难。

3. 症状、体征

(1) 不会使用或不能理解通用的语言。

(2) 不能正常发音、讲话（如发音困难、发音不清、讲话受限）。

(3) 不恰当的或无反应的反馈。

(4) 听力下降（丧失）。

(5) 思维混乱、语无伦次。

4. 相关因素

(1) 与语言文化差异有关，如外籍、使用方言。

(2) 与先天发育缺陷有关，如腭裂、严重口吃、声带麻痹。

(3) 与听力障碍、脑老化有关。

(4) 与各种医治措施限制有关，如气管切开、气管插管、使用呼吸机、口腔手术。

(5) 与精神状态或心理因素有关，如抑郁症、重度焦虑症、孤独症、意识障碍。

(6) 与脑疾病有关，如颅内肿瘤、脑血管意外、脑退行性变、中风后遗症。

（四）自我形象紊乱

1. 概念 自我形象紊乱（body image disturbance）是个体对自身身体结构、外观、功能的改变，在感受、认知、信念及价值观方面出现健康危机。

2. 评估要点 观察到患者在经历因疾病诊治、手术、意外事故所造成的身体结构外观及功能等方面暂时或永久的改变时,表现出负向调适。需要重点评估患者的价值观,对躯体形象改变、身体某部分功能丧失的心理承受能力,生活中这些改变对感知觉的影响程度及家庭、社会支持的力度。

3. 症状、体征

(1) 对存在的或感知到的身体结构、外观或功能的变化有负性的反应(如羞辱感、窘迫感、厌恶感或内疚感)。

(2) 患者不愿看也不愿触及身体的损伤部位。

(3) 掩饰或回避谈论有关身体改变部位的功能。

(4) 有自伤、自残的行为和自杀的企图。

(5) 有痛苦、郁闷、悲伤等消极情绪。

(6) 清洁、修饰、自我照顾水平下降。

(7) 逃避社交接触。

4. 相关因素

(1) 与手术、意外事故、烧伤、冻伤、化疗副作用有关。

(2) 与严重皮肤病、脑麻痹等生物因素有关。

(3) 与来自社会外环境的心理压力有关。

(4) 与周围人群对人体外观可接受程度的改变有关。

(5) 与青春发育期的心理压力(如身材的过高或过矮、肥胖等)有关。

(6) 与患神经症、神经性厌食等有关。

(7) 与个体对外观形象及活动要求的期望值有关。

（五）照顾者角色障碍

1. 概念 照顾者角色障碍(caregiver role strain)是指照顾者在为患者提供照顾的过程中,由于所经受的或可能经受的躯体、情感、社会或经济上的沉重负担状态,照顾者感受到难以胜任照顾他人的角色。

2. 评估要点 该护理诊断需要评估患者和照顾者两个方面,既要评估患者的病情、预后、对照顾的需要、经济条件及与照顾者的关系;也要评估照顾者的健康状态、家庭社会角色及其应对能力等。

3. 症状、体征

(1) 照顾者主诉时间紧张。

(2) 照顾者感到疲惫不堪。

(3) 照顾者健康情况出现改变(如体重减轻、缺乏睡眠、紧张、急躁等)。

(4) 照顾者表现出对自己家庭、生活、社会地位影响的担心。

(5) 照顾者承担照顾者的角色和其他重要角色(如工作或作为父母)发生冲突。

(6) 对患者抱怨、指责或失望。

(7) 对患者今后的健康状况有顾虑。

(8) 患者的需求不能得到满足。

(9) 照顾者诉说没有能力学会特殊的照顾技巧。

4. 相关因素

(1) 与患者有认知障碍、过度依赖、预后不良和(或)照顾程度渐增有关。

(2) 与患者有偏执、怪异、伤害行为或有无理要求有关。

(3) 与长时间的持续照顾,照顾者身体条件限制有关。

(4) 与以往双方关系紧张有关。

(5) 与缺乏照顾他人的经历有关。

(6) 与家庭、社会支持不足有关。

(7) 与经济条件不足或得不到支持有关。

(8) 与照顾者角色转换或适应不良有关。

（六）预感性悲哀

1. 概念 预感性悲哀（anticipatory grieving）是指个人或家庭在可能发生的丧失（如人物、财物、工作、地位、理想、人际关系、身体各部分等）出现之前所产生的情感、情绪及行为反应。

2. 评估要点 个体在发生重大创伤前（感受到即将失去重要且有价值的事物，如失去身体的某个部分、某种功能，形象受到永久损害，或丧失地位、财产、亲人、宠物）所经历的心理哀伤反应、哀伤程度及促成因素。

3. 症状、体征

（1）患者预感到将要发生重要事物的丧失，并表现出对预期丧失的悲痛心情。

（2）日常活动改变（如丧失生活兴趣、吸烟量增加、饮酒过度、退缩行为或矛盾心态）。

（3）过度异常情绪反应（如否认、自责、恐惧、抑郁、愤怒、敌视）。

（4）生理功能改变（如食欲紊乱、睡眠障碍、性欲改变）。

4. 相关因素

（1）与即将丧失身体的某部分有关（如截肢、乳房切除、子宫全切）。

（2）与即将丧失自理或生理功能有关。

（3）与即将失去工作能力或社会地位有关。

（4）与即将失去亲人、财产、宠物等有关。

（5）与缺乏有效支持有关。

（6）与缺乏应对经验有关。

（7）与恶性肿瘤、艾滋病、晚期肝肾衰竭等恶性疾病有关。

（七）精神困扰

1. 概念 精神困扰（spiritual distress）是指个体的信仰、价值观处于一种紊乱的状态。

2. 评估要点 护士通过观察与沟通，评估引起患者精神困扰的原因，患者对生活意义的理解，对死亡的看法，饮食、睡眠情况，对治疗护理的配合情况，因生理或心理、精神的折磨与威胁，对其生命意义、个人信仰、价值观造成的干扰程度，以及社会支持系统对患者的关心程度。

3. 症状、体征

（1）反常的行为、情绪（如哭泣、退缩、焦虑、偏见、敌对、愤怒）。

（2）食欲、睡眠、精神面貌及生活方式发生明显的变化。

（3）对生死的意义特别关注，有矛盾感。

（4）表达自己没有生存下去的理由。

（5）表达对自己的信仰、价值观出现怀疑，从而感到精神空虚。

（6）寻求精神上的寄托与慰藉，寻求心灵上的帮助。

4. 相关因素

（1）与恶性疾病、恶性创伤所带来的生命威胁有关。

（2）与重大事件的打击有关（如失去生活自理能力、社会地位、丧失亲人等）。

（3）与价值观及信仰受到冲击有关（如治疗对道德、伦理的影响等）。

（4）与文化休克有关（如长期出差或出国而脱离了原有的文化或家庭）。

（5）与毒品戒断有关。

（八）焦虑

1. 概念 焦虑（anxiety）是指患者在面临不够明确的、模糊的或即将出现的威胁或危险时，感受到不愉快的情绪体验并产生相应的行为反应。

2. 评估要点 重点评估患者的言语、行动、行为和生理反应，注意评价其焦虑的程度、原因和促成因素。若患者的焦虑对日常生活、治疗、护理等活动无妨碍，则属于轻度焦虑，轻度焦虑有助于人的成功应对，一般不进行护理干预。

3．症状、体征

（1）反常的情绪与行为，如害怕、激动易怒、语速加快、无助感、自责等。

（2）自述忧虑、担心、紧张，对自己过分注意。

（3）不能集中注意力，重复无目的的工作，出现躲避行为。

（4）出现脉快、呼吸增快、血压升高、头疼、头晕、恶心、呕吐、失眠、口干、食欲下降、胃部不适、全身乏力、出汗、尿频尿急、便秘或腹泻等症状。

（5）肌肉、运动功能出现异常现象（如颤抖、僵硬、坐立不安等），多表现为过度的动作。

4．相关因素

（1）与预感到个体健康受到威胁有关。

（2）与诊断不明（预后不清）有关。

（3）与未能满足安全的需要有关。

（4）与自我概念受到威胁有关。

（5）与缺乏信心有关（对事件缺乏控制感）。

（6）与角色功能受到威胁或角色功能改变有关。

（7）与他人互动形态受到威胁或互动形态改变有关。

（8）与不适应环境有关（陌生的生活环境、人际关系、噪声、高温）。

（9）与感到不幸（丧失财产、社会地位、面临离婚）有关。

（10）与受到他人的焦虑情绪感染有关。

（九）恐惧

1．概念　恐惧（fear）是指患者面临某种具体而明确的威胁或危险时，产生的心理体验和行为反应。

2．评估要点　恐惧是人们对威胁或危险的一种正常反应。临床住院患者除了会对以往特定的刺激产生恐惧之外，医院的环境、疾病的威胁、与原有生活工作的脱节，都可能使其产生恐惧。恐惧多发生于危重患者或使用呼吸机、气管切开、颜面创伤等患者。护士需根据患者的主观陈述、行为表现、生理反应等多方面的资料进行综合分析，再做进一步判断，以明确引起患者产生恐惧的具体原因或相关因素。

3．症状、体征

（1）自述有恐慌、惊惧、心神不宁，表现为束手无策、烦躁不安、失眠、多梦、记忆力减退、将注意力集中在威胁上。

（2）表现为哭泣、逃避、警惕、挑衅性行为。

（3）活动能力减退，冲动性行为和疑问增多。

（4）躯体反应为脉快、呼吸短促、血压升高、瞳孔散大、厌食、皮肤潮红或发白、多汗、四肢酸软、疲惫无力、肌张力增高、颤抖、昏厥。

4．相关因素

（1）与人身安全受到威胁有关。

（2）与手术或有创检查有关。

（3）与环境刺激有关，如抢救室、手术室、监护室，患儿对陌生的医护人员。

（4）与担心发生交叉感染有关。

（5）与死亡威胁有关，如恶性疾病患者。

（6）与不同年龄所重视的威胁有关，如青春期外表丑陋、老年期被遗弃。

知识链接

护理诊断与医疗诊断的区别

（1）研究对象：护理诊断是指对个人、家庭、社区现存的或潜在的健康问题或生命过程的反应的一种临床判断；医疗诊断是指对个体病理生理变化的一种临床判断。

（2）描述内容：护理诊断是一种判断，通过对患者的身体和心理状态进行综合评估，护士能够明确患者存在的健康问题，并将其归类到特定的护理诊断分类中。医疗诊断是个体对健康问题的反应，随患者的反应变化而变化是一种疾病，其名称在病程中保持不变。

（3）决策者：护理诊断的决策者是护士；医疗诊断的决策者是医护人员。

（4）职责范围：护理诊断是在护理职责范围内进行，而医疗诊断则是在医疗范围内进行。

（5）举例：护理诊断，胸痛与心肌缺氧、缺血有关；医疗诊断，冠心病。

（6）数量：护理诊断往往有多个；医疗诊断在一般情况下只有一个。

任务三　心理护理计划的制订、实施和评价

一、制订心理护理计划

为了能有效地进行心理护理，需依据心理护理诊断和心理护理目标制订心理护理计划。所制订的心理护理计划应针对患者的心理问题，提出解决问题的具体方案和相应的心理护理措施，要求措施依据正确、切实可行，并能体现个体化护理原则。制订计划是护士运用专业知识来解决患者心理问题的关键步骤。选择和制订护理措施时应掌握以下原则。

（1）与心理护理诊断和心理护理目标一致。

（2）心理护理措施切实可行。

（3）确保患者安全。

（4）与其他医护人员合作。

（5）为患者提供教与学的过程，激发患者及其家属共同参与的积极性。

二、实施心理护理计划

心理护理实施旨在实现心理护理目标，执行心理护理计划，解决心理护理对象问题的过程。所提出的心理护理诊断都要通过实施各种心理护理措施来得到解决。

心理护理虽然可以借鉴心理咨询和心理治疗的理论和技术，但在工作方式、时间安排等方面又与其有明显不同。因此，心理护理实施在临床上应尽量模式化，以适应护士工作时间紧、心理学知识不完备的特点，从而使心理护理措施在有限的条件内达到最优的治疗效果。

三、评价心理护理效果

心理护理评价是对患者接受心理护理后产生的认知、情绪和行为变化的鉴定和判断，虽然是护理程序的最后一步，但实际上患者的变化是随时发生的，因此心理护理评价应贯穿整个心理护理过程，并应根据评价结果进行相应的调整。如果没有达到预期效果，就需要重新评估患者的需要并制订新的心理护理计划，以最大程度地满足患者的各项需要。

1.心理护理评价方式　包括护士评价、患者自评及患者家属评价，可以采用观察法、访谈法、测验法等多种主客观方法进行评价。

2.心理护理评价内容　包括评价心理护理的目标是否实现，分析出现问题的原因，心理护理的实施过程评价，心理护理计划的评价等。

▷ 项目小结

心理护理是现代护理的重要组成部分，良好的心理状态有助于患者更好地应对疾病治疗过程中的不适以及生活中的压力，对于促进患者的全面康复具有不可替代的作用。可通过运用心理学的理论和方法，通过护士的语言、表情、态度、行为等，影响和改变患者的心理状态和行为，以促进患者康复。

→ 模块检测

思考与练习

（孜维尔尼沙·沙比尔）

患者的心理与护理

心理护理是一项极其重要的护理工作。南丁格尔说过：要使千差万别的人能达到治疗和康复所需的最佳身心状态，本身就是一项最精细的艺术。古人云：十剂之功，败于一言；善医者必先医其心，而后医其身。患者入院时最先接触的是护士，住院期间接触最多的也是护士，所以在临床的实践中，护士的言行、举止都会对患者的心理产生影响。

项目十九　患者与患者角色

学习目标

【素质目标】

形成以患者为中心的心理护理理念，塑造对患者心理痛苦的敏感性和关爱意识，具备乐于助人的品质。

【知识目标】

掌握患者角色特点、患者角色适应模式。

熟悉患者角色的概念。

了解患者的权利与义务。

【能力目标】

能够对患者的角色行为进行分析。

项目导言

希波克拉底曾说过：了解什么样的人得了病，比了解一个人得了什么病更重要。一名合格的护士，不仅要理解患者和患者角色的概念，充分尊重患者的权利和义务，还要熟悉患者的求医和遵医行为的特点，懂得患者的心理需要，理解患者患病后的心理反应。护士只有理解这些，才能真正做到"以患者为中心"。

案例导入

2年前李女士诊断为乳腺癌早期，由于工作繁重，她无暇到医院就诊，甚至认为自己只是乳腺炎，没有必要进一步检查和治疗。

问题：

患者是否适应患者角色？属于哪类角色适应不良？

任务一　患　者

一、患者的定义

患者,本意是指忍受着疾病痛苦的人。传统生物医学模式认为,有求医行为的或者正处在医疗中的人称为患者。70年代后,在生物-心理-社会医学模式下,把生理或者心理上患有疾病的人称为患者。现代医学模式的提示,在临床护理工作中熟悉患者的心理活动显得尤为重要。

患者通常会去求医,但并非所有患者都会主动求医,也并非所有有求医行为的人一定是医学上的患者。在现代社会人群中,有些人患有某些生理疾病,如龋齿、骨关节炎、过敏性皮炎、痤疮等慢性病,但他们并不认为自己有病,而且他们同健康人一样承担着社会的具体工作,可事实上他们的状况确实属于疾病范畴。随着生物-心理-社会医学模式的建立,普通人群中出现了许多患有心理疾病的人群,这部分人被传统的医生认为没有疾病因而被延误治疗;又由于心理知识的匮乏,这部分有心理疾病的人群并没有主动的求医行为或者被误诊为生理疾病。另外,部分人群为了骗取病假条、伤残证明或获得赔偿而假冒患者,属于医学上的诈病。

二、患者的权利与义务

（一）患者的权利

患者享有特殊的权利,我国学者将其概述如下。

1. 享受医疗服务的权利　公民患病或受到伤害时,享有获得医疗保健服务的权利。《中华人民共和国宪法》规定,中华人民共和国公民在年老、疾病或者丧失劳动能力的情况下,有从国家和社会获得物质帮助的权利。

2. 享有被尊重、被了解的权利　患者在接受医疗服务过程中,不能因年龄、病种、社会地位、经济情况等因素受到歧视或不公正待遇,患者享有受尊重的权利。

3. 享有对疾病诊治的知情同意权　患者对自己的病情、将支付或已支付的医疗费用、医生做出的诊断、即将接受的治疗及其效果有权知道全部的真实情况,并有权决定是否同意医生提出的手术及术式、特殊检查、使用贵重药品或其他特殊治疗的建议。

4. 享有保守个人秘密的权利　患者享有不公开自己病情、家族史、接触史、身体隐蔽部位、异常生理特征等的权利,医院及其工作人员不得非法泄露。《中华人民共和国护士管理办法》指出:护士在执业中得悉就医者的隐私,不得泄露,但法律另有规定的除外。

5. 享有监督医疗权利实现的权利　患者有权利向医护人员提出意见并得到答复以及要求医疗机构解释其医疗费用的权利。

6. 享有免除病前社会责任的权利　患者可免除其健康时所担任的社会角色。《中华人民共和国宪法》规定,劳动者有休息的权利,包括公民自觉身体不适时有休息康复的权利;《中华人民共和国刑法》规定,精神病患者在没有自知力的情况下犯法,可免除其刑事责任;工厂、公司凭医生开具的证明,应准允职工休病假等。

（二）患者的义务

患者享有特殊的义务,我国学者将其概述如下。

（1）及时就医,争取早日康复。有病就要求医,不要讳疾忌医。

（2）寻求有效的医疗帮助,遵守医嘱。患者有义务遵照医生为自己所采取的治疗措施和检查安排计划;遵照医护人员执行医疗计划和规章制度时的嘱咐;有义务遵守约定,如果不能遵约,则要报告给主管医生或有关人员。

（3）遵守医疗服务部门的各项规章制度,支付医疗费用。患者不论以何种方式支付医疗费,都有责任按时按数交付,或督促单位前往医院交付,不能把经济负担转嫁给医院。

（4）患者要和医护人员合作,配合诊治护理工作。患者有准确提供医疗资料的义务,即患者要尽自己所知提供现病史、过去史、住院史、用药史及其他有关情况的准确而完整的资料,并有义务向负责其医疗的医生报告意外的病情变化。

（5）有遵守医院各项规章制度与规定的义务。患者要协助医院控制和减少噪声、保持清洁安静、不吸烟、减少探亲来访人员等；有义务遵守医院的规章制度。

（6）有尊重医护人员及其他患者的义务。护患之间、患者之间都应互相尊重。患者不应轻视医护人员及其他患者，要尊重他们的人格，更不能打骂、侮辱医护人员。

任务二 患者角色

患者角色又称患者身份，是处于患病状态中同时有求医要求和医疗行为的社会角色。作为一种特殊的社会角色，患者角色具有以下三个要素：第一，出现医学意义上的阳性症状和体征；第二，医生能够按照生理或心理医学标准确认其处于疾病状态；第三，处于疾病状态的个体具有特殊的权利、义务和行为模式。

患者角色具有社会特殊性，可能对患者疾病的康复产生影响。在一定的社会文化背景中，并不是每一个人都能适应患者角色，有的患者在从一般社会角色进入患者角色，或从患者角色返回一般社会角色的过程中，存在角色适应和角色偏差。分析和认知这种现象，有利于护士认识患者的心理，进而提供最佳的护理。

知识链接

患者角色的来源

1951年，帕森斯在《社会系统》中首次提出患者角色这个概念。他强调，患者不仅仅是患病的个体，而且应该被认为是一种社会角色，因为社会对患者有一种社会期望，一系列的制度和社会规范会强化这种社会期望。帕森斯所提出的患者角色概念可以描述为以下4个方面：①患者被免除"正常"的社会角色；免除正常的社会角色的活动和社会责任的理由是患者患有疾病，且这种疾病越严重，被免除的活动和责任将会越多。而这种责任只有在医生的认可下才能被免除，这是因为医生的判断不仅具有权威性，而且还能防止有人装病。②患者对自己的疾病状态没有责任。个体的患病状态是患者自己所不能控制的。为了实现康复，除了个人强烈的康复愿望，还必须施以行之有效的治疗措施。③患病是一种不合乎社会需要的状态，所以患者有义务努力康复。④患者应该在技术上寻求适当的帮助并与医生积极合作，齐心协力从疾病状态恢复到健康状态。

一、患者角色转换的一般规律

第一阶段，从健康到患病期，表现为放弃原来的社会角色，接受别人的帮助。第二阶段，接受患病期，表现为接受患病的事实，扮演患者的角色。第三阶段，恢复期，表现为放弃患者的角色，扮演健康人的角色。

二、患者角色的特点

（一）社会角色退化

当患者角色被确定后，其原有的社会角色就被部分或全部地被患者角色所替代。这也就意味着患者原来承担的社会与家庭责任、权利和义务被部分或者全部免除，患者可获得休息、就诊接受检查和住院治疗的权利等。患者角色在个体的全部社会角色中占据了主导地位，甚至取代了其他的社会角色。

（二）自控能力下降

社会期待着每个社会成员都健康，因此当人患病后就会受到社会的关注，并被当作弱者加以保护，给予同情和帮助。而患者自也常常认为疾病是超出个人意志控制的，因而常出现心身失衡、脆弱依赖、情绪多变、意志力减低，同时自我调节能力、适应能力、自控能力下降等情况，需要给予关注。

（三）求助愿望增强

强烈处于疾病状态中的人，为了减少病痛的折磨和尽快痊愈，都希望并积极寻求他人帮助。尽管有的患者生病之前自身能力很强或社会地位显赫，但此时也主动请求别人帮助，主动寻医问药。

（四）合作意愿增强

渴望尽快康复是所有患者的共同愿望,患者都不愿面对疾病带来的损害,因此每位患者都会依据自己对疾病的认识,选择自认为最佳的医疗方式,积极接受诊断、治疗和护理,会主动与医护人员、亲友或其他患者密切合作,争取尽快痊愈。

三、患者角色适应

角色适应是指个体承担并发展为新角色的过程。患者角色适应即患者基本与患者的心理活动和行为模式相符合,表现为乐观地面对现实,关注自身疾病,遵医嘱,采取必要的措施减轻病痛,终止某些不良生活习惯(如吸烟、饮酒等)。

四、患者角色适应不良

患者角色适应不良是个体不愿意放弃原来的角色权利,或者不愿意承担患者的角色义务,导致无法顺利进入患者角色。常见的角色适应不良有以下几类。

（一）患者角色缺如

未能正常进入患者角色,意识不到或不承认自己有病,否认病情严重程度。其原因是未能接受现实而采取否认心理,如个性较强的患者不愿意进入患者角色,因为疾病可能会影响就业、升迁、婚姻等。这种情况下,护士要多介绍医学知识,使患者正视疾病,尽快进入患者角色。

（二）患者角色冲突

患者角色冲突是指患者不愿意放弃原来的角色身份和权利,而与患者角色行为发生冲突的表现。患者角色冲突常见于事业心较重、责任感较强的人,如一位业务繁忙的业务主管因放不下公司的业务,而不肯就医;一位单亲家庭的母亲因担心小孩的生活和学习而感到焦虑,总不能安心住院治疗。

（三）患者角色强化

患者进入患者角色后,出现对疾病状态的过分认同、过分安于患者角色和过度的心理反应的行为表现。由于转变为患者角色,实现了生活有人照料、按医嘱办事等行为模式,患者对疾病过分认同,过分依赖先进的医疗设备,过度要求他人照顾等,以及痊愈后不愿意放弃患者角色。如有的患者可以下床却不愿下床,有的患者精神高度紧张,显得神经过敏等。临床上可见的有小病大养、恐病症或者疑病症。

（四）患者角色减退

患者由于某些原因,过早地退出患者角色,返回原来的社会角色的现象。如在疾病中期,由于家庭原因、工作需要、经济困难等原因,患者及早地退出患者角色,自己宣布康复,要求立即返回原来的角色岗位。

（五）患者角色异常

患者因长期病痛折磨而感到严重精神困扰,出现异常情绪和行为表现。患者常表现为沮丧、失落、烦恼、忧愁、悲观、失望或者绝望等,从而自暴自弃,不愿意配合医院治疗。有的表现为攻击行为,如对医护人员的攻击性言行,有的表现为逃避,如逃离医院或者离家出走,少数出现自伤、自残。

知识链接

老年患者角色强化症

在身体上表现出障碍。老年人群中,特别是独居老年人容易出现"患者角色强化症"。出现角色强化症主要有以下几个原因。

1.老年人生活孤独　虽然育有一个或几个子女,但是由于现代社会竞争压力大,子女忙于工作,很少有时间陪老年人聊天、散步、娱乐,再加上子女本身有自己的家庭,所以他们每天也精疲力尽,用在照顾老年人上的时间少之又少。人到老年,精神上和身体上都会出现功能减退的现象,与中青年相比,精神上的压力更容易另外,大部分老年人不与子女共同居住,有些还已丧偶。因此,现在"空巢老人"已成了一大社会问题,老年人在家生活孤独,缺乏交流,而住院后有医护人员的陪伴,让老年人有了精神慰藉。

2.疾病原因　住院治疗的老年人中,大多数几种疾病并存,少则2～3种,多则5～6种。由于疾病缠身,往往需要长期服药、定期输液及对症支持治疗。尽管如此,对一些慢性病而言,只能控制病情,不能达到彻底治愈的目的。所以他们不时会有这样那样的不适,总认为自己是患者,需要医护人员的关注,而许多老年人的家属也认为,老年人住在医院是较为保险的做法。

3.对疾病的恐惧心理　老年人由于生活单调、慢性病折磨、机体生理功能的衰退、心理老化,对自己的病情缺乏足够的认识,自觉病情严重,对疾病充满恐惧。特别是听到某人病情恶化的消息时,不免联想到自己的不适,甚至想象着死亡随时会降临到自己身上,因此整日惶恐不安,更害怕出院,有的则反复住院。

4.生活上的依赖情绪　老年人由于生活能力下降,自我调节、自我保健能力削弱,其身心健康容易受生物、心理、社会等不良因素的侵袭。老年人患病后,生活能力部分或全部丧失。病程越长,往往会越安于患者角色,习惯于别人的照顾,懒于活动和料理日常生活,自己有意无意地变得软弱无力,对事情无主见,对自己的日常行为和生活管理的信心不足,被动性增强,有时行为变得幼稚。一般老年患者住院后,家属会自己负责或请来专职保姆,24小时全天候为其服务。患者的饮食、安全、个人卫生、大小便处理、督促服药等均有人负责、照顾,长此以往,患者生活上的依赖情绪便越来越强。

项目小结

个体一旦进入患者角色后,就意味着原来社会角色中的身份、地位、权利、义务发生改变。在新角色的适应过程中,患者需要在医护人员的协调下了解患者角色的权利和义务,调整自身角色的定位,避免出现患者角色适应不良。

项目二十　患者的一般心理需要及常见心理问题

学习目标

【素质目标】
培养学生及时关注患者心理变化的意识,提高心理护理的效果。

【知识目标】
掌握患者的情绪反应及护理。
熟悉患者的一般心理反应。
了解患者的需要。

【能力目标】
能够针对患者不同阶段的心理特点做出分析,提供针对性的心理护理。

项目导言

人一旦生病,其生活和工作规律常被打乱,甚至遭到完全破坏。这种变化可成为强烈的信号,打击患者,加上病痛的体验,可改变患者的心理和行为。而影响患者心理活动的因素,除疾病本身外,还包括社会、心理、文化等多个方面。

案例导入

44 岁的王先生,升任办公室主任 1 年,自诉经常加班,经常感到胸闷、心慌、手麻,测量血压达到 160/90 mmHg。1 个月前因家庭琐事出现呼吸困难、心慌,伴濒死感,120 救护车送入医院后考虑:①分离(转换)性障碍;②原发性高血压。

问题:

患者目前有什么心理需要?患者的情绪反应是怎样的?

任务一 患者需要的主要内容与特点

现代临床护士更多注意到的是患者异常的情绪和行为,患者正常的心理需要常被医护人员忽视。疾病会使患者从社会生活层面更多转移到自身,根据马斯洛的需要层次理论,患者的需要可以分为以下几个层次。

一、患病期间的生理需要

生理需要是人最基本的需要,人们在身体健康时对饮食、呼吸、排泄、睡眠等生存需要很容易得到满足,住院患者的这些需要受到严重威胁。患者对医院的饮食、气味、噪声、睡眠环境等方面会出现不适。此外,吞咽障碍患者对饮食需求的满足受到影响,呼吸困难患者气体交换受到影响。护士应该根据自身能力提供全面的医疗以保障患者基本生理需要,并通过沟通技巧调节患者情绪。

二、患病期间的安全需要

在生理需要得到满足后,安全需要是个体生存本能的需要。疾病本身就是对安全需要的威胁。患病时日常生活秩序受到干扰,患者会产生不安全感,此刻需要得到亲人的关照。一般而言,人越是在安全受到威胁时,对安全的需求越强烈,患者会十分关注自己的疾病性质、药物副作用以及可能的手术方式和并发症。护士要增强责任心,护理过程中增强患者安全感,使用任何诊疗手段前做好解释工作,以消除患者顾虑,使患者放心。

三、患病期间被接纳和关心的需要

患者在住院后,与亲友分离,常常远离家庭和工作岗位,接触检查与治疗,即使平时意志坚定的患者也会出现情感脆弱、情绪不稳、易激惹等现象,此刻患者十分期待家庭、社会及护士的支持,对亲人是否探视以及护士对自己情绪的接纳程度都变得十分敏感。此外,患者进入一个陌生环境,患者需要尽快熟悉环境,被新的病友群体所接纳,一方面,他们希望和病友"同病相连""患难与共";另一方面,他们又特别关心家庭和工作单位的情况,很想了解家庭及单位同事的情况。从心理-社会医学模式看,护士应在巡视中加强与患者的沟通,做好解释病情、转移患者注意力的工作,建立病区小群体人际关系,使其在温馨、和谐人际关系中克服不良情绪,去除孤独、自卑心理,树立战胜病魔的信心。

四、患病期间被尊重的需要

患者住院后,常感到成为家属及同事的负担,自信心降低,与平时相比需要更多的尊重。一方面,患者需要得到护士、病友的尊重。护士有义务向患者提供疾病诊治相关的诊疗信息及患者的知情同意。护士需要亲切称呼患者,不得以床号以及采用命令式口气与患者交谈。护士有必要了解患者病前的身份,尊重患者的社会地位、荣誉。另一方面,护士有义务保护患者隐私,未经患者允许不得公开谈论患者病情。

五、患病期间自我实现的需要

患者住院后,最难满足的是自我实现的需要。患者很难表达个性和发展个人能力,成就感下降。某些患者由于意外事故造成重大残疾,其自我成就受挫更严重。患者的心理需求会以各种方式表现出来,若得不到满足便会产生抵触行为,这需要护士在疾病早期开展干预。

知识链接

你保护好患者的隐私权了吗?

1. 在不适当的场合谈论患者隐私问题 在临床护理工作中,护士有意或无意地把患者的隐私当茶余饭后的谈资传扬出去,造成对患者人格及感情上的伤害,甚至引发护患纠纷。

2. 书面侵权行为 有的医院为了宣传或个别医护人员撰写论文或文章时,公开患者的照片、病情、病史,尤其是涉及患者隐私部分。如为宣传母乳喂养而制作的宣传照片,在未得到患者同意后刊登,而引发侵犯肖像权及隐私权的官司;或未经患者同意录制护理操作录像及 VCD,用于护理教学等。

3. 日常护理操作不规范 有些护士在进行日常护理操作时,不严格遵守护理操作规程,如科室无操作间,护士不采取遮挡措施,在病室有患者、陪护等情况下,为患者进行导尿、灌肠等操作,将患者的隐私部位当众暴露,侵犯了患者的隐私权。

4. 带教过程中的侵犯行为 临床教学过程中,把患者作为教学上的"活教具",虽然旨在让学生通过观摩学习提升实践能力,但这种做法若未妥善处理,尤其是关于患者个人信息、身体隐私部位及个人秘密的暴露,往往会使患者感到自己人格、自尊被侵犯和伤害,此种情况时有发生。

5. 患者资料管理不严格 保管好病历资料,是保护患者隐私的重要环节,但有些护士却没有注意到这一点,在护理过程中护士没有妥善保管好患者病历、化验单及各种检查检验报告,将其随意存放,导致被他人偷阅。此外,随着医院管理的信息化,病区计算机管理不严格也容易造成患者资料的泄露。

任务二 患者常见心理问题与护理

一、患者的一般心理反应

(一)敏感性增强

患者对周围环境的变化特别敏感,特别是声、光、冷、热等。稍有变化,患者就会焦虑不安。患者对病症的主观感受增强,如感到手发抖、身体忽冷忽热、声音颤抖等,表现为不必要的害怕等。患者对家属或护士说话的语音、语调挑剔,并会表现出反感。

(二)疑心重

患者常常会根据护士及家属的表情、神态解读自身的病情,对疾病检查结果刨根问底,甚至对治疗过程产生怀疑等。若某位亲友探视不及时,患者会觉得这位亲友对他冷漠,严重的甚至与其断绝关系。

(三)依赖性和被动性增强

由于不断受到亲友的关怀与照顾,患者会变得被动,本来自己可以做的事情也不愿意动手。情感上变得脆弱,甚至幼稚,像个孩子似的,总希望亲友多照顾、多探视、多关心自己。

(四)自尊心增强

患者希望得到亲友的关注和帮助,希望护士重视其病情,特别注意护士的言语、态度,稍觉不妥就会怀疑护士对其不尊重,严重者甚至不配合治疗。

（五）孤独与自怜

医院生活相对单调，患者与病友相处也常会感到孤独，对于长期慢性病患者而言，可产生烦恼、焦虑情绪，甚至变得悲观，产生被遗弃的感觉。

（六）罪恶感

患者有意或无意产生一些不切实际的想法，或者想到曾经做错的事情，因害怕受到谴责，从而出现的"道德恐怖症"。某些护士的言语容易激发患者的罪恶感。

（七）无助感

患者感到自己对疾病失去控制力并无法改变时，就会产生无助感。这是一种对疾病无能为力、听之任之的情绪反应，可泛化为失望和抑郁等情绪。

（八）强烈的期待

患者生病后对未来有美好的期待，会将亲友的安慰、护士的鼓励视为病情好转甚至痊愈的征兆。期待心理对于疾病的康复是有益的，但要预防患者期待落空后陷入迷惘之中。

（九）习惯性

习惯性是一种心理定势。一方面，患者总认为可能是医护人员误诊导致自己住院，或医护人员对自己的病情不关注或者不作为。另一方面，患者在病情好转后，又认为自己并没有恢复健康，要求继续住院。

由于患者性别、年龄、疾病类型、文化背景、社会阅历的不同，不同的患者会有不同表现，因此需对患者具体分析，分别对待。

二、患者的认知反应

患病后，患者会出现与健康人不同的心理反应，感知觉、记忆力、思维能力会出现许多非特异性的表现。

（一）患者感知觉变化

在感知觉方面，患者感知觉的指向性、选择性及范围都发生了相应变化。

1. 主观敏感性增强　有的患者过度注意躯体的变化，可以感受到心跳和胃肠蠕动，甚至会出现一些奇特的不适感；有的患者对正常光线、声音、温度的刺激表现出烦躁不安等。

2. 主观敏感性降低　长期卧床的瘫痪患者，由于不能自主翻身加上感受减弱，身体受压部位出现压疮。抑郁症患者味觉下降，对食物过分挑剔等。

3. 时间知觉异常　肝性脑病患者会出现时间感知觉异常，分不清昼夜或上、下午；阿尔茨海默病患者可能会出现定向力障碍而走错楼层。

4. 幻觉　常常是精神分裂症患者典型的阳性体征，但是在非精神分裂症患者中也会出现，如截肢患者会出现幻肢痛或者患肢有蚁行感。

（二）记忆力下降

某些慢性肾衰竭患者或者脑器质性病变患者存在明显记忆功能减退。另外，患者的思维活动也受到影响，判断能力下降，猜疑心理加重，思维能力下降。此外，患者近期记忆力下降，不能完全回忆病史或记住医嘱。

（三）患者的思维特征

多数脑血管病患者均伴有不同程度地认知功能损害，糖尿病患者的定向力、注意力、记忆力等出现下降，严重者会出现不愿意思考，依赖家属代替其做出决定。患者的注意力、语言、记忆等认知功能均有损害。

三、患者的情绪反应

在各种心理反应中，情绪反应是患者体验到的最常见、最重要的心理反应。最普遍的情绪反应是心境不稳，容易受到消极语言的暗示和诱导。面对疾病带来的痛苦，患者常产生焦虑、恐惧、抑郁、愤怒等典型负性情绪，在一些慢性病患者及难以治愈的患者身上则表现得更为明显。

（一）焦虑

焦虑是人们感到威胁或预期要发生不良后果所产生的情绪体验，是临床上患者最常见的情绪反应。引发患者焦虑的原因主要有以下几种。

（1）疾病初期对疾病的病因、性质、转归等不明确，对未来缺乏把握等。焦虑最容易发生于等待诊断结果时。

（2）担心一些危险性检查和治疗的可靠性和安全性，甚至对治疗流程产生疑虑。

（3）医院环境单调，长时间处于紧张抢救甚至宣布死亡的情景中，让患者感到紧张、焦虑。

（4）焦虑还与患者的性格有关，追求完美、多愁善感者在患病后表现出更高水平的焦虑。

（5）与家人的分离，牵挂亲友和担心家庭经济负担等。

焦虑还可以分为以下 3 种类型。

（1）期待性焦虑：常见于疾病初期，患者不了解自己的疾病，对既往发生的病情转归的焦虑。

（2）分离性焦虑：常见于老年人和依赖性较强的儿童。这种情绪反应源于与亲友分离，离开熟悉的环境。

（3）阉割性焦虑：常见于外伤患者或某些原因导致器官缺如的患者。这种情绪反应源于躯体完整性受损。

焦虑常伴有明显的生理变化，如血压升高、呼吸加快、心率加快、肌张力降低、皮肤苍白、失眠等。

护士必须及时察觉患者的焦虑情绪，以亲切、关怀态度消除患者紧张；以高效、严谨的工作方式赢得患者的信任；通过及时解释病情，缓解患者焦虑；及时告知检查结果、治疗计划，减少患者因信息缺乏造成的紧张。适度焦虑对患者有保护意义，护理中要及时区分患者焦虑的程度，及时识别高度焦虑和持续性焦虑，减轻高度焦虑带来的危害。

（二）恐惧

恐惧是个体感受到威胁，企图摆脱却又无能为力的体验，与焦虑不同，恐惧有明确对象。恐惧情绪产生时伴随着自主神经的兴奋，导致患者心率加快、血压升高、心悸、尿频、肢体颤抖、烦躁、易激动等，并出现逃避行为。例如，有的患者在手术前会出现大汗淋漓、四肢发抖等现象，而儿童患者的恐惧多与手术疼痛、陌生的病房、黑暗等有关。

恐惧对正常人群来说是一种保护性的防御反应，但持续时间长、过度的恐惧会对患者产生不利影响。护士要重视患者的恐惧心理，主动为患者提供必要的信息和医学知识，适时鼓励患者，消除患者的顾虑，增强患者的信心。对已经出现恐惧情绪的患者要用支持性的语言进行暗示，增强患者的安全感，减少恐惧、紧张情绪，帮助患者形成正确的认知。

（三）抑郁

抑郁是以情绪低落、兴趣缺乏等情感活动减退为主要特征的一组症状，是因自我价值感丧失、自信心降低而出现的闷闷不乐的消极情绪。抑郁情绪的产生与严重的器官缺如、预后不良的疾病有关，患者的个性和社会经济因素也与抑郁相关。轻者表现为心境不佳、消极压抑、少言寡语、悲观失望、自我评价低等。重者表现为悲观绝望，甚至有轻生意向和自杀行为。

要及时采用量表筛查有抑郁倾向的患者，对有抑郁倾向的患者要及时提醒，科学讲解抑郁的后果，鼓励其用积极的态度克服抑郁情绪，并为其安排规律的作息计划。通过有规律的作息计划，增加患者的意志活动，增强自我价值观，树立战胜疾病的信心。对于重度抑郁的患者，护士要注意患者抑郁情绪的发展，防止其出现自杀行为。

（四）愤怒

愤怒是人们因追求目标愿望受阻，感受到挫折时出现的一种负性情绪反应。患者常常认为自己倒霉、不公平等，加上病痛的折磨，常表现为烦躁易怒、自制力下降等。患者受挫的原因很多：护士态度不佳、护理条件有限、护理水平与患者期望水平差距过大、病情恶化而难以治疗等。患者可能拒绝治疗，严重者可能会自残，也可能攻击周围的护士等人员。

一方面医院需要加强科学管理，提高护理的服务质量和水平。另一方面，护士应与患者加强沟通，及时发现患者的愤怒情绪，早期给予积极疏导，缓解其内心紧张和痛苦情绪，避免与患者发生冲突，耐心、细致地平息患者的愤怒。

护士在护理过程中要积极了解患者的心理需求,积极协助并满足他们的要求,以提升医疗服务质量。不同患者有着不同的心理特点,护士要全面学习护理心理学知识,掌握一定的心理分析能力,及时了解患者的心理,做好心理护理工作。

项目二十一　各类患者的心理与护理

学习目标

【素质目标】

具有良好的法律意识和医疗安全意识,自觉遵守有关医疗卫生的法律法规,依法实施护理措施。

具有良好人文精神,珍视生命,关爱护理对象,减轻痛苦,维护健康。

建立以患者为中心的护理理念。

【知识目标】

掌握急性病患者、慢性病患者、手术患者、传染病患者、急危重症监护患者、肿瘤患者、临终患者、儿童患者及老年患者的心理护理措施。

熟悉急性病患者、慢性病患者、手术患者、传染病患者、急危重症监护患者、肿瘤患者、临终患者、儿童患者及老年患者的心理护理的原则与程序。

了解急性病患者、慢性病患者、手术患者、传染病患者、急危重症监护患者、肿瘤患者、临终患者、儿童患者及老年患者的心理影响因素。

【能力目标】

运用心理护理的程序为不同年龄阶段、不同疾病阶段患者提出常见护理诊断/问题,制订护理计划。

运用护理心理学理论为急性病患者、慢性病患者、手术患者、传染病患者、急危重症监护患者、肿瘤患者、临终患者、儿童患者及老年患者开展心理健康教育及提供心理护理措施。

具有良好的人际沟通能力、心理护理和健康教育能力,能将掌握的专业技术运用于临床护理、社区护理。

➡ 项目导言

心理护理可以有效减轻患者对疾病的恐惧,减轻精神症状带来的痛苦,改善患者的社会功能和生活质量,为家属或照料者提供必要的支持。个体患病或自认为患病后,除其躯体外,其心理、行为及社会功能都会发生不同程度的变化,并且这种变化在群体中往往形成一定的规律。护士学习和掌握患者共性的心理特点和变化,对于科学有效地开展心理护理是非常必要的。

任务一　急性病患者的心理与护理

案例导入

患者,男性,35岁,3小时前进食海鱼约200 g,2小时前感到嘴唇麻木或刺痛感,延及手指、脚趾,再发散到四肢的其他部位,麻木感逐渐加重,并出现言语不清、全身乏力、呼吸急促、面色发绀。

由家属送至急诊,送院过程中出现呼吸浅慢、意识模糊。查体:HR 50 次/分,R 8 次/分,BP 60/40 mmHg;昏迷,全身发绀,双侧瞳孔等大等圆,直径 4 mm,对光反射迟钝,肌张力减弱。

问题:

(1)列出该患者的主要护理诊断/问题。

(2)描述护士应采取的主要护理措施。

(3)描述护士应采取的心理护理措施。

一、急性病的概念

急性病是指发病急、病情重而需要紧急抢救的疾病。许多患者及其家属初次来到医院这个特殊的环境,对周围嘈杂声、仪器信号灯闪烁和报警声感到不适应,对抢救急性病患者的紧张气氛感到恐惧。由于患者病情复杂多变,反复会诊,多次检查或急症手术,以及与不熟悉的医护人员进行沟通交流等,都会加重患者及其家属的陌生感,如未能及时消除,则将产生紧张心理,加重病情。

过去有种错误的观点认为,急性病患者病势危急,医护人员的任务就是以最佳的技术和最快的速度抢救患者,无须实施心理护理。近十年来,随着抢救护理科学的形成和发展,人们越来越认识到,对急性病患者也需要进行心理护理。在患者心理上高度紧张之时,再加上抢救时的种种刺激,会加重病情,甚至造成严重后果。此时,如果进行良好的心理护理,就会缓解其紧张情绪,有助于转危为安。

知识链接

儿童疼痛的护理措施

主要根据儿童疼痛的部位采取对应的护理措施。如果是咽部的疼痛,需要注意儿童的饮食,保证摄入清淡、易消化、有营养的流质食物。同时,要加强通风,避免与已有感染的儿童密切接触,导致再次感染。要保证儿童充足的睡眠,适当补充体液。如果是消化系统出现疼痛,可以顺时针揉肚子给予热敷,同时要寻找腹痛的原因,然后进行对症治疗。

二、急性病患者的心理特点及影响因素

(一)心理反应

急性病患者焦虑恐惧、紧张不安,渴望得到最佳和最及时的抢救,以便转危为安。急性病患者的心理活动复杂的、多种多样。瞬间袭来的天灾、人祸或恶性事故等可以摧毁一个人的自我应对机制,导致心理异常。一向自认为健康的人由于突如其来的意外遭受创伤,疼痛和失血的刺激,会遭受生理和心理的双重打击。患者由于身体某个部位或多个部位的损伤而丧失了自主行动和自救的能力,这往往使其感到预后难测,心神不安,产生焦虑与恐惧情绪。加之周围患者的痛苦表现,加重了其恐惧感。许多患者及其家属往往认为自己的疾病最重,要优先处理,甚至提出不合理的要求,得不到满足时会出现不满情绪,如烦恼、生气、发怒等,进而加重病情,也会因过分恐惧而失去心理平衡。

(二)主导心理需要

急性病患者的主导心理需要为对尊重、安全、及时和高效治疗的需要。患者盼望得到热情接待,希望医护人员一视同仁,期望经验丰富的医生给自己看病并及时做出诊断和治疗方案,渴望早日康复。

三、急性病患者的心理护理措施

(一)有效沟通

心理护理的重点是给予较多的心理支持,协助患者正确认识和对待疾病,缓解患者的紧张情绪,使之初步适应医院环境,配合治疗和护理。

（二）满足需要

由于急性病患者的主导心理反应是恐惧,因此心理护理的中心任务是增强患者的安全感。患者入院后,护士要以亲切、和蔼的态度接纳患者,耐心倾听患者的倾诉,容忍患者对不良情绪的宣泄,并立即给予应答或反应,使患者产生安全感和信任感;对因恐惧、焦虑及疼痛而情绪不稳定者,转移其注意力,使其情绪好转,必要时可采用镇静止痛类药物等治疗。

（三）心理支持

帮助患者树立积极向上的人生观,护士要以良好的心态安慰、支持患者及其家属,并以解释伤情、介绍医院治疗成功病例等形式稳定患者及其家属情绪,并嘱家属不可在患者面前流露悲伤、绝望等情绪。患者家属要尽量多陪伴,并配合医护人员做好安抚工作,这对消除悲观、抑郁心理及对伤痛的恢复有良好作用,同时可增强患者自信心,使其树立战胜疾病的信心。

（四）心理疏导

（1）使患者感到医护人员可亲。急性病患者大都求医心切,从其入院起,应积极抢救,争分夺秒采取一切必要措施。有序的救治能让患者及其家属体会到我们全心全意地为他们服务。由于患者承受着伤害带来的不可抗拒的精神和肉体上的痛苦,护士应主动与患者沟通,不时解答患者的问题,安慰、鼓励患者,帮助患者应对处理各种心理问题,争取患者家属及单位的支持、理解和帮助,消除患者的失助感。医护人员应当紧张而又热情地接诊,亲切而又耐心地询问,悉心体贴,关怀周到。这种良好的医患关系,对抢救过程的顺利进行有极大的促进作用。

（2）使患者感到医护人员可信。医护人员娴熟的医疗操作技术和严谨的工作作风,不仅是赢得时间使患者转危为安的保证,同时也是支持、鼓舞患者的力量。

（3）使患者感到安全。医护人员的医德和技术是患者获得安全感的基础。为了缓解患者的心理冲突,减轻其精神痛苦,医护人员还应针对每个患者的具体情况做好心理疏导工作。对急性病患者,无论预后如何,原则上都应给予肯定性的保证、支持和鼓励,尽量避免消极暗示,尤其是来自家属、病友的消极暗示,从而使患者身心放松,感到安全。

医护人员在日常的工作中必须不断地充实自己,提升自身修养并加强心理护理的知识与技能储备。根据急诊创伤危、急、快的特点,结合各种患者的心理状态,积极灵活地应对,有针对性地进行科学而有效的心理护理,使患者变消极因素为积极因素,变被动接受为主动配合,从而最大限度地提高医疗护理质量,促进患者早日康复。

知识链接

车祸患者的紧急处理

（1）车祸出现外伤以后,首先,评估患者的状态,有没有丧失意识。如果患者意识状态不差,监测患者的生命体征、血压、心率、呼吸、脉搏等。

（2）如果基本生命体征正常,观察患者全身有无阳性体征,如有,需做相应处理。如腹部有没有阳性体征,有没有内脏出血的情况,双侧呼吸音是否正常,四肢是否有骨折或者皮肤外伤。如果有皮肤外伤,需要给予加压包扎。

（3）如果有明显的骨折,如长骨畸形,需要用夹板或者支具固定,然后送医院进行救治。车祸伤的处理原则为先抢救生命,再恢复功能。

（4）在经历车祸后,患者脑海中总是出现车祸现场或者手术的情景,这属于车祸后心理创伤的一种表现。建议及时去医院的心理科就诊,配合心理医生进行有效的心理治疗,以免影响正常身心的发展,家属也要给予患者更多的关心,开导患者的不良情绪。

（5）建议在经历车祸之后,除了配合心理医生进行心理治疗外,平时要注意放松心情。可以经常去公园散散步,听一些舒缓的音乐,多和家属、朋友沟通交流,培养一些兴趣爱好,以缓解精神上所带来的压力,同时还要养成良好的生活习惯,保证充足的睡眠。

任务二　慢性病患者的心理与护理

案例导入

小刘退役后参加工作没多久,经常出现头晕,遂到医院检查,被诊断为重度高血压。自己的事业、新生活才刚刚开始,就遇到了这种"倒霉事",一想到以后要特别注意饮食,还得天天吃药,小刘就觉得自己的未来没有希望。此后,他彻夜失眠,情绪低落,也没有好好控制血压,生活得一塌糊涂,痛苦不堪。

问题:

(1)列出该患者的主要护理诊断/问题。

(2)描述护士应采取的主要护理措施。

一、慢性病的概念

慢性病又称慢性非传染性疾病,是一类起病隐匿、病程长且病情迁延不愈、病因复杂及一些尚未完全被确认的疾病的概括性总称。一般常见于呼吸系统、心血管系统、消化系统以及内分泌系统等。养成健康生活习惯,提高预防意识,可以有效预防慢性病的发生和发展。

常见的慢性病有高血压、慢性心力衰竭、糖尿病等。慢性病不但给患者身体造成损害,而且让其劳动能力下降甚至丧失,生活质量下降,不菲的医疗费用也给其家庭增加了经济负担。

世界卫生组织调查显示,慢性病的发病原因60%取决于个人的生活方式,同时还与遗传、医疗条件、社会条件和气候等因素有关。在生活方式中,膳食不合理、身体运动量不足、吸烟和酗酒是慢性病的四大危险因素。

临床实践和大量研究已经证明,由于慢性病病程长、反复发作、疗效不显著的特点,患者易发生心理障碍。因此,了解慢性病患者在疾病发生、发展和诊疗过程中可能出现的心理问题,挖掘导致其心理障碍的原因及影响因素,并实施针对性的心理护理,对患者有效应对疾病、提高生活质量具有重要意义。

知识链接

糖尿病患者的护理措施

(1)各项生命体征的观察:监测血压、体温、脉搏、呼吸等相关指标。

(2)饮食护理:做好糖尿病患者的饮食宣传教育,纠正不良饮食和生活习惯,按时按量进食,摄入低糖、低脂、低盐食物,注意营养搭配。

(3)注意清洁卫生,以预防感冒和各种感染,注意体育锻炼以增强免疫力和胰岛素的敏感性。

(4)重视疾病的防治,引导患者及其家属了解和掌握相关知识,引导患者使用、优化和储存降糖药物。

(5)预防低血糖发作:当患者出现心慌、出汗等低血糖症状时,及时口服糖水或静脉推注葡萄糖治疗,并指导患者调整降糖药物的应用。

二、慢性病患者的心理特点及影响因素

(一)患者心理特点

1. 震惊否定心理　慢性病患者在疾病诊断初期,特别是在没有任何预警情况下得知患病信息时,震惊反应比较常见。患者主要表现为眩晕感、不知所措、与情境分离、行为不受控制等。这些表现可能持续几秒钟,也可能持续数周。震惊之后,患者首先出现的心理反应是否定,不接受患病的事实。有的患者虽然身体

已出现不适,仍坚持工作,想以此证明自己健康状况良好;有些患者则认为医生诊断有误,拒绝改变原来的生活方式和行为习惯。当患者不得不面对患病的事实时,可能会出现怨天尤人的表现,也可能会产生恐惧心理,表现为紧张不安、夜不能寐、日不思饮等。

2. 悲观消极心理 这类患者由于长期患病,大多数已进入患者角色。他们能正视现实,不讳疾忌医,希望早日摆脱疾病的折磨与疾病对生命的威胁。他们通过查询互联网、翻阅医书、病友间的沟通等方式,寻找名医,打听偏方,这些行为如果得不到医护人员或者家属的肯定,他们会表现出不满或者失望,甚至会不与医护人员合作。在这种情况下,患者极易产生悲观消极情绪,出现自信心下降、情绪低落、自我评价降低、兴趣索然、自我封闭等,对康复失去信心,对周围人与物十分淡漠。

3. 焦虑恐惧心理 患者长期就医,得知所患疾病无特效疗法、一时难以好转,只能通过长期治疗和休养才能慢慢恢复时,甚至通过长期治疗也不一定会康复时,就会产生焦虑情绪,有些患者还会陷入极度恐惧和抑郁之中,感到自己的生命即将结束。

4. 绝望厌世心理 随着病程迁延、机体功能下降,长期受疾病折磨,紧张、焦虑、忧愁、急躁、烦闷等消极情绪经常反复出现,患者常处于低沉的心境中,对外界的兴趣下降,注意力集中于自身,对身体的感觉过分敏感,一旦受到消极暗示,就会出现抑郁心境,产生绝望厌世心理。

值得注意的是,不是所有慢性病患者均会出现上述心理问题,而且不同患者表现出的心理问题和严重程度也各不相同。

(二)主导心理需要

主要体现为对尊重、安全的需要,所以医护人员要尊重他们,帮助其恢复身体健康,保证其对安全的需要。要及时安慰和鼓励患者,给他们积极的信念以增强战胜疾病的信心。

三、慢性病患者的心理护理措施

(一)有效沟通

对慢性病患者的护理重点是给予较多的心理支持,协助患者正确认识和对待病情,配合治疗和护理。应抓住慢性病病程长、见效慢、易反复的特点,帮助患者调整情绪、变化心境,安慰鼓励患者,使其增强信心,积极与疾病做斗争。

(二)建立融洽的护患关系

良好的护患关系中护士通过语言、行为、表情、态度以及护理技术去影响患者。护士应对患者说话和气,热情友好,时时以乐观、开朗、充满信心的情绪感染患者。在工作中,严肃认真、动作轻柔、娴熟敏捷,可使患者心理上感到安全,并信任医护人员。

(三)协调并促进病友间的关系

慢性病患者住院时间长,护士应积极协调以促进病友间的相互了解,使病友间关系密切,彼此沟通,相互关心、照顾、支持、勉励,以减少因住院带来的不良反应,增强战胜疾病的信心和勇气。

(四)争取家庭和社会的支持与配合

(1)向探视者介绍患者的情况,并讲清注意事项,避免不良情绪影响患者。

(2)鼓励患者家属、亲友及单位同事和领导探视,以缓解患者的孤独及焦虑心理。

(3)创造舒适的治疗环境与休养环境,丰富患者的精神生活,保持病室整洁舒适,减少环境中的不良刺激。

(4)根据患者的不同情况,适当组织文艺活动,活跃病房气氛,有助于分散患者的注意力,起到良好的心理调节作用。

(五)心理支持

对于病情反复而失去信心的患者,应加强护理,多安慰,多鼓励,通过解释、疏导、教育、支持等方法,对患者心理进行适当的调整。根据患者的心情和心理状态,采取针对性的护理,使患者感到温暖,恢复战胜疾病的信心。

知识链接

高血压患者的日常保健

高血压的形成与不良的饮食及生活习惯有很大关系。一旦确诊高血压，首先，要注意保持心情开朗，避免过于紧张、焦躁等；其次，坚持适度的锻炼，如散步、快走等；另外，还要注意合理饮食，遵循低热量、低盐、低脂的饮食原则。中重度高血压可能会诱发冠心病、脑出血、尿毒症等，对身体健康危害很大，因此高血压患者在日常生活中应该注意以下几点。

1. 保持心情开朗 如果长时间处在高度紧张状态中，或经常生气、动怒、过于焦虑等，都容易导致血压升高，所以高血压患者一定要注意保持心情愉快，这有助于稳定血压。

2. 坚持适度的锻炼 锻炼可以增加能量的消耗，防止肥胖，还可以提高心血管功能，增强心肌的收缩能力，有利于血压下降。一般可以选择散步、快走、慢跑、游泳、打太极拳等运动，不宜进行剧烈运动，以免血压过度升高而出现脑出血等。

3. 注意合理饮食

（1）低热量：确诊高血压后一定要注意限制热量的摄入，控制体重。建议每餐只吃七分饱，多吃果蔬，少吃肥肉、动物内脏等。

（2）低盐：摄取过量的钠元素会导致血压升高，所以高血压患者一定要注意控制盐的摄入量，每天盐的摄入量不可以超过 5 g。低盐饮食时，不但要减少菜肴中盐的加入量，还应该减少咸菜、腐乳、虾皮、腌肉等含盐量高食物的摄入量。

（3）低脂：高脂的食物会导致机体胆固醇水平升高，饱和脂肪酸过量，不仅会升高血压，还会增加血液黏稠度，对健康极为不利。所以高血压患者一定要清淡饮食，减少摄入肥肉、动物内脏、动物油、鱼子等高脂、高胆固醇的食物。

任务三 手术患者的心理与护理

案例导入

王女士，28岁，专业模特，几天前洗澡时发现右侧乳房有一个硬块，无痛，质地坚硬，随即去医院就诊。经过胸部彩超等检查后，医生考虑癌症的可能性大，需要住院进行手术治疗。次日，王女士入院等待手术治疗。入院后，她感到非常紧张、恐惧以及极度地悲观失望，整晚辗转难眠。她担心癌症扩散，担心手术发生意外，担心乳房切除术后失去性感而优美的体形，害怕术后伤口疼痛和感染，恐惧术后化疗、放疗引起的头发脱落，还担心今后自己的工作和生活受到重创。

问题：

（1）王女士术前存在哪些心理问题？

（2）如何对王女士实施心理护理？

一、手术的概念

手术作为有创性治疗手段，手术效果、并发症的发生及康复时间等均有较大的不确定性，会引发手术患者产生一系列心理反应。

知识链接

乳腺癌患者术后心理康复

乳腺癌病因尚不完全清楚,目前尚难以提出确切的病因学预防(一级预防),但重视乳腺癌的早期发现(二级预防),可提高乳腺癌的生存率。乳腺癌本身会引发许多常见的心理问题,如焦虑、抑郁、恐惧、担忧等,它可能贯穿疾病的始终。患者在确定自己患癌症后,大多会经历体验期(震惊)、怀疑期(拒绝接受事实)、恐惧期、幻想期、绝望期和平静期六个阶段。乳腺癌患者术后无法面对自己作为女性一部分特征的丧失,容易出现自我形象的紊乱;患侧肩关节活动障碍,上肢功能下降,影响工作和家务劳动的顺利进行。还有相当部分的患者因无法确定化疗期间是否可以进行性生活或担心性生活会加速癌症转移而干脆停止,使患者的幸福感下降,更加重了患者的心理负担,所以做好乳腺癌患者的心理护理尤为重要。家庭成员,尤其是丈夫,对患者的心理健康水平和生活质量有正面影响。丈夫的爱和理解,会让患者感觉到被支持。因此,丈夫应在患者面前保持良好心境,多理解、多体谅患者,共同创造温馨的家庭气氛;其次,朋友和同事的陪伴与交流,也能让患者充分感受到关怀与支持;再次,医护人员可应用健康教育的手段,让患者正确了解疾病性质、可选择的治疗方法、治疗后可能带来的问题,从而让患者积极配合治疗。病友团体间的相互扶持,也是鼓舞患者斗志,帮助患者克服悲观情绪的重要方式。

二、手术患者的心理特点及影响因素

严重消极的心理反应可直接影响手术效果并可能导致并发症。因此,医护人员应及时了解患者的心理特点,采取相应的心理护理措施,减轻患者消极心理反应的程度,使患者顺利度过手术难关,取得最佳手术效果。

(一)手术前的心理特点及影响因素

1. 对自身健康的担忧 手术是一种有创伤性治疗手段,其后果(如手术效果、并发症的发生及康复时间等)有很大的不确定性,所以需要手术治疗的患者的心理负担相比其他患者重,最常见的术前心理反应有焦虑、恐惧和睡眠障碍等。患者表现为坐卧不安、食欲不振、夜不能寐,死亡或致残的念头常在头脑中闪现,有强烈的不安全感。

2. 对手术的担忧 患者因不适应住院环境,对手术、麻醉过程不了解,担心术中和术后疼痛、出血过多、麻醉意外、麻醉作用过早消退、手术失败或术中死亡而顾虑重重,出现恐惧、焦虑、睡眠障碍等症状。

3. 对医护人员的不信任 对医护人员的技术水平不信任,或医护人员对其有过不良的言行或态度,均可导致患者不同程度的恐惧及焦虑。

4. 其他外界因素 担心手术增加家庭经济负担,如器官移植手术的费用较高,术后还需长期使用昂贵的免疫抑制剂;担心手术影响其家庭生活、工作及学习而紧张焦虑;对注射器、血液和医疗设备恐惧,甚至晕厥,如 $10\%\sim21\%$ 的患者对注射器恐惧。此外,术前焦虑的影响因素还包括手术种类、患者的文化程度、人格特征及其应对手术的方式等。少年、儿童及老年人的术前焦虑反应较重,文化程度高的患者想法及顾虑较多;性格内向、多愁善感、情绪不稳定以及既往有心理创伤史者(如早年母子分离、受他人虐待、夫妻感情不和)比较容易出现焦虑反应。

(二)手术后的心理特点及影响因素

手术后是患者表现出心理问题比较集中的阶段。手术前的心理问题通过实施手术大都得到解决,而手术后的各种实际问题将在较长的恢复期内不时出现。

1. 术后疼痛 术后疼痛是一种常见症状,也是一种复杂的心理、生理反应,与情绪因素有密切的关系。焦虑、忧郁能够使痛阈降低而加剧疼痛。一般伤口愈合后,功能恢复,疼痛也消失;如果疼痛持续存在,延续数周而又无法以躯体的变化情况做出解释时,则成为一种术后不良的心理反应。

2. 类神经衰弱反应 表现为持续不安、心烦意乱、易怒及无故生气。此类反应主要是由手术后不适及出现并发症,患者又不能正确认识这些躯体反应而引起。

3. 悲观忧郁反应 表现为自卑,闷闷不乐,对生活缺乏信心,不善交往,性格孤僻。多见于外形缺损和重要器官手术后的患者。

4. 猜疑和嫉妒反应 多见于乳腺癌手术切除术、子宫切除术及输卵管结扎术后患者,患者自认为有生理缺陷而没有自信心、多疑、小心谨慎。

5. 强迫观念及强迫行为反应 多见于慢性病手术后患者,由于退化心理而出现疼痛持续,加上家属过分的爱护,强化了患者的退化心理,使患者对伤口过分关注。因此,慢性病手术后应根据患者的具体病情和心理反应进行针对性的心理护理。

三、手术患者的心理护理措施

(一)手术前心理护理措施

1. 提供手术相关信息,做好术前心理准备 患者入院后,护士应热情接待,详细介绍病房的环境及生活作息制度,以消除陌生感;介绍医护人员的业务水平和以往手术成功的案例;介绍选择手术治疗的必要性、所需费用、术前检查的目的、麻醉方式、手术大致过程、术中配合方法及术后注意事项,做到让患者知情同意,帮助其获得足够的信息,消除疑虑,从而积极配合手术治疗。

2. 采用支持性心理治疗技术及行为治疗技术,缓解负性情绪 针对患者术前焦虑、恐惧的心理,采用倾听、解释、保证、指导及鼓励等支持性心理治疗技术,建立良好的护患关系,给予患者强有力的心理支持。对于术前焦虑较为严重的患者,可采用以下行为治疗技术来减轻焦虑:①放松训练;②示范法;③催眠暗示法;④认知行为疗法。

3. 强化社会支持 患者手术前非常需要医护人员、家属及朋友的关心与支持,因为良好的社会支持能帮助其减轻或消除负性情绪,树立战胜疾病的信心。护士可通过行为评估、与患者家属沟通等方式,了解患者社会支持的状况。积极向患者家属及朋友提供疾病和手术的信息,鼓励并指导他们在精神、情感、经济等方面给予患者大力支持,使患者获得温暖、信心和力量,减轻术前焦虑。

4. 保证术前患者充足的睡眠 必要时按医嘱给予抗焦虑、镇静安眠类药物。

(二)手术后心理护理措施

1. 及时反馈手术信息 当患者麻醉苏醒后,医护人员应告知其手术顺利完成并达到了预期目的,使其放心。应向患者传达有利信息,给予安慰及鼓励。如病情许可,把切除的病灶给患者看,使其意识到病灶已切除。对于手术过程不顺利,或病灶未能切除者,应注意告知的时机与方式。

2. 处理术后疼痛等不适 患者术后疼痛强度既与手术部位切口方式和镇静剂应用情况有关,又与个体的疼痛阈值和疼痛耐受力有关,意志薄弱、烦躁、强光、噪声等情况可加剧疼痛。护士应告知患者术后疼痛的规律,即术后 24 小时疼痛最明显,2~3 天后可逐渐缓解,使患者具有充分的心理准备。护士可从患者的表情、姿势等非语言表达方式中观察疼痛情况,鼓励其用语言表达疼痛。指导患者采用非药物措施,如数数字、听音乐等方法分散注意力,减轻疼痛。

3. 帮助患者克服抑郁、焦虑等负性情绪 观察患者的心理反应,对术后出现情绪烦躁、抑郁、焦虑、失眠等问题的患者,应积极处理。术后患者出现抑郁、焦虑的原因之一是患者评价疗效的方法不当。多数患者往往将自己的病情与做过相同手术的患者比较,或者与自己对术后疗效的期望相比较,导致术后感觉欠佳。告知患者应根据其自身的病情特点、手术情况、手术后检查情况来评价疗效,使其认识到自己正处于康复之中。还需要强化患者的社会支持系统,鼓励其家属及朋友勤探视,鼓励患者宣泄负性情绪,从而帮助其克服。

4. 做好出院的心理准备 大多数患者伤口拆线后即可出院,然而,因其生理功能尚未完全恢复,护士应对患者进行出院后饮食、自我锻炼、心理调适、定期复查等方面的健康教育,帮助患者做好出院的心理准备。注重对手术导致生理功能受损、体像改变、残疾等患者的心理支持,如截肢、卵巢切除、子宫切除、乳房切除等手术可导致患者在心理上出现重大创伤,护士应给予同情和安慰,使他们树立信心,勇敢、乐观地面对现实,配合后续治疗,尽快恢复正常生活与工作的能力。

急性阑尾炎患者术后护理

（1）根据患者的麻醉方式选择合适的体位。腰部硬膜外麻醉的患者术后6～8小时需要取平卧位；全身麻醉的患者术后需要将头偏向一侧，以降低恶心、呕吐、误吸的风险。

（2）术后应鼓励患者下床活动以促进肠道的蠕动，促进排气、排便，减轻腹胀。

（3）保持手术切口处的干燥、清洁。定期更换手术切口处的敷料，定期检查切口有无红肿、渗液等情况。

（4）患者在手术后若未排气，需要禁水、禁食，待排气、排便后可进流食、半流食，逐渐过渡至正常饮食。

阑尾炎手术后的护理对于患者伤口的愈合非常重要，好的护理方案和措施可以促进患者身体的恢复。

任务四　传染病患者的心理与护理

案例导入

小刘，男性，32岁，工程师。近日单位体检，体检结果彻底打破了小刘平淡的生活。体检结果显示，小刘感染了乙肝病毒。他感到很痛苦，想到年纪轻轻就感染了乙肝，想起以后要常出入医院，并担心传染给家人，担心自己因此工作不保，焦虑、烦躁等一系列情绪涌上心头。

问题：

（1）该患者主要有哪些心理问题？

（2）护士应如何实施心理护理？

一、传染病的概念

传染病是由各种特异性病原体引起的，能在人与人、动物与动物或人与动物之间相互传播的一类疾病。我国对传染病实行分类管理，分为甲、乙、丙三类。甲类传染病又称强制管理传染病，包括鼠疫和霍乱。乙类传染病又称严格管理传染病，包括传染性非典型肺炎、人感染高致病性禽流感、病毒性肝炎、艾滋病、肺结核等。丙类传染病又称监测管理传染病，包括血吸虫病、丝虫病、麻风病、流行性感冒、手足口病等。

一旦发现传染病患者，需及时诊治，并向附近的疾病预防控制机构或医疗机构报告。因大部分传染病患者需要隔离治疗，患者缺乏心理准备，会产生着强烈的心理应激。隔离治疗也会对患者的工作、生活和心理产生一定的不良影响。因此，掌握传染病患者的心理特点，实施有效的心理干预，对指导患者积极面对疾病、配合治疗、促进康复有着十分重要的意义。

肺结核患者的护理措施

（1）消毒隔离护理，室内保持良好的通风，并每天进行空气消毒。患者打喷嚏、咳嗽时，用双层纸巾捂住口鼻，用后将纸集中装入带盖容器中统一焚烧，接触痰液后用流动水清洗双手。

（2）使用抗结核药物对控制肺结核病起决定性作用，患者务必遵医嘱服药，勿随意增减。

（3）对于咳血患者，要及时清理呼吸道，保持呼吸道通畅，密切观察患者的咳血量、颜色、性质，并记录咳血情况。大量咳血患者应绝对卧床休息，少量咳血患者以静卧休息为主，取患侧卧位，避免活动，减少肺活动度。

（4）患者餐具应煮沸后消毒，被褥、书籍经常在阳光下暴晒，衣服、毛巾等消毒后再清洗。

（5）肺结核属于消耗性疾病，患者应摄入高蛋白食物，如肉类、蛋类、牛奶等，以补充营养，提高免疫力。

（6）患者一定要保持心情愉快，保证充足的睡眠，并勤换内衣、床单，每天补充足够水分。活动性肺结核患者应多卧床休息，恢复期可循序渐进地进行适当活动及体育锻炼，并定期复查肝功能、胸片以及肺结核分枝杆菌等，以了解病情变化。

二、传染病患者的心理特点及影响因素

（一）患者心理特点

1. 自卑与孤独　因疾病的传染性和对疾病相关知识的缺乏，对医院防护隔离措施的不理解，传染病患者爱与归属、社会交往的心理需要暂时受到限制和剥夺而出现极度敏感。最常见的表现为紧张、意志消沉和睡眠障碍，担心疾病不能治愈，认为自己给他人造成威胁，不被人接受；担心受到冷落和歧视，如害怕家庭冷漠，被社会遗弃，从而产生自卑与孤独心理。

2. 恐惧与抑郁　疾病治疗的特殊性，以及患者对治疗的过分关心，对机体感受的过分关注，都给患者造成了极大的心理压力。担心疾病会传染给家属，对今后的工作和生活有影响，使患者忧心忡忡、惶恐不安，恐惧感油然而生。有的患者因疾病严重影响生活、学习和工作，有的患者因缺乏疾病的保健知识或因经济原因等不能坚持服药，甚至擅自停药，造成病情反复而产生抑郁情绪。患者对周围人群的言行非常敏感，情绪不稳定，一旦受到消极暗示，可出现抑郁情绪。

3. 悲观与失望　有些传染病具有病程长、根治难的特点，加上长期治疗、长期服药的痛苦，部分患者甚至因患病而暂时丧失劳动能力，导致无法承担家庭义务，给患者带来沉重的精神压力。一旦出现治疗效果不明显、病程反复，患者就会产生悲观与失望情绪，有的沉默寡言、极度消沉、拒绝治疗，甚至出现报复社会的心态和行为。

（二）主导心理需要

主要体现为对尊重、关爱的心理需要。在患传染病的特殊状态下，护士要尊重、关爱患者，并及时安慰和鼓励，积极引导患者调整不良情绪，给予他们积极的暗示，以增强其战胜疾病的信心。

三、传染病患者的心理护理措施

（一）有效沟通

医护人员应主动介绍传染病对患者生理功能、心理状态、社会角色功能等方面的主要影响，帮助患者树立正确的疾病观，告知疾病的相关知识，使患者对传染病有正确的认知，正确对待疾病和自身情况。医护人员指导患者及其家属充分认识到心理康复在疾病转归中的重要作用，多关心、支持、爱护患者，积极引导患者调整不良情绪，避免其因心理问题对疾病的发展产生不利影响。

（二）建立融洽的护患关系

（1）护士做到主动热情的接待和言行真诚及耐心详细的讲解，建立良好的护患关系，尽量消除患者的顾虑，引导患者正确对待疾病，满足患者的合理需求，缩短护患间的心理距离。

（2）做一名合格的倾听者：给予患者有效的心理支持，尊重、理解、鼓励患者，让患者知晓过度发泄情绪对疾病康复的不利，转变患者对疾病的态度，增强其战胜疾病的信心，使其积极配合治疗与护理。

（3）解释指导：向患者介绍传染病的发生、发展过程与隔离治疗的重要性，说明隔离时间和隔离环境，使患者意识到治疗期间采取隔离防护的必要性，而非冷淡和歧视患者，从而打消患者的恐惧心理，减轻患者的心理压力。

（4）保护隐私：护士应有高度的职业素养和道德观念，在做好患者各项心理、护理工作的同时，也要让患者知晓家属在经济、情感等方面的支持对疾病治疗的重要性。如患者不能接受也不同意，护士不得随意向他人透露患者病情，更不能私下谈论与患者隐私有关的话题。

（三）争取家庭和社会的支持与配合

重视亲情护理，做好家属思想工作。亲人对患者的理解与支持是患者树立战胜疾病信心的坚强后盾。告知患者家属多陪伴、多关心患者，让患者感受到家庭的温暖。

（四）心理支持

通过解释性、鼓励性的沟通与交谈开导患者。强调疾病的可控可治性，尤其患者出现孤独、抑郁、无助等心理时，可能会产生放弃治疗甚至轻生的念头。护士应及时发现，鼓励患者勇敢面对疾病，重拾治疗疾病的信心。

知识链接

乙型肝炎患者日常保健

乙型肝炎患者除了平时要规范治疗外，还要加强自我保健，主要包括以下几个方面。

（1）饮食方面的保健：保证高蛋白、高维生素、低脂肪饮食，多摄入蔬菜、水果，戒酒，不暴饮暴食。

（2）进行适当的活动：肝功能正常人群要多做一些运动，比如散步、慢跑、游泳、打太极拳等运动。

（3）保持平静的心态，不要过分焦虑。

（4）当合并其他疾病时，一定要注意药物的使用，不要使用引起肝损伤的药物，以免对肝造成不必要的损害。

任务五　急危重症监护患者的心理与护理

案例导入

患者，张大爷，82岁。患有高血压、冠心病、糖尿病、吞咽功能障碍。因吸入性肺炎急诊入住ICU，临床表现为发热、呼吸困难、口唇发绀、轻度休克和高血糖。入院后患者烦躁，呻吟不止。陌生的环境和频繁吸痰、抽血、输液、翻身令他紧张、痛苦及焦虑，机器的响声、其他患者的叫喊声使他心烦意乱、难以入睡，胃管、输液管及监护仪导联线使他动弹不得，没有家属陪伴使他感到孤独、无助和忧郁。入院第4天，行气管切开术后家属看到张大爷虚弱的样子，痛哭流涕，这加重了他紧张、恐惧的心理。

问题：

（1）张大爷有哪些心理问题？

（2）影响张大爷心理的因素有哪些？

（3）护士应如何对张大爷进行心理护理？

一、急危重症的概念

急危重症可由多种原因引起，如心搏骤停、急性心功能衰竭、呼吸功能衰竭、肾衰竭、多器官功能衰竭、大出血、休克、脑疝、急性中毒和各种意外造成的严重躯体损伤等。

急危重症起病急,病情危重,患者面临生命危险,需要立即诊治和抢救。患者因面临强烈的应激,且缺乏足够的心理准备,往往出现复杂的心理反应。尽管急诊抢救室、重症监护室拥有先进的医疗仪器设备和高素质的医护人员,患者能得到及时救治,但仍然有 50% 的患者在监护期间出现不良心理反应。因此,医护人员在抢救患者生命的同时,应关注其心理状态,给予有针对性的心理干预,提高抢救成功率,促进其康复。

知识链接

消化道溃疡大出血患者的护理措施

(1) 做好患者的安抚慰问工作,及时清理血迹以及污物,积极回答患者及其家属的相关问题,打消他们的疑虑,以免影响患者的病情。

(2) 观察患者是否伴有呕吐、呕血、便血、黑便等症状。

(3) 注意观察患者腹部疼痛的部位、疼痛的剧烈程度以及变化规律,警惕胃穿孔。

(4) 如果出现出血、穿孔或者幽门梗阻,患者可能比较恐慌。需针对患者的心理状态进行安抚,使患者的心理处于平静状态,获得安全感而配合医生和护士进行相关治疗(如输液、输血等),从而使患者顺利度过危险期,达到较好的止血效果。

二、急危重症监护患者的心理特点及影响因素

(一) 焦虑期

大多数患者在入住重症监护病室 1~2 天后出现明显的紧张、焦虑反应和睡眠障碍,少数严重者可有惊恐发作,医护人员可给予安慰、支持、保证等心理支持治疗,使他们尽快适应重症监护病室环境,必要时应用抗焦虑类药物。

(二) 否认期

约 50% 的患者在入住重症监护病室 1~2 天后产生否认反应,第 3~4 天达高峰。患者否认自己患病或认为自己的病情根本不严重,总认为自己不需要入住重症监护病室。这种否认心理可缓冲患者过度的紧张、焦虑情绪,对其心理具有保护作用。

(三) 抑郁期

约 30% 的患者在入住重症监护病室第 5 天后开始出现悲观、失望和抑郁等消极情绪,对任何事物都不感兴趣,自我评价过低,消极意念极强,此时医护人员应向患者解释进入重症监护病室的必要性和安全性,这有利于消除其抑郁等不良情绪。

(四) 依赖期

许多患者由于对离开重症监护病室缺乏足够的心理准备,或已对重症监护病室产生依赖,担心出去后再次复发时不能得到及时救护,因而表现出不安、烦恼、焦虑,不愿离开重症监护病室。此时医护人员应耐心做好解释工作,以减轻患者的焦虑。

三、急危重症监护患者的心理护理措施

(一) 有效沟通

热情接待,向患者家属介绍主管护士及医生的情况和重症监护病室的环境,解释入住重症监护病室的必要性和暂时性,说明各种监护仪器的使用目的及使用中可能发出的响声,使其熟悉环境,理解各种医护操作程序,消除紧张、恐惧心理,积极配合各项治疗。

(二) 满足需要

认真观察患者病情和心理状态,沉着冷静、有条不紊、熟练地进行救治,切不可在患者面前表现得手忙脚乱、惊慌失措。应以良好的言行举止赢得患者信任,满足患者的需要,使其获得安全感。

（三）心理支持

加强护患沟通，给予患者强有力的心理支持，同情、安慰、鼓励患者，增强其战胜疾病的信心。切勿在患者面前谈论病情，更不能有暗示病情危重的言语，以避免患者情绪波动。对气管切开、气管插管并应用机械通气及其他语言沟通有困难的患者，要认真观察其面部表情、手势及身体姿态，及时了解和满足患者的心理需要，必要时，可使用护患交流本，通过书写与患者沟通。对自杀未遂的患者，不要嘲讽、讥笑，更不能将其当作饭后的谈资。对肢体伤残者，要关爱和鼓励患者，调动其主观能动性，积极配合治疗。

（四）医护人员和家属共管

安排家属短时间探视患者，并介绍患者的病情及治疗护理计划，令其放心。探视前，告知他们在患者面前保持情绪稳定，不要流露悲伤、绝望的情绪，交流内容不要涉及治疗费用等问题，多谈论正面和积极的信息，以免增加其心理负担，影响病情和治疗效果。

知识链接

认识重症监护病室

重症监护病室（intensive care unit, ICU）是对急危重症患者进行治疗的地方，包括大手术后的患者，心梗、脑梗患者，尤其急性心梗、急性脑梗患者，以及其他生命体征不平稳的患者，如糖尿病并发症的患者、重症胰腺炎的患者，以及消化道穿孔的患者。重症监护病室的医生力量更强，护士配备比例更大，一般要求一人一护。

不同重症监护病室作用不同，外科重症监护病室与内科重症监护病室治疗疾病谱不同。但不管是内科还是外科的重症监护病室，都提示患者病情较严重，病情可能随时会有变化，并且有生命危险。

重症监护病室是给急危重症患者提供更好诊断和治疗的地方。患者发病后，通常建议患者早期干预、早期治疗。

任务六　肿瘤患者的心理与护理

案例导入

杜某，65岁，口腔科退休主任医生，半年前，因肝癌、小细胞癌收住肿瘤科。杜某入院后，情绪一直不稳定，前3天情绪非常低落，沉默不语。之后，开始与肿瘤科的同事交流，并询问责任医生及护士有关治疗方案。经过半个月的系统治疗后，效果不太理想，且无化疗、放疗方案可以选择，杜某状态极度差。杜某与家属商议后选择出院。出院当天，杜某向医护人员表示感谢后平静出院。

问题：

（1）杜某从入院到出院，经历了怎样的心理反应？

（2）针对杜某阶段性的心理变化特点，应当开展怎样的心理护理？

一、肿瘤的概念

肿瘤（tumor）是机体的正常细胞在各种内在和外在有害因素（致癌因素）的长期作用下，引起局部组织的某个细胞在基因水平失去对其生长的正常调控，导致其过度增生而形成的肿块。根据肿瘤的生物学特征及其对机体影响的不同，可将肿瘤分为良性肿瘤（benign tumor）和恶性肿瘤（malignant tumor），其中恶性肿瘤通常被称为癌症（cancer），是严重危害患者生命健康的慢性病。恶性肿瘤的疾病负担及经济负担呈上升趋势，给患者及其家属造成了极大痛苦，也为心理护理工作带来巨大挑战。

知识链接

肺癌患者的护理措施

肺癌患者的护理措施要注意以下 4 点。

1. 心理护理　肺癌患者往往长期接受治疗，并且对预后有着恐惧情绪，所以心理压力会很大。大多数肺癌患者会有焦虑、不安等不良情绪，医护人员要与肺癌患者进行正面的情绪交流，从而保证治疗的依从性来提高治疗效果。

2. 疼痛护理　很多肺癌患者都会有癌痛。癌痛除了服用相应的镇痛药以外，还可以通过情绪的舒缓、中医理疗或者转移注意力的护理方式来缓解。

3. 饮食护理　肺癌患者有时候要接受放、化疗，这时如果出现恶心、呕吐等一些副反应，应该制订合理的饮食护理方案，让患者多摄入高蛋白、高热量、高纤维素的食物，并保证充足的水分摄入。

4. 环境护理　肺癌患者需要干净、通风、光照充足和温度、湿度都适宜的环境，这对患者心情和康复都有帮助。

二、肿瘤患者的心理特点及影响因素

肿瘤患者其心理反应一般可分为四个时期，但不同患者的心理分期、各期持续时间及出现顺序均存在较大差异，以下四个时期可同时出现或反复出现。

（一）休克-恐惧期

当患者突然得知自己的诊断时，心理受到极大冲击，反应强烈，可表现为眩晕、心慌、震惊、恐惧，甚至出现木僵状态。此期短暂，可持续数小时或数天。此期患者尚不能主动表达内心的感受和痛苦，对他人的帮助会表示拒绝。

（二）否认-怀疑期

当患者从剧烈的情绪震荡中冷静下来时，开始表现出不相信患病事实，怀疑诊断的可靠性，甚至辗转多家医院就诊、咨询，企图否定疾病诊断。这是患者面对疾病应激所产生的保护性、防御性心理反应，可缓解其恐惧感及痛苦体验。此期若持续时间过长，可能延误治疗。

（三）愤怒-沮丧期

当患者接受患病事实后，随之表现出激动、愤怒、烦躁、不满和怨天尤人，常以谩骂或破坏性方式向家属或医护人员发泄内心的痛苦与不满情绪，甚至出现冲动行为。患者还会出现悲哀、抑郁和绝望等情绪反应，严重者可出现自杀倾向或自杀行为。

（四）接受-适应期

患者经过激烈的内心挣扎，已经能够接受事实，能正确认识生命终点的到来，心境变得平和，通常不愿多说话。到疾病晚期时，患者常处于消极被动应对状态及无助状态。

（五）主导心理需要

肿瘤患者的主导心理需要包括家庭支持（家庭照顾的需求、经济支持等）、医护人员的支持、社会人员的支持、隐私保护。尽管社会各界已在肿瘤患者的支持方面采取了一系列措施，但是治疗肿瘤的经济负担持续加重，患者自身的实际需求与医护人员提供的支持服务不匹配等，均会加重患者的心理负担，影响其心理健康。

三、肿瘤患者的心理护理措施

（一）有效沟通

根据患者的情况，选择合适的方式向其解释与疾病及治疗相关的知识，以提高患者的自我护理能力，避免患者因知识缺乏而出现不遵医嘱的行为。护士可向诊断期的患者提供关于疾病诊断与治疗的相关信息;向治疗期的患者提供关于治疗方案选择、治疗程序、治疗效果、不良反应及处理方法的相关信息;向康复期的患者提供关于饮食、锻炼、疾病复查、自我监督与自我管理等康复相关知识,及有关疼痛和疼痛管理的信息与技术,包括疼痛的原因与机制以及减轻疼痛的方法与技术。护士应指导患者了解心理因素对肿瘤发生、发展与预后的影响,解释出现疾病消极感知的原因;指导患者了解否认、愤怒、焦虑等情绪是个体面对疾病的正常反应以及表达情绪的重要性;鼓励患者及时调整不良情绪以促进疾病的治疗与康复。

(二)建立融洽的护患关系

良好的护患关系中,护士通过语言、行为、表情、态度以及护理技术去影响患者。护士应定期开展肿瘤患者的心理筛查,及时识别患者否认、焦虑、抑郁、恐惧、孤独等负性情绪,并给予积极处理;充分理解患者在疾病发展过程中所表现出的负性心理状态,积极挖掘患者本身存在的正性能量,帮助患者调动自身心理资源促进自我情绪调节;避免直接质问患者的否认行为,不急于让患者接受现实。对于焦虑患者,护士应指导患者适时进行放松或正念训练缓解焦虑情绪,对于抑郁的患者,护士应做好自杀筛查和评估,采取积极措施解决患者的不良情绪和癌痛等问题以预防自杀行为,必要时建议医生提供抗抑郁药物;对于恐惧患者,护士应利用情感暗示等方式鼓励患者自由谈论其恐惧感受,帮助患者消除恐惧感;对于孤独患者,护士应帮助其寻找缓解孤独情绪的心理社会资源,提高其融入社会的能力,减轻社会疏离感。

(三)提供有效的应对策略

护士应协助患者了解不同的应对方式与其情绪的关系,以及消极应对在其心理痛苦中的作用;指导患者识别过去有效的处理技巧,并结合其个人特点制订积极有效的应对方式。肿瘤患者的积极应对策略包括面对患病的现实、保持希望和乐观、表达情感、寻求支持、寻找积极意义等。指导患者通过积极锻炼身体、表达性写作、放松训练、冥想技术、生物反馈、音乐疗法、积极暗示等应对技巧缓解躯体的不适和心理痛苦。

(四)争取家庭和社会的支持与配合

(1)努力构建一个综合的肿瘤患者支持系统,结合临床和非临床的支持服务以确保患者获得适当和全面的社会支持。

(2)充分评估肿瘤患者在疾病不同时期的情感和社会支持性需求,根据其所处疾病的阶段和身体状况,提供适当的社会支持以满足其需求。

(3)给予患者准确、及时的信息支持,如提供疾病宣传手册、开展教育讲座、成立疾病问题小组、建立网络支持平台等,满足患者对信息的需求,减少对疾病的不确定感,增强自我效能感。

(4)鼓励患者家属充分参与患者心理护理的全过程,给予患者陪伴、共情与支持。

(5)为患者创造一个有归属感的环境,组织团体活动和支持心理小组干预,鼓励患者参与同伴支持项目,直观感受来自社会的支持,增加日常生活中的社交联系,增强患者的归属感。

(五)心理支持

为肿瘤患者的全病程(尤其是在诊断初期、治疗期、病情晚期躯体症状明显时)提供以人为本的心理支持。创设安全、舒适的治疗环境,减少环境对患者的各种不良刺激。理解患者的情绪反应,运用语言和非语言的交流方式给予患者安慰、鼓励与陪伴。在充分尊重患者人格的情况下,根据患者具体情况决定支持性心理护理的方式,包括与患者建立信任关系,提供安全的互动环境;主动了解患者的感受与需求,鼓励患者宣泄情绪,倾听并给予共情反应;提供家属心理支持和同伴支持等,提供机会让患者表达内心的真实想法与感受,协助患者明白问题所在,以调动与疾病斗争的主观能动性。

> **知识链接**
>
> ### 放疗和化疗的区别
>
> (1)概念不同:
>
> ①放疗全称放射治疗,是使用各种不同高能量的射线来抑制或消灭肿瘤,常见的是直线加速器。

②化疗全称化学药物治疗,是通过静脉注射、口服、动脉灌注、胸、腹腔灌注或其他形式使化疗药物进入体内治疗,适用于生殖系统、血液系统、淋巴系统等系统的恶性肿瘤。

(2)攻击的范围不同:放疗和外科手术对局部的攻击力度较大、较强,但属于局部治疗,而化疗则以全身治疗为主。

(3)攻击对象不同:放疗主要是针对相对较局限的实体肿瘤进行根治性治疗,化疗则是针对化疗药物较敏感的肿瘤进行治疗。

(4)毒副反应不同:放疗是以局部反应为主,与放疗的照射有关;化疗是以全身为主的副反应,一般是全身性的,如骨髓抑制、胃肠道反应等。

任务七 临终患者的心理与护理

案例导入

王某,男性,68岁,生有二子。因王某喜欢女儿,所以大儿子的女儿(多多)一直跟着王某和王某的爱人长大。王某视多多为掌上明珠,多多从小乖巧懂事,长大后因为工作原因远嫁外地。自此王某郁郁寡欢,经常喝酒。近段时间出现右上腹疼痛,遂到医院检查,确诊为肝癌晚期。住院期间,王某的爱人及子女轮流照顾,王某表现安静,神情淡漠,不愿意与人交流。多多知道王某生病后迅速赶到医院照顾,王某见到多多后情绪有所好转,主动配合治疗,现病情控制稳定。

问题:

(1)王某的心理反应有哪些变化?

(2)如何帮助王某减轻心理压力、缓解心理痛苦?

一、临终的概念

临终是各种疾病或损伤等造成人体主要器官功能趋于衰竭,生命活动即将终止或临近死亡的阶段。第一位成功进行心脏移植的南非医生巴纳德认为:一个人在死前,其生命品质退化而无法复原,称为临终。对临终的理解暂无权威规定,但多数文献将其定义为"在医学上已判定无法治疗,将在 3~6 个月内死亡",是生命必经的最后阶段。护士在患者即将到达人生终点之时,通过了解其生理状况及心理特点,实施有效的心理护理措施,可以提高其临终生活质量,维护其尊严。

知识链接

安宁疗护

安宁疗护(hospice care,palliative care),也称临终关怀、舒缓医疗、姑息治疗、慈怀疗护、善终服务,是指以临终患者及其家属为中心,以多学科协作模式进行实践,为患者提供身体、心理、精神等方面的照料和人文关怀等服务,控制患者的痛苦和不适症状,提高生命质量,帮助患者舒适、安详、有尊严地离世,最终达到逝者安详、生者安宁、观者安顺的目的。

安宁疗护是一项符合人类利益的崇高事业,对人类社会的进步具有重要的意义。其目标是提高患者的生命质量,通过消除或减轻病痛与其他生理症状,排解心理问题和精神烦恼,令患者内心宁静地面对死亡。同时,还能够帮助患者家属承担一些劳累与压力。1967 年,西西里·桑德斯博士在英国创办了"圣克里斯多弗临终关怀院",被誉为"点燃了世界临终关怀运动的灯塔",也标志着现代临终关怀事业的开始。

二、临终患者的心理特点及影响因素

当患者进入生理功能逐渐衰竭的临终状态，在承受生理痛苦的同时，心理上也经历着剧烈的痛苦，随之出现各种复杂的心理反应。心理学家库伯勒·罗斯通过对临终患者深入的观察研究，将大多数临终患者经历的心理活动变化分为以下 5 个阶段。

（一）否认期

当患者得知患了致命性疾病之后，心理上受到强烈的冲击，通常采用否认的态度来应对这一噩耗，表现为不承认自己的病情变化，认为别人搞错了，但是又想得到证实，常在护士面前打听医生对自己病情的预后判断。否认期持续时间长短不一，但大多数人短暂，少数人永久性地否认。

（二）愤怒期

患者在自身疾病被确认、证实后，死亡的事实无法否定时，患者产生愤怒和怨恨情绪，羡慕他人没有患病，敌视周围的人；患者可能将愤怒发泄到亲友和护士身上，抱怨其照顾不周，对其提出无休止的要求；患者感受到在残酷命运面前的软弱、无能，但又不愿离去。

（三）妥协期

患者经历了否认、愤怒等情绪后，感受到其对身心带来的不利影响，渐渐进入妥协期，又称为协议、讨价还价或交涉阶段。患者表现出平静、安定、友好和沉默，并期待医护人员设法医治，自己积极配合治疗，能延长存活时间；幻想得到某些特效药而出现奇迹；希望减轻目前的痛苦，要求家属在旁陪伴，见到远方亲友，愿意敞开心扉，共同享受最后的时光。

（四）抑郁期

随着病情日益恶化，症状逐渐加重，患者知道自己垂危无望，在心理上做好了死亡的准备，表现为极度的伤感。此时可能有安排后事的考虑，或留遗言、遗嘱，或有急切会见自己亲友的愿望。处于这一阶段的患者也有可能会寻求解脱，甚至采取自杀行为，放弃生命。

（五）接受期

在心理上完全接受了死亡的结果，是临终最后一个阶段的心理表现。此期患者多虚弱，身体、器官衰竭，处于平静、安然等待的状态。

临终患者心理特点及发展变化个体差异很大，持续时间长短不一，有些患者先接受，再否认；有些患者在接受、否认中不断反复；有的患者心理反应持续处于某一阶段，直到生命最后时刻，或者同时存在几个阶段的心理特点。

三、临终患者的心理护理措施

（一）满足需求和心愿

应充分重视患者的需求和意愿，根据临终患者不同阶段的心理特点，维护患者的自尊，与患者建立良好的信任关系，使患者感受到安全和被关怀。如对于处在接受期的患者，应结合患者的文化背景及家属的种族和习俗等，主动引导患者表达内心的想法和意愿，尽力帮助家属共同达成患者最后的心愿，以减轻其焦虑、不安、悲伤、恐惧等不良情绪。

（二）肢体的触摸与陪伴

应本着"陪伴人生最后阶段旅程"的态度，给患者创造其需要的自由空间，注重对患者肢体的接触和无言的陪伴，尽量满足其各种诉求及意愿。许多患者害怕孤独地面对死亡，希望临终时有人陪在身边，对肢体感知抱有期望。因此，对患者的触摸超过语言的力量，安静地陪在患者床边，轻轻地按摩、握手、拥抱、轻抚额头，播放患者喜爱的音乐，能使患者直接感受到关爱、温暖和安全。在患者即将离世前，引导家属轮流安静地陪在患者身边，倾听患者缓缓说话，让患者安详地离世。

（三）专注倾听与接纳

患者表达各种情绪时应专注地倾听和充分地接纳，注意探索其情绪背后的意愿。指导患者亲属陪伴并宽容患者的沮丧、忧郁、焦虑、愤怒、恐惧、悲伤等情绪,不宜指责及盲目要求患者坚强,使患者感受到真正被了解和理解,从而感受到内在的关怀。如对于处在否认期的患者,要给予充分的理解和支持,尊重患者的防御心态,认真倾听患者诉说,鼓励患者表达自己的恐惧和不安,使患者感受到被周围人关怀。

(四)全面的心理支持

一旦患者明白离开人世已是无法挽回的事实后,医护人员应千方百计地创造条件,给患者最大的心理支持和安慰。护士必须耐心细致地观察、鼓励患者表达自己的意见和感情,要善于从患者的言语和非言语的表达中了解其真正需求,并尽可能地满足;如果遇到患者、家属和护士意见不一致,应站在患者角度满足其合理要求;在患者意识清醒时,护士应尊重他们的意见和日常生活习惯,不要限制患者的活动;应设法减轻疾病给患者躯体造成的痛苦。这样,才能使患者平静地度过生命的最后时刻。

(五)妥善做好临终患者家属工作

临终患者家属也是主要照顾者之一。在患者即将离开亲人之时,家属的悲痛是巨大的,尤其是突发性疾病患者临终前,因家属缺乏心理准备,其心理创伤更为严重。因此,护士一定要注意做好家属的心理支持,安排专人陪伴家属,进行安慰和劝说,减轻家属因失去亲人的痛苦带来的心理冲击。

知识链接

言谈礼仪在沟通中的重要性

言之有礼:交谈中用语要讲究礼节。

言之有德:交谈中要根据谈话的宗旨,紧扣主题,交谈要针对谈话对象的特点,因人施语。

言之有益:以一定的原则去选择有益健康的话题。

言之有物:谈话内容要有理、有据、有情,并且要以说真话为前提。

言之有理:说话要有道理,合乎逻辑。

言之有度:交谈时对语言、表情、动作要掌握分寸,力求谦恭得体,自然大方。

言之有序:做到"众理虽繁,而无倒置之乖;群言虽多,而无棼丝之乱"。

任务八　儿童患者的心理与护理

案例导入

张某,女性,2岁8个月。因在海边玩耍着凉致反复发热(38 ℃以上),伴打喷嚏、咳嗽,持续1个多月,在诊所治疗效果不佳,遂转入三甲医院治疗,由母亲陪护。入院后,张某抗拒所有治疗和检查;频繁哭闹,尤其是当医护人员靠近时,哭闹加重,母亲诉其生病前不爱吵闹,平时和小朋友一起玩耍都开开心心的。护士发现张某母亲在其入睡时偷偷哭泣。

问题:

(1)张某和母亲各有什么心理特点?

(2)张某及其母亲为何有这些心理特点?

(3)作为护士,如何帮助张某及其母亲?

一、儿童期的概念

儿童期具有不同的定义,狭义的儿童期指6～12岁的时期,广义的儿童期指出生之后到12岁,甚至是18岁之前的时期。本节采用广义的儿童期的概念,儿童患者是指自出生之后到18岁的疾病患者。儿童患者由于年龄小,对疾病缺乏深刻认识,加之患病带来的痛苦,住院治疗可能需要离开父母,常引起一系列的心理变化。且儿童期所包括的年龄范围较宽,在不同阶段心理发育程度不一,心理活动差异较大。因此,在临床心理护理工作中,应根据儿童患者不同年龄阶段的心理活动特点,采取有针对性的心理护理措施。

> **知识链接**
>
> **多 动 症**
>
> 注意缺陷多动障碍(attention deficit hyperactivity disorder,ADHD)就是俗称的"多动症",症状多种多样,常因年龄、所处环境,以及周围人对待他的态度不同而有所不同。患儿的注意力很容易受环境的影响而分散,因而注意力集中的时间短暂。他们对来自各方的刺激几乎都起反应,不能滤过无关刺激,所以注意力难以集中。
>
> 多动症可能与遗传因素密切相关。怀孕期间吸烟、酗酒、吸毒,会增加儿童患此病的概率。多动症常在儿童、青少年时期起病,部分患儿的症状在学龄前出现,9 岁时最为突出。患儿一般智力正常或接近正常,但活动过多、注意力不集中、情绪不稳、冲动任性,并伴有不同程度的学习困难。随着年龄的增长,多动症患儿患学习困难和其他精神障碍的概率明显增高。部分患儿成年后仍有症状,明显影响学业、身心健康以及成年后的家庭生活和社交能力。

二、儿童患者的心理特点及影响因素

(一)婴幼儿期

婴幼儿期是指出生后 1 个月至 3 岁之间的时期,其中出生后至 1 岁的时期称为婴儿期,1～3 岁的时期称为幼儿期。该时期儿童的运动、感知觉、记忆和语言功能发展迅速,但思维仍处于低级阶段,不能计划自己的行动和预见行动的后果,且易受外界影响而分散注意力。婴幼儿开始出现复杂情感体验,被奖励或爱抚时会产生愉快情绪,被责备或惩罚时则产生痛苦体验。婴幼儿随着自我意识逐渐增强,渴望摆脱成人束缚,学会与同伴交往。婴儿期患者通常无法描述疾病,幼儿期患者可对疾病进行简单描述,指出哪个部位疼痛或不舒服。该时期儿童对于患病没有完整概念,所以,其对疾病的情绪和态度带有直觉性质,通常不会产生像成人那样产生担心、焦虑情绪或持乐观或悲观的态度。

(二)学龄前期

学龄前期是指 3～7 岁之间、入小学之前的时期。该时期的儿童社会性语言出现极大发展,分析外界环境事物和调节自己行为的能力增强,既能通过直接感知认识事物,也能通过语言认识不能直接感知的事物。学龄前期儿童的情感仍具有易变性和冲动性的特点,但随着成长,其稳定性不断加强,能在一定程度上控制情感的外部表现并发展社会性情感(如交朋友,与大家一起做游戏)。游戏是学龄前期儿童的主导活动,参与联合游戏和合作游戏等建构性游戏有益于儿童的心理发展。该年龄阶段的住院儿童患者心理活动开始变得复杂,易产生恐惧(如怕打针、怕吃药、怕被父母遗弃等)和被动依赖的心理,常表现出哭闹、拒食、压抑、睡眠不安、退行或攻击行为等。

(三)学龄期

学龄期是指 7～12 岁的时期,通常儿童处于小学阶段。该时期的儿童能更细致地综合分析外界事物,更善于调节控制自己的行为,注意力更加集中。低年级学龄儿童情绪较外露,易激动,不深刻,持续时间较短,并且随着认知和情绪调控能力的增强,情绪反应强度逐渐降低,并开始学会表达和处理自己的心理感受。学校是学龄期儿童除家庭之外的主要成长场所,学习是主导活动,同伴、同学关系成为重要的社会关系。儿童由于疾病而脱离预期的学校生活和同伴,可能出现孤独、恐惧、焦虑和悲伤等情绪。长期住院的慢性病儿童患者的心理反应更为复杂,甚至会出现心理障碍。

(四)青少年期

青少年期通常指 12～18 岁的时期,是由儿童期走向成年期的转变期。该时期身体快速发育,抽象逻辑思维日益占主要地位,语言表达能力进一步增强,冲动控制、抑制等高级认知功能逐步成熟。青少年情绪多变,容易激动和紧张,自尊和自我意识不断提高,具有强烈的独立感,不喜欢成人过多干涉,重视同伴关系。与其他年龄阶段相比,青少年期心理行为发育更复杂,更易出现精神和心理问题甚至疾病。青少年对机体器官功能异常的体验比较明确,对疾病的严重性与后果的认识进一步深刻。青少年患病时,特别是患严重疾病或慢性病时,往往会产生痛苦的情绪体验,对疾病及治疗有很强的情绪反应,出现否认、理智化、代偿、愤怒等成人样反应,但因其社会阅历尚浅、韧性不足、情绪波动大,且对疾病和治疗的认识、理解及应对较为有限,相较于成年患者,其对疾病应激的心理适应更有难度。

三、儿童患者的心理护理措施

(一)婴幼儿期的心理护理措施

为儿童提供丰富多彩的活动,如读书、讲故事、做游戏等,一方面可促进其认知发展,另一方面可增加其对医护人员的信任,从而减轻适应问题。关注儿童的情感需要,鼓励照顾者(尤其是母亲)与儿童在视听、触摸、语言和情感方面的沟通,促进亲子连接。如儿童无照顾者陪护,护士要尽量做到轻拍、抚摸、搂抱、亲近儿童,使其产生安全感。执行护理操作时,可采用转移注意力的方法提高其配合度。另外,在病情和安全允许的情况下,尊重儿童的自主性,允许其去做力所能及的事情。

(二)学龄前期的心理护理措施

通过做游戏、讲故事、读书、谈儿童感兴趣的话题等方式,与儿童建立信任关系,使其尽快适应医院生活。执行护理操作前做好解释,争取儿童的主动配合。关注儿童的心理变化,注意识别与心理问题有关的躯体主诉,及时给予相应的心理支持。理解并尊重儿童,允许其宣泄消极情绪。鼓励康复期儿童照顾自己,增加其掌控感,减少退行行为。

(三)学龄期的心理护理措施

用儿童听得懂的语言向其讲解疾病的相关知识,采用游戏法、示范法、提问法、练习法对儿童进行启发式健康教育,以满足儿童的好奇心并主动配合治疗与护理。帮助儿童与病室其他患儿建立新的伙伴关系,以互相鼓励,互为榜样,允许康复期儿童适当补习功课,以减轻因耽误学业造成的焦虑。给予儿童一定的自主权和选择权,并注意保护其自尊心和隐私。

(四)青少年期的心理护理措施

针对青少年的性格、疾病特点、家庭背景等因素,实施针对性地认知调整和心理疏导策略,使青少年能够尽快调整心理状态,适应疾病应激和医院环境。使用恰当的语言对其进行疾病和治疗相关知识的健康教育,提高自我效能和自我护理水平,提高其治疗依从性。青少年通常渴望同伴交往,护士可协调并促进病友间的相互了解,丰富其住院生活。要注意保护青少年患者的自尊心,在病情允许的情况下满足其独立或参与活动的需要。

知识链接

孩子叛逆了吗?

叛逆期的孩子有哪些表现呢?

(1)叛逆、厌学、逆反心理强,视父母为仇人。

(2)偏执、抵触父母、容易激动、情绪反应激烈,总是和父母唱反调。

(3)情绪激动、乱发脾气、虚荣心强,无法听取正确的意见和建议。

(4)经常旷课、迟到,甚至逃学,屡次挑战老师和父母的底线。

(5)经常玩手机,一提到上学就恶心、头昏、乱发脾气,甚至歇斯底里。

如果孩子有上述表现,多提示是叛逆期的表现,必要时建议及时看医生,明确诊断,指导治疗。

任务九 老年患者的心理与护理

案例导入

李某，男性，82岁。老伴去世多年，平时独住，半年前不小心摔倒，导致生活不能自理。因只有一子，且无暇照护，李某之子遂将其送入老年公寓。刚刚进入老年公寓时，李某闷闷不乐，茶饭不思，有睡眠障碍，经常和看护的护士说，"昨天晚上老伴回来了，老伴喊我去陪她"。护士多次委婉告诉李某老伴已经去世，李某非但不信，还训斥护士乱说话。

问题：

（1）李某存在哪些心理问题？

（2）作为护士，如何对李某进行心理护理？

一、老年的概念

老年是个概括的含义，在不同时代、不同国家，对老年人的界定是不同的。衰老是一个涉及身体、社会、心理、精神和文化变化的过程。在我国，60周岁及以上的成年人称为老年人。老年患者是指患有急、慢性病的老年人。

老年人常面临着身体健康、心理、社会、家庭改变等问题的考验，由于生理上各系统功能减退，心理上也会有各种变化。一些尚能进行日常活动的老年人，可以通过锻炼、与亲友联系、参加社会活动等方式调整自己的心理，使自己的人格、处事能力、人际关系维持在良好健康范畴。但是，由于一些慢性病、老化性疾病以及其他严重疾病等的影响，老年人由"健康角色"变为自理能力变差或不能自理的"患者角色"，其心理会发生翻天覆地的变化，其中部分老年人在疾病侵袭身体后未能得到及时、良好的心理疏导而发生精神疾病，从而进一步影响身体健康。

随着人口的老龄化，老年人的身心健康成为社会稳定、进步与文明的重要体现。给予老年患者心理护理是医院、老年人家庭及社会义不容辞的责任。

知识链接

老年人的需求

随着人口老龄化的加重，老年人得到越来越多的关注，老年人的需求有哪些呢？

1. 健康需求　老年人常有恐老、怕病、惧死的心理，希望全社会对老年人的健康提供保障。

2. 工作需求　多数老年人尚有工作能力和学习要求，骤然离开工作岗位肯定会产生许多负面想法。对这样的老年人如不给予工作和学习的机会，他们自己又无法创造这方面的条件，将会影响其身心健康。

3. 依存需求　人到老年会感到孤独，希望得到社会的关心、单位的照顾、子女的孝顺、朋友的关心、老伴的体贴，使他们感到老有所依、老有所靠。

4. 和睦需求　不管家庭经济条件如何，年轻人尊敬、孝顺老年人，家庭和睦，邻里关系融洽，互帮互助，老年人就能感到温暖和幸福。

5. 安静需求　老年人怕吵怕乱。

6. 支配需求　因社会、经济地位的变化，老年人的家庭地位、支配权都可能受到影响，这也可能造成老年人的苦恼。

7. 尊敬需求　由有权到无权,老年人或情绪低落,或有自卑感,而产生"人走茶凉""官去命转"的悲观情绪,甚至不愿出门,不愿参加社会活动。长此下去,会引起精神抑郁和消沉,为各种疾病埋下隐患。

8. 坦诚需求　老年人易多忧、多虑,求稳怕乱,喜欢别人征求他的意见,愿出谋献计。对待老年人的这些心理特点,要以诚相待,说话切忌转弯抹角。

9. 求偶需求　丧偶的老年人感到寂寞,子女的照顾也无法长久持续,且任何人都代替不了配偶的照顾,所以子女应该支持老年人的求偶需求。

二、老年患者的心理特点及影响因素

老年患者可出现恐惧、焦虑、抑郁、认知改变等心理障碍,心理障碍的发生常与疾病本身、性别、高龄、收入、居住情况、家庭关系、个人经历等因素相关。

(一)恐惧

在医疗环境的陌生、不良事件的打击、治疗手段的刺激、对预后不良结果的预期、对死亡的畏惧等因素影响下,老年患者可出现恐惧心理,对治疗、检查、功能锻炼等表现出惊恐、拒绝,并出现失眠症状等。

(二)焦虑

疾病改变了生活方式,加上长期忍受疾病治疗的痛苦,易使老年患者产生焦虑情绪,甚至出现挑剔、发怒、易激惹行为,从而影响治疗的依从性。由于用药出现胃肠道反应,肝、肾功能损害,静脉损伤,或病情恢复缓慢,老年人可能出现拒绝使用药物的行为。

(三)抑郁

疾病本身的影响、生活不便、经济压力、试图摆脱疾病状态却又不能改变现实状况等诸多因素使老年患者出现悲观、抑郁心理,表现出对周围事物缺乏兴趣、郁郁寡欢等。抑郁的发生与疾病本身带来的认知功能改变、老年患者本身的人格特点、患病时间长短、个人收入、社会支持状况等因素相关。

(四)孤独感

陌生的环境、与周围人群关系的不适应、长期住院的单调刻板感、归属感缺乏等负性体验均会增加老年患者的孤独与寂寞感,这种孤独感在丧偶、缺乏亲密照料者及刚入院的老年患者中的表现尤为突出。严重的孤独感会增加老年患者的抑郁与凄凉感,使其对疾病采取消极、被动态度,治疗依从性减弱,甚至在治疗期间离开医院。长期卧床的老年患者,因长期忍受病痛、生活不便,孤独感、被遗弃感累积,性格愈发冷漠、退缩。

(五)依赖

多数老年患者需要他人照顾,依赖感增强,表现出不同程度的护理依赖。部分长期患病的老年患者,表现出对家庭、子女、医护人员的依赖感增强,对患者角色的习惯化,从而获得自身安全感。

(六)疑病

患病后的老年人社交活动减少,常常将注意力集中在自己身上,部分老年人出现感觉过敏、疑病心理。存在这种疑病心理的老年患者对自身感受的程度与躯体改变的程度不相符,如日常躯体出现的轻微不适,正常生理范围内的呼吸、心跳、胃肠蠕动变化常被其认为发生了严重的疾病,患者反复、多次求医以获得满意的疾病诊断。长期疑病心理得不到疏导时,老年患者内心常存在冲突、焦虑,部分老年患者可出现躯体化障碍。

(七)回避

一些已经确诊疾病而自身又深觉疾病不可挽救、过分担忧疾病痛苦及后果的老年人可出现回避行为。为避免精神上的惊恐体验,老年人持续性地回避与疾病有关的事件或话题,回避与熟人的交往,甚至回避治疗。有些平日具备独立人格特点的老年患者还可出现深层回避,表现为在大众面前深藏自己的内心感受,而私下自己寻求帮助,通过在书籍上查找相关知识,或求助宗教,试图减轻自己的精神压力。

（八）认知障碍

老年人由于大脑不同程度的退行性改变,加之在患病等急性应激因素的影响下,常发生不同程度的认知障碍。谵妄是老年住院患者最易发生的并发症之一,手术、麻醉、缺氧性疾病、脑血管疾病等是谵妄的常见诱发因素。谵妄的老年患者可有多方面意识障碍以及各种异常精神症状,表现为时间、空间定位能力下降,幻觉,遗忘,言语障碍,运动-行为异常,睡眠-觉醒周期紊乱,人格改变等。

三、老年患者的心理护理措施

老年患者是一个特殊的群体,往往生活不能自理,需要有专人做好护理工作,家属如果由于各种原因不能亲自护理,应该请有护理经验的人员进行护理,对老年患者多关怀、关心、关爱。

（一）生活护理

老年患者起居要有规律,按时起床,按时休息,有良好的活动和休息的安排,做到既适合老年人的具体情况,又形成好的习惯和规律。注意老年患者饮食的营养,以清淡为主,富含维生素与蛋白质,少吃脂肪类的食物,不要过甜也不要过咸。

（二）心理护理

注意老年患者的心理卫生,应该多和老年患者谈心、聊天、看电视,鼓励老年患者多交朋友、多沟通。老年患者往往有厌世思想、自杀的倾向,觉得活着没有意思,觉得自己是个累赘等,所以需加强这方面的预防和疏导工作。医护人员应做到主动、热情、细心、耐心,向家属了解老年患者的生活习惯、心理特征、性格、爱好等,让老年患者感到受尊重、受重视;以充满热心、耐心、爱心的工作态度去赢得患者信任,消除其恐惧、忧虑等心理。

知识链接

阿尔茨海默病

阿尔茨海默病(AD)是一种起病隐匿的进行性发展的神经退行性疾病。临床上以记忆障碍、失语、失用、失认、视空间技能损害、执行功能障碍以及人格和行为改变等全面性痴呆表现为特征,病因迄今未明。65岁以前发病者,称为早老性痴呆;65岁以后发病者称为老年性痴呆。临床症状通常包括认知功能障碍、情感障碍和躯体症状。

1. 认知功能障碍　患者在早期通常可出现记忆力下降,随病程演变,患者判断能力、学习能力以及言语组织能力会存在不同程度下降。在疾病终末期,可出现严重的记忆力下降,从而出现走失、失火等意外情况。

2. 情感障碍　在早期以情感表达障碍为主,可出现暴躁、抑郁等临床表现。在终末期,可表现为人类高级情感缺失,如道德感、羞耻感缺失,可出现随地大小便、以自我为中心等表现。

3. 躯体症状　可表现出肌肉萎缩、反应迟钝、肌肉强直等临床症状。

项目小结

心理护理作为现代医学中的重要组成部分,凭借其"以患者为中心,一切为了患者"的服务理念及对患者及其家属的心理安抚和照顾,提高了救护质量。医护人员除了应具备相应的医学护理理论及技术之外,还需要不断加强自身的心理知识学习,提高个人修养,进而针对不同情况的患者采取相应的心理护理策略,从而大幅度提高工作质量和护理效果,帮助患者尽快平复自身情绪,以平和的心态面对治疗及尽早恢复健康。

模块结语

在临床上,各类患者的心理护理尤为重要。心理状况的主要影响因素包括患者的身体状况、人格特征、社会因素、环境因素等。中医讲"中"则为"心",所以医者不但要治患者身体上的疾病,更要治患者的"心病"。

→ **模块检测**

思考与练习

（李　佳　康迎春　涂芯瑜）

● **实践指导**

实践七　心理护理训练

【实验目的】

通过对患者一般资料的收集和心理问题的调查,了解患者的心理活动特点,制订心理护理 计划,采取针对性的护理措施。

【实验原理】

护士通过各种技巧和途径,运用心理学的理论和技能,积极、有效地影响患者的心理状态和行为。

要应用心理护理程序来实施心理护理,心理护理的实施程序包括 5 个步骤:进行心理护理评估、形成心理护理诊断、制订心理护理计划、实施心理护理计划、评价心理护理效果。

【实验材料】

（1）自制患者心理调查问卷（实践表 3）。

（2）纸和笔。

【实验程序】

（1）组织学生去综合医院或社区医院,使用患者心理调查表对患者进行个别调查。

（2）按实践表 3 逐项填写。

（3）查阅患者的病历。

【实验结果】

实践表 3　患者心理调查表

患者姓名		性别		年龄		疾病诊断	
就诊医院		病室		门诊或住院编号			
调查方法	交谈法□　观察法□　测验法□　其他□						

调查内容:

1. 家庭基本状况

①婚姻史:婚□　否□

②家庭结构:完整□　丧偶□　离异□

③家庭气氛:和睦□　一般□　紧张□

2. 职业类型　公务员□　教师□　工人□　农民□　个体户□　其他□

3. 经济状况　好□　一般□　差□

4. 人际关系　好□　一般□　差□

5. 性格　外向□　内向□

6. 情感状态　兴奋□　愉快□　焦虑□　忧郁□　恐惧□　其他□

7. 社会适应　好□　一般□　差□

8. 个人兴趣爱好：

9. 既往病史：

10. 既往挫折及应对方法：

调查结果：

1. 调查过程　顺利□　一般□　差□

2. 交谈成效　好□　一般□　差□

3. 调查资料　完整□　一般□　差□

【实验分析讨论】

（1）结合患者的病历及上述调查资料，列出患者的主要心理护理诊断及诊断依据。

（2）制订相应的心理护理计划。

（3）写出主要的心理护理措施。

护士的心理品质及其培养

扫码看课件

人们常说："三分治疗，七分护理。"没有护理专业队伍的质量，就谈不上医疗质量的提高。一名合格的护士应该具有扎实的理论基础、丰富的临床经验、熟练的技术操作，还必须具有高尚的道德和真挚的同情心，敏锐的观察力和准确的记忆力，更应当具备良好的心理品质。

学习目标

【素质目标】

树立以患者为中心的护理理念，具有良好的法律意识和医疗安全意识，自觉遵守有关医疗卫生的法律法规，依法实施护理任务。

养成严谨科学的学习态度和理解、尊重、关爱患者的职业意识，对患者有足够的爱心、耐心、细心和责任心。

【知识目标】

掌握护士职业心理素质的内容及常见护理工作应激源。

熟悉护理工作应激的处理方法及护士心理调适的方法。

了解护士职业心理素质的培养。

【能力目标】

能在实践中不断学习、培养，锻炼出良好的护理职业心理素养。

能说出常见的护理工作应激源。

能有效避免护患冲突，一旦发生，能及时进行调控。

能运用心理护理方法进行自我维护和心理调适。

项目二十二　护士的职业心理素质

项目导言

随着医疗卫生事业的迅猛发展，以及人们对健康需求的不断提高，社会对护士的要求也越来越高。一名优秀的护士不仅要具备高尚的情操、扎实的专业知识和娴熟的护理操作技能，还要具备良好的护理职业心理素质。由于护患关系的矛盾和冲突不断增多，导致护士在工作中面临巨大的职业压力。护士的心理健康影响着护理的质量和患者满意度，因此通过学习、锻炼培养护士良好护理职业心理素质，对护理工作具有十分重要的意义。

案例导入

陈女士是一位已在急诊室工作五年的有经验的护士。她一直以来都被认为是医院优秀的护士之一，其工作效率和患者满意度都很高。然而，最近发生的一件事情让她感到非常困扰。一天晚上,她值班,救护车送来了一位病情严重的患者。尽管她和医生迅速地对患者进行抢救,但最终无效死亡。患者在抢救时,眼神充满了恐惧和绝望。虽然陈女士在日常工作中已经经历过多次这样的场景,但这位患者的眼神却让她感到莫名的难过。自那天晚上起,陈女士开始出现失眠、食欲不振、工作时无法集中注意力等情况。每当遇到患者抢救,她就会想起那位患者的眼神,心中的愧疚感和不安就会再次涌现。

问题:

(1)作为一名护士,应该具备什么职业心理素质?

(2)影响陈女士心理健康的外在因素有哪些?

任务一　护士应具备的职业心理素质

一、护士职业心理素质的概述

心理素质是指一个人的心理特征、心理健康状况和心理能力的总和,是一个人心理行为的总体特征。它包括一个人的思维能力、情绪反应能力、适应能力、自我控制能力、沟通能力、决策能力、解决问题能力等。心理素质是人的基本素质的重要组成部分,对一个人的社会表现和成功具有重要影响。

护士的职业素质包括心理素质。切实做好护理工作,就应充分注重护士心理素质的培养。南丁格尔说,护理是一门艺术,从事这门艺术要有极大的心理准备。卫生工作就是科学、艺术与爱相结合的救死扶伤的伟大事业,从事卫生工作的护士们践行着人性化的服务,给予患者身体、心理、社会、文化等多方面的护理。这就要求护士具备良好的全面的职业心理素质,从而较好地完成这份神圣的使命,不断提高医院的护理质量,促进护理事业的长足进步和发展。

二、护士职业心理素质的要求

(一)高尚的职业道德情操

高尚的职业道德是护士职业的核心,对于提供优质的护理服务至关重要,也是保证护理安全,促进良好护患关系的行为规范和道德准则。

1. 慎独精神　慎独精神指的是在独处时,能够自觉地遵循道德规范,做到言行一致,不受外界干扰,保持内心的纯洁和正直。慎独精神要求护士不管在什么时候,都要严格按照各种规章制度,准确执行各项操作,不因单独值班或无人看见而进行违反规范的操作。慎独精神是一种高标准的道德追求,是评价一个人道德水准的重要指标。在现实生活中,这种精神能够促使人们自觉地遵守道德规范,提高自身的道德修养。

2. 团结互助的精神　护理工作是一件团队合作要求较高的工作,需要医护之间、护士与护士之间、护患之间多方面的合作。团队合作是护士职业道德的重要内容之一,只有团结互助,护士才能高质量完成对患者的医疗诊治及护理。医疗改革的发展、医疗水平的提高、疑难杂症的增多等对医护人员的素质提出了更高的要求,需要他们紧密合作和相互帮助。

3. 良好的医德医风　护士只有具备了视患者如亲人的良好医德医风,才能急患者之所急、想患者之所想,永远把患者的生命和健康放在第一位,千方百计、排除万难地解除患者的痛苦;才能充分了解患者的需要,言行亲切,从而给患者以温暖、安慰,促进患者的身心恢复。

4. 健康强大的心理素质　护士应具有健康强大的心理,开朗、稳定的情绪和宽容、豁达的情怀。

(二)良好的认知能力

1. 敏锐的观察力　护士必须具备敏锐的观察力,充分运用自己的视、触、嗅、听等感官获取患者的疾病相关信息,及时了解患者的心理特点、内心世界和需求,尽快发现病情变化,及时采取有效的措施,使患者更好地进行心理调适和接受治疗,转危为安。敏锐的观察力是在长期护理过程中不断探索、不断总结经验的基础上形成的,是护理专业素质的综合体现。

2. 准确的记忆力 护士因工作的信息量大,需要准确记忆的信息多,如患者的基本信息、病情、治疗方案、护理措施、药物的用法、剂量等。每位患者的治疗方案和护理措施都不同,且随着病情的变化,各种方案也在不断调整和变化。这就要求护士需要有准确的记忆力,确保操作准确无误。护士具备广泛、牢固、准确、快速的记忆力是保证护理质量、预防和避免事故发生的必备能力。

3. 独立的思考能力 在工作中,护士会面对各种各样的患者,且患者的病情处于动态变化中,这就要求护士既要遵医嘱,又要有一定的批判性思维及独立的思考能力,在病情的动态变化中敏锐、及时地发现问题,协助医生完善治疗方案,避免出现事故。护士只有具有独立的思考能力,才能掌握护理工作的主动权,逐步提高在临床工作中的地位。

4. 良好的注意力 护士良好的注意力主要体现在注意力的广阔性、稳定性及注意力的转移与分配等方面。护士要顺利完成各项护理活动,要求具有良好的注意力,能沉着准确地长时间为患者做好相关护理工作,而不被其他无关信息所干扰。复杂的临床护理工作,还要求护士具备良好的注意力分配能力,能够在同一时间内把注意力分配到 2 种及 2 种以上的护理活动中。例如,护士在给患者静脉推注药物时,要边推药边观察患者的反应,甚至询问患者的主观感受。护士在完成每一项护理工作时,如果遇到其他紧急情况,要能够马上把注意力转移到紧急事件的处理上。

(三)积极稳定的情绪

护士的服务对象是特殊的群体,具有特殊的心理需求。护士应意识到自己工作性质的特殊、工作环境的复杂。自己的言行举止,甚至连一个眼神、一句话的语气,都能影响患者及其家属的心情。护士要对患者及其家属实施身体、心理、社会、文化等全方位的服务,这就要求护士具备良好的情绪调节能力,始终保持稳定、积极的情绪状态,学会控制自己的情绪。

患者的心理比较脆弱,易受暗示和外界的影响,尤其易受医护人员的情绪影响。护士在工作中要保持积极稳定的情绪,温和、安定、平和,遇事镇定,操作迅速而精准,快速但不慌张,为患者营造积极、稳定的治疗氛围,让患者在最佳的心态中接受医院的各项治疗和护理,更快、更好地战胜疾病。护士必须要有较好的情绪调控能力,通过自我调节,维护好自己的身心健康,保持最佳的心理状态。有研究显示,护士的情绪控制能力越强,所感受到的工作压力越小,工作满意度越高。

(四)顽强的意志

意志是人克服困难、实现预定目标的心理过程。护士在护理工作中会遇到来自外部和自身的各种困难,这要求护士必须具备克服困难的顽强意志品质,尤其是面对急危重症患者时,这样才能不断克服困难,一往无前地完成救死扶伤的使命。顽强的意志品质主要表现在以下几个方面。

1. 自觉性 护士要全面认识到护理工作的重要性,认清自己肩负的责任,规范自身行为。

2. 果断性 果断性是指护士能适时做出决断。具体表现为护士在护理操作中,能正确分析判断,迅速做出决定;急救中,能当机立断、机智果敢、争分夺秒地挽救患者的生命。

3. 坚韧性 这要求护士在面对繁杂的护理工作时,始终严谨、细致、认真、扎实,才能最终避免事故的发生。

4. 自制性 护士应善于自我约束控制。在复杂、紧张的工作中,护士必须具备自我心理调控能力,不把个人情绪带到工作中,不波及患者;善于自我调节、控制情绪,耐心倾听患者的倾诉和宣泄,为患者排忧解难。

(五)良好的性格及社会适应能力

1. 良好的性格 良好的性格有利于保持身心健康,可提高工作效率,有利于人际交往。护士要了解自己的性格、心理特点,克服不足和缺陷,在工作中重塑适宜的个性心理。不同职业对人的性格有不同的要求,当个人性格与岗位需求匹配时,个体在工作岗位中得心应手,工作效率高,否则会带来烦恼,甚至导致职业倦怠。护士需要具备良好的性格:待人真诚、通情达理、尊老爱幼、和善友爱,自信、自爱、自尊、自强,慎独、乐观、开朗、大方。

2. 良好的社会适应能力 护士应该具备良好的社会适应能力,无论身处何种环境,都有快速适应所处环境的能力。这要求护士要很好地适应护理职业环境中的各种角色,包括护理者、协作者、教育者、管理者、研究者、咨询者等不同的职业角色。

（六）较强的专业能力

护理工作具有较强的经验性、专业性，这要求护士不仅要具备扎实的护理理论基础知识，还要有较强的护理专业实践技能。

1. 良好的沟通能力 沟通，在人与人之间的交往中有着十分重要的地位。护士的工作更加离不开人与人之间的沟通与交流，良好的沟通能力是护理工作得以顺利完成的必要条件。良好的沟通能力是建立和谐人际关系的基石。护理评估、实施、评价等护理程序的完成，任何一项都离不开护士良好的沟通能力。

2. 自主学习的能力 当今是信息化的时代，科学发展迅速，知识不断更新，医疗护理技术也在高速发展，工作中经常引进新技术、新方法。这就要求护士必须具备学习新理论和新技术的强烈求知欲，保持发现新问题的好奇心及不断自主学习的能力，才能适应时代的更新发展。

3. 丰富的理论知识 为更好地适应科学的发展和医学模式的转变，护士必须掌握基础医学知识、临床医学知识、检验医学知识、医学伦理、卫生法律、预防医学知识、康复医学知识等。除此之外，还需掌握人文科学、医学管理、医学研究等相关知识。只有全面、正确理解和掌握这些知识，才能形成全面、系统的专业理论知识，为专业实践技能奠定坚实的基础。

4. 精湛的操作技能 护士良好、娴熟的操作技术体现在稳、准、轻、快。这要求护理操作技术熟练优美、动作轻巧细致、有条不紊、准确规范，从而给患者以安全感和信任感，减轻患者的痛苦，提高患者满意度。护士需掌握严谨、规范、精湛的操作，从而避免护理工作中的失误、差错和事故，更好地为患者服务。

任务二 护士职业心理素质的培养

要成为一名合格的护士，仅有专业知识和技能是不够的，还需要具备良好的职业心理素质，在学习实践中不断成长。加强护士职业心理素质是做好护理工作的前提，而职业心理素质的形成没办法"一蹴而就""立竿见影"，需要通过科学合理的培养。目前加强护士职业心理素质的教育途径主要包括以下几个方面。

一、培养护士具备良好的职业态度和价值观

（一）加强职业信念，稳定护士职业心态

护士只有具备良好的职业道德，才能理解护士工作的价值和意义，从而主动培养良好的护理职业心理素质。护士职业心理素质具有稳定性和可塑性的特点，而人是行为的主体，人的主观意识支配着行为。职业心态是影响护士身心健康的决定因素。

（二）树立正确的价值观

根据护理专业特点，护士应具备的价值观如下。①诚实的品格、较高的慎独修养和高尚的职业操守；②反应迅速、思维敏捷、态度温和、遇事沉稳、应对从容、刚毅果断、埋头苦干、持之以恒的职业素养；③热爱护理工作，忠于护理职业，具有为人类健康服务的奉献精神，主动做好各项护理工作，最大限度地为患者提供优质护理。

二、注意情商培养，学习心理学知识，提高心理素质

情商是情感能力商数的简称，是指个人对自己情绪的把握与控制，对他人情绪的揣摩与驾驭，对人生的乐观程度和面对挫折时的承受能力。作为护士，要学会把控自己的情绪，感知他人的情绪，如控制、调节、释放和安慰自身和他人的情绪，妥善处理生活中的各类事件，改变不良认知，提高对失败、挫折的承受能力，进而提高心理素质。

加强自我修养、自我磨炼和自我体验，是培养护士良好心理素质的重要方法和途径。护士应通过心理学理论的学习和培训掌握必要的心理学知识，从而更好地认识自我，完善自身的人格，提高应对能力，以便在遇到压力时运用心理学的方法来缓解压力，保持积极、乐观、健康的职业心态。

三、掌握扎实的专业知识和技能

护理工作的服务对象是患者，因此医护人员必须具有掌握扎实的专业知识和技能，才能履行救死扶伤

的职责。护士应不断学习,通过多种途径提高自己的业务水平,认真学习理论知识,熟练掌握各项临床操作技能。只有不断提高自身的护理水平,才能树立信心,快速而有效地完成各项护理工作任务。

（一）加强理论知识学习

护理工作中遇到不同的患者和病情,只有掌握扎实的护理理论知识,具有多方面的知识结构,将医学相关理论知识、护理专业知识、社会学、人文科学和自然科学知识等各种学科知识有机地结合,才能在实际工作中做到迎刃而解、融会贯通。面对复杂多变的疾病时,才能准确地诊断、治疗和护理。因此要成为一名合格的护士,必须掌握扎实的理论知识。

（二）强化实践技能

护理工作是一项实践性较强的工作。具备高超、娴熟的护理操作技术,将护理操作与心理护理融为一体,是护士角色功能的统一。医院应培养护士的专业技能,全面提高他们的护理实践操作水平,确保护理安全和护理质量,从而为患者提供安全、有效的高质量护理服务。护士要有计划、有目的、有程序、有反馈地工作,对工作积极负责、精益求精,对患者热情真诚,对职业热爱、负责,不断提高患者对卫生护理事业的满意度。

（三）善于总结,不断提高

护士必须要有终身学习的意识和精神。医疗事业的快速发展要求每位护士不断学习、善于总结、提高自我,用新知识、新技能来提升自己,不断完善和拓展自己的知识结构、操作技能,摒弃临床思维的僵化和自身的惰性,使自己与时俱进,跟上现代化的步伐。护士应树立终身学习的观念,始终保持强烈的求知欲望,对新事物、新知识充满兴趣,善于掌握新知识、新理论,开发新课题,总结新经验,促进护理卫生事业的不断发展和提高。

四、在社会工作中锤炼

理论必须与实践结合,学习的最终目的是将知识运用到实践中,在实践中加深理解和认知,更好地帮助我们解决工作和生活中的问题。护理实践是护士将所学理论知识应用于临床,进行检验、深化和强化的重要过程,也是护士学习、研究理论和实践并对其全面总结的过程,同时也是对护士素质与综合能力的全面检验。

在实践中,学以致用,理论联系实际,是理论实践一体化的体验。通过实践,能在实际情景中领悟以前不理解的知识和疑问,进一步真正理解相关理论知识的内涵和真谛。美国教育家杜威提出"从做中学"的教育思想,对职业教育学生学习实践能力的培养具有重要的指导意义,他鼓励在实际操作过程中学习新知识,调动学生学习的积极性,从不同的角度采取不同的思维方式,努力寻找多种解决问题的方法,独立地、创造性地发现问题、解决问题,提升自己的知识水平与能力水平,在实践中体验成功,最终打造良好的职业人生。

知识链接

护士职业价值观量表（NPVS）

护士职业价值观量表（NPVS）特别适合对护理专业学生和临床护士进行测量。国内学者陈天艳等对此测量工具开展了汉化、翻译、人群试验、检验等研究,认为该量表适用于我国护理专业学生的认知发展规律,能较为准确地反映其职业价值观。此量表包括 26 个条目、4 个维度,为 Likert 5 级评分,即不重要、有点重要、重要、非常重要、最重要,并分别赋 1～5 分。其计分标准为得分越高,表明护理专业学生的职业价值观越强。此外,该量表克朗巴哈系数为 0.76,重测信度为 0.64。

→ 项目小结

护士的职业心理素质是一个综合性体系,包括高尚的道德情操、良好的认知能力、积极稳定的情绪等多个方面。这些心理素质的培养和提升对于护士提供优质的护理服务,促进患者康复,以及推动护理事业的发展都具有重要意义。

项目二十三 护理工作的应激

→ **项目导言**

随着近年来中国医疗体制改革的转型,人们不断增长的医疗保健需求与现阶段医疗护理发展不平衡之间的矛盾逐渐凸显,护理工作中的职业风险、岗位竞争以及医患关系的复杂性给护士的身心带来极大压力。人们对护理服务的高品质要求、护理工作的多变性、护患关系的多重复杂性等因素使护士这个群体成为当今职业压力较大的群体之一。

护理工作是致力于人类健康的医疗服务性工作,作为患者心目中的"白衣天使",护士不仅从生理上帮助患者减轻痛苦,从心理上缓解患者的不良情绪,还要对患者进行健康教育,帮助患者建立与病魔斗争的信心,掌握相关健康知识和技能,支持患者的积极与消极体验,帮助其更好地实现康复。在实现这些职业目标的过程中,护士不可避免地要面对和处理由于工作负担繁重、行业管理严格、人际矛盾、角色冲突所带来的应激,加之经常直面患者的痛苦和死亡以及职业的低社会评价等因素带来的负性效应,情绪状态和心理健康水平常不佳。

案例导入

刘某,女性,23岁,妇产科护士,平时工作仔细认真、关心关爱患者,深得患者好评,上班3年期间从未出现护理差错或护理事故。一个月前,小刘晚上值班,当天有好几个产妇正在分娩,小刘忙得连晚饭都没时间吃。由于太忙,小刘没及时巡视,直到小刘忙完去巡视时,发现有一位产妇呼之不应,掀开被子时发现该产妇出现产后大出血。这时,小刘赶紧呼叫医生并积极参与抢救,但是,最后这位产妇仍然由于出血量过多而抢救无效死亡。此后,小刘一直十分自责,失去了对工作的热爱和信心,萌生了辞职的念头,整天躲在家里不出门。

问题:

(1) 刘某目前是什么样的心理状况?

(2) 作为一名护士,应如何处理自己所面对的应激?

(3) 医院该采取什么措施促进护士的心理健康?

任务一 常见护理工作应激源

一、护理工作应激源的概述

应激又称紧张刺激,在日常生活中通俗的含义是"压力",它是一个比较复杂的概念,在不同学科中有不同的内容。护理工作应激是指护理工作中各种需求与护士的生理、心理素质不相适应的一种身心失衡状态。能引起机体稳态失调并唤起适应反应的环境事件与情境,称为应激源,可造成心理上的压力。护士工作复杂多变,护士要应对各方面的应激源。

二、常见的护理工作应激源

(一) 与护理工作性质有关的应激源——护士职业高风险

护理职业是神圣的,同时又具有高风险性。它担负着救死扶伤的光荣任务,稍有疏忽,就会造成患者不可逆的损伤,因此医护人员的精神长期处于紧张状态。随着医学模式的转变,护理服务的方向和内涵都在拓展,对护理工作的要求也日益提高;同时,职业损伤如针刺伤、乙肝病毒、艾滋病感染等伤害时有发生,甚至导致生命危险;而且护士每天面对不同的患者和家属,需随时应对患者或家属的不良情绪,甚至是生离死别的场面。这种紧张的工作性质和高风险的职业压力导致护士身心疲惫。适度的应激和压力可以给护士带来工作的动力,起到积极的促进作用,如果长期处于充满"应激源"的环境中,超出护士的承受能力,就会对其身心造成严重的影响,甚至产生职业倦怠或严重的心身疾病。

知识链接

职业倦怠的分期

心理应激理论将职业倦怠分为 3 个时期:①应激性唤起,主要指生理耗竭,表现为极度虚弱、疲乏、胃肠不适、失眠等症状;②能量储备的消耗,表现为身心疲劳、淡漠等;③心理耗竭,表现为工作无热情、冷漠麻木、个人成就感下降、疏离他人、人际关系紧张等。

(二)与工作负荷有关的应激源——超负荷工作

超负荷的工作状态和长期紧张的脑力劳动是护士的主要应激源。整体护理是包括心理和文化照顾在内的全面护理,是复杂而具有创造性的工作,需要护士付出较多的劳动和精力;而且临床护士严重缺乏,床护比远远达不到国家规定的标准,导致护士处于超负荷工作状态。频繁的值班、夜班,使人的生物钟紊乱,睡眠不规律、质量差,导致护士长期处于身心疲惫的状态。尤其是急诊科、ICU 和手术室等特殊科室,患者病情急、重,抢救多,护理任务重。夜班护士既要独立完成繁重的工作,又要担心患者突发病情变化,造成心理高度紧张和身体疲乏。长期的高压应激状态使她们感到精力不足、容易生病、头昏眼花、腰酸背痛,出现神经衰弱、习惯性便秘和经前期综合征等,甚至产生疾病,这不仅会影响护士的身心健康,而且会影响护理质量。

(三)与护士职业要求有关的应激源——需要不断自主学习

新的工作模式、新技术、新仪器的应用,对临床一线护士的素质提出更高的要求,护士需要在工作之余不断加强业务知识的学习和应用,以提高自身在社会的适应能力。护士工作任务繁重,同时需应对各种各样的考核,还需在家庭里承担父母或子女的角色,这需要护士一边面对日益竞争激烈的工作,一边利用业余时间参加各种继续教育,不断努力、学习、进步,以适应医学发展的日新月异,满足工作需要。若没有时间进行学习,则难以为患者提供更好的服务,难以完成各种职称晋升,这在无形中给护士的工作造成了一系列的矛盾,容易引起心理和生理上的问题。

(四)与人际关系有关的应激源——人际关系复杂

护士在工作中建立的人际关系错综复杂,若不能很好地处理,就会陷入人际冲突的困境,表现为护士之间、医护之间发生矛盾,不能相互尊重和较好地合作。尤其是护患冲突,这直接或间接地涉及护患双方的权益问题、健康和经济问题、人格和相关道德与法律责任问题。在原则上,护士即使遇到扭曲现实、情绪激动,甚至痛骂护士的患者,也必须保持冷静平和、理解的态度,并帮助患者解决问题,但这压抑了自身感受。护士若得不到理解,经历了感情伤害又无从表达时,会感到地位低、人身安全不佳,从而对工作满意度下降。这种长时间的情感投入,会使护士"精神耗竭"。

(五)与护士内心期望和现实冲突相关的应激源——社会地位不高

护士期望自己能成为人们心目中真正的"白衣天使",所以工作勤奋、努力,然而护士角色却被认为是"高级保姆""医生的助手"等。这种不公平的社会评价,让许多护士出现习得性无助。护士在医院中地位较低,护士的付出不能得到充分肯定和补偿,自身发展机会少。人们对护理工作的重要性认识不足,造成护士心理不平衡,产生自卑、沮丧、失望、焦虑、抑郁等情绪,甚至人格异常。学者们认为这种职业形象紊乱所致心理压抑直接影响了护士的身心健康。

习得性无助的心理特征

习得性无助者的心理特征常表现为以下几个方面。

（1）低成就动机水平：习得性无助的个体往往不能给自己确立恰当的目标，遇到困难时容易自暴自弃，对于失败的恐惧远远大于对成功的渴望。

（2）低自我概念：习得性无助的个体在生理特征、心理特征等各个维度上的自我概念一般均比较低。他们态度消极，对事物毫无兴趣，与同伴相处大多自卑，认为自己不受欢迎。

（3）低自我效能感：习得性无助的个体自我效能感低，对自己完成学习任务的能力持怀疑的态度，倾向于制订较低的目标以避免获得失败的体验。相较于活动的成功，习得性无助者更关注的是活动的失败。遇到挫折时，他们往往没有信心，不加努力便会放弃。由于对自己不自信，他们经常体验到强烈的焦虑，身心健康也受到损害。

（4）消极的心理定势：习得性无助的个体先前的生活经验大多是失败的，逐渐形成了特定的思维模式和认知态度。他们认定自己是一个失败者，而且往往固执己见，不能吸取别人的意见和建议，并以消极的方式对待特定的问题。对其教育的策略包括积极评价，进行归因训练，纠正他们倾向于从内部、稳定、普遍、不可控等方面进行归因的归因模式，提高其自我效能感。

任务二　护理工作应激的处理

护士在面对工作中的应激源，应积极地思考和行动，努力处理工作中的压力和困难，直接面对挑战，不能让应激源持久存在，应该及时解决或消除应激源，促进健康。不同的护士群体的应激源不同，比如不同的科室、不同的工作年限、不同的职称、不同的人事关系、不同岗位的护士，其应激源不同，产生的应激结果也不同，因此要对不同的护士群体采取差异化的干预对策。

一、医院方面

（一）提高护士的工作满意度

管理学认为，员工是企业的内部顾客，内部顾客的满意度和外部顾客的满意度之间呈正相关，要想提高工作质量，首先得提高内部顾客的满意度。医护管理者在工作上要提高护士的自主性，给护士提供各种锻炼机会，为护士进一步的学习和交流提供便利。在工作中要想办法激发护士的内在工作动机。

（1）鼓励护士参与工作再设计：重新设计护士的工作职责、内容、方式等，以提高护士的工作绩效，获得更多的个人成就感，从而做好个人职业生涯设计，明确可持续发展方向。

（2）制订护士临床晋级制度：除了传统的行政管理系统晋升渠道外，还可配合晋级制度发展护士的教学和研究潜能，满足护士高层次的心理需求，以培养其可持续发展能力，增强其工作满意度。

（二）提供护士参与管理及决策的机会

目前护士在医院里往往是不被各层领导所重视的弱势群体，他们的很多需求和想法容易被忽略，这种现状直接导致护士群体的工作倦怠程度难以被管理者所重视。医院的管理和决策部门要重视护士群体的工作状态和需求，要让护士参与管理与决策，提高她们的主人翁意识和个人成就感。在制订护理工作相关的政策和制度时，管理者应多听取护士的意见和建议，让护士感受到被尊重和支持，提高个人成就感，从而提高工作质量和医院的效益。

（三）提高对护士群体的社会支持水平

在工作和生活中应增加对护士的社会支持，特别是来自领导层的支持。目前，护士从管理层得到的支持和资源相对匮乏，这是一个需要及时解决的问题。管理者应设法消除工作情景中的可引起护士工作倦怠的因素,还应注重对护士的情感支持。此外,管理者还应对护士的家庭、友情予以关注,提供一个能轻松交谈、可以解决苦恼和问题的良性环境,营造良好的团体氛围。家庭成员也要给她们的工作提供支持和谅解,尤其是配偶的帮助和支持会更加有效,同时建议媒体在这方面要发挥积极作用。如大量宣传护理工作和护士形象,使群众对护理工作和护士群体有更深入的了解,从而对护士形象有更加正确的认识。媒体要向社会大众宣传和介绍护士工作的科学性、工作价值、工作压力,以引导社会正确认识和理解护士的工作,从而减轻护患之间的不信任感,使他们以更好的工作状态开展护理工作。

(四)提高护士的收入水平

护士群体普遍对目前的收入水平感到不满意。大部分护士认为,如果他们的收入水平能有一定程度的提高,可在某种程度上缓解他们工作倦怠的程度。如有条件,管理者可考虑适当地引入竞争机制,制订明确的奖励制度,提高表现优秀护士的工资水平和待遇,激发他们的工作热情,适当降低职业倦怠感对护理工作的影响。

二、护士本身方面

(一)学会自我调节缓解工作压力

护士要以积极的应对方式替代消极的应对方式,比如提高问题解决技能、进行放松训练、进行身体锻炼、建立健康的生活方式、释放内心的压力;建议采用微笑幽默、定期旅游等方法调节。抢救危重患者后可向心理医生咨询,或与管理者就抢救患者过程中的心理变化进行讨论、分析、解释等。提倡护士的自我照护也是应对工作压力较常采用的方法,它利用护士的自护意识,鼓励个体学习放松技术、有氧操等,学会自我调适,从而缓解工作压力。

(二)加强锻炼,强身健体

良好、健康的身体永远是工作的有力保障。

(1)合理安排工作和生活,劳逸结合。

(2)利用业余时间,有计划地加强体育锻炼,选择适合自己的体育项目,坚持不懈、持之以恒,从而提高身体素质。

(3)饮食健康、规律,避免暴饮暴食、酗酒等不良嗜好,保证充足的睡眠和休息,提高睡眠质量。

(三)提高自我防护意识

随着人们法律意识的增强,患者及其家属维权的官司越来越多,医疗纠纷也逐渐增多,这就要求护士深入学习相关的法律法规,提高职业防范意识,培养自己预测事态发展的能力,防患于未然。在工作中,护士要掌握沟通技巧,减少护患之间的误会。护士在进行健康宣教时应详细、全面,尤其是对于存在安全隐患的患者。护士在接触患者的体液时,如血液、分泌物、排泄物等,要注意保护自己,避免致病因素的侵袭和感染。

→ **项目小结**

(1)应激不仅可以产生生理性反应,也可产生心理性反应和行为性反应。护理工作应激是护理工作中各种需求与护士身心不相适应的一种失衡状态。常见的护理工作应激源是指与护理工作性质有关的应激源——护士职业高风险;与工作负荷有关的应激源——超负荷工作;与护士职业要求有关的应激源——需要不断自主学习;与人际关系有关的应激源——人际关系复杂;与护士内心期望和现实冲突相关的应激源——社会地位不高。

(2)护理工作应激的处理。从医院方面:提高护士的工作满意度,提供护士参与管理及决策的机会,提高对护士群体的社会支持水平,提高护士的收入水平。从护士自身方面:学会自我调节缓解工作压力;加强锻炼,强身健体;提高自我防护意识。

项目二十四　护患冲突与调控

→ | 项目导言

护士在日常工作中,需要跟各种人群沟通和交流,包括医生、患者、患者家属及医院其他工作人员等,而其中,关系最紧密的就是患者。患者是护士的服务对象,在护理活动的过程中应始终处于中心和主体的地位。但是由于患者在患病或者产生病感后伴随着诊断、治疗和护理过程的一些变化,容易出现心理反应或心理变化,所以护士在护理患者的过程中应注意患者的心理变化或心理需求,从而更好地理解患者的行为举止。一旦护士和患者之间出现心理危机,沟通和理解出现偏差,就比较容易引发护患冲突。因此,对存在心理危机的患者和医护人员应及时进行心理危机干预,通过有效的调控方式来缓解和减少护患冲突。

➕ 案例导入

李某,患糖尿病多年,由于经常没有遵医嘱服药,未定期监测血糖,血糖控制不理想而入院。入院后,医生为李某调整治疗方案,改为短效胰岛素注射,要求注射时间为餐前半小时。第二天中午,李某觉得很饿,在网上订餐,预计大约半小时后送达,因此叫主管护士小刘来打胰岛素。小刘准备好胰岛素注射用物之后来到病房,询问李某的饭是否已经送达,李某说外卖大约半小时后送到,现在注射胰岛素,半小时后送达,吃饭刚刚好。护士小刘拒绝了李某的要求,说:"现在不能给你打胰岛素,要等你的饭送到之后才能打,这是医院的规定。"患者李某非常不能理解,因为打完胰岛素半小时后才能吃饭,为什么要等饭了才能打胰岛素,打完再等半小时后饭又凉了不好吃。护士小刘由于很忙没有给予李某更详细的解释,只是说这是医院的规定。李某认为护士小刘是故意针对他,不给他注射,两人出现了冲突。

问题:
(1) 作为一名护士,在工作的哪些环节比较容易出现护患冲突?
(2) 应该采取什么方法避免护患冲突的发生?

任务一　护患冲突

随着我国医疗制度改革的不断深入以及人们自我保护意识的不断提高,越来越多的人在就医过程中维护自身的权益,这对医护人员的职业道德、技术水平及服务质量提出更高的要求。由于受惯性的工作流程制约、价值观的偏差、护患医疗知识水平不对等因素的影响,护患交流过程中容易产生冲突。

一、价值与偏见的冲突

一个人对事物的看法,不仅受价值观的影响,同时也受到社会、心理、文化等因素的影响。护士这个职业由于各种因素的影响,被一些患者认为是"医生的助手""高级保姆"等,一些患者比较尊重医生,不敢与医生发生冲突,因此在出现矛盾时更倾向于与护士发生冲突。长期以来,护士工作繁忙劳累,工作压力大,社会地位低,使护士身心俱疲,职业倦怠明显。患者由于身体的疾病原因也较容易出现脾气暴躁等情况,这就导致护患关系暗藏危机,紧张气氛一触即发,很容易引发护患间的争执,出现护患冲突。

二、医疗知识信息差的冲突

患者及其家属由于治病心切,急需了解疾病的相关知识。在信息化时代,很多患者通过加入病友微信群,或者网络搜索等方式来获取疾病相关知识,但是这些知识比较片面,带有病友的主观意识或被植入一些网络广告等。通过这些方法获取的疾病相关知识并不一定是准确的,但是患者却信以为真。因此一部分患者及其家属会对护士的一些工作提出不同看法,所提问题在护士看来常常是较零碎、反复,甚至是无关紧要的,有的时候护士因工作忙碌而无暇回答或回答得不全面、不耐心。护士长时间工作,面对不同的患者及其家属反复提出同样的问题,已经没有回答的热情,只剩下简单的"敷衍"。患者与护士是两种截然相反的心境,本身就是一种矛盾和冲突,一方面,强烈的康复愿望驱使他们想要全面了解疾病治疗、护理过程中的任何一个步骤;另一方面,护士回答简短,缺乏对患者及其家属的体谅和理解,不能设身处地地为患者及其家属着想,导致护患冲突。

三、不能共情的冲突

患者由于疾病的原因,心态发生变化,表现出自卑、沮丧,甚至产生对他人健全体魄的羡慕和嫉妒。一些年轻护士,拥有健康,思维敏捷,动作迅速,由于没有遭受过比较严重的疾病,不能共情患者的心态,觉得患者矫情。护患之间形成鲜明对比,不能互相共情的心境常可引起冲突。部分患者甚至把对疾病的恼怒迁移于护士,明知不对,却难以自控。此时,若护士能正确识别患者的情绪问题,及时理解接纳,宽容安慰,可化险为夷,否则易引发护患冲突。

护士每天有大量烦琐、复杂的工作,且工作要求高,身体、心理都处于忙碌高压的状态。患者由于生病,暂时脱离日常工作,处于一种专心治病休养、看似"空闲"的状态。患者更加关心注重自己的疾病治疗情况,把全部的注意力都放在与疾病相关的问题上,放大了自己的病情和需求,对他人的处境不能共情。当患者的急切需求和护士的工作安排发生冲突时,患者可能会因自己的需求未得到及时解决而对护士产生不满、怨恨,指责护士不尽责、冷漠。此时,护士也可能在疲惫、忙碌的状态下心情焦躁,对患者失去耐心,从而引发护患冲突。

四、现实与期望的冲突

在社会大众眼中,护士是白衣天使,温柔婉约,大方利落,这种美好的护士形象根植于大多数患者和家属的心中。因此,许多患者对护士具有过高期望,这种主观上形成的定势思维,却在住院后因护士疏离、冷漠等态度让患者心里美好的印象破碎。因此,患者对护士表现出负性情绪:护患关系冷漠;采取不合作态度;出现过激言行,如大声辱骂护士、大闹病房等。与此同时,护士若不能及时了解护患冲突的根本症结,会使冲突愈演愈烈。面对这种情况,护士若能给予正确的引导,及时自省,从自身寻找可能引发护患冲突的原因,保护患者敏感而脆弱的心灵,就不会形成完全对立的情绪。但有时护士认为是患者过于不满、挑剔、苛求,这样就更容易引发护患冲突。

五、独立与依赖的冲突

独立与依赖冲突易发生在患者疾病恢复期。护士在护理过程中,必须遵循现代医学模式,具备独立的、批判性的思维能力,全面地履行帮助患者重建自信、增强独立意识、提高适应性的重要职责。患者经过较长时间的治疗,已逐渐适应医院的生活,这种暂时没有社会责任和家庭压力的状态让患者感到轻松,形成了患者角色习惯化,而且在心理上产生出对医护人员的依赖感。他们认为只有在医院才有安全感,健康才有保证。部分患者虽然身体已经康复,医院通知可以出院,却对离开医院表现出恐惧、不安,甚至出现心理障碍。这种独立与依赖的矛盾,会导致护患冲突。如果护士能与患者及时沟通,消除患者出院的不安和恐惧感,可让患者及时出院,回归社会和家庭。

> **知识链接**
>
> **护患冲突的原因及解决策略**
>
> 医院应针对护患冲突的有关问题进行分析,掌握导致护患冲突的原因及正确的解决方法,在满足护患双方共同利益的前提下,寻求对双方都有益的解决方案。

护患冲突的原因：①护理操作技术不熟练或业务技能欠缺。②服务行为不规范,询问未得到及时回答或回答不满意。③服务环境不满意。④护士自身因素。⑤执行制度不严。⑥医院设施不完善。⑦疗效和患者的期望值相差过大。⑧护士法律意识淡薄。⑨医疗卫生制度不健全。

护患冲突的解决策略：合作、回避、迁就、妥协、谈判。

任务二 护患关系的调控

一、培养良好的品质

良好的品质有利于建立和发展良好的护患关系。护士应培养以下几方面的品质。

(一)责任心

责任心是一种职业态度,有责任心的人对工作认真负责。做好任何行业,都需要有责任心,护理工作是一项服务于人生命的职业,是高风险的职业,也是伟大的职业,要求具有较强的责任心。作为一名护士,对患者的健康负责,对生命负责,对每一项操作和护理都需要认真、严谨、负责,这样才能避免发生差错事故,从而尽到护士的责任。

(二)平等对待,尊重他人

护士在工作中应表现出对所有患者一视同仁,无论高低贵贱,无论贫穷富贵,应接纳、理解和包容每位患者的不同观念、价值观、行为习惯等。只有这样,护士才能与患者建立良好的护患关系,减少或避免护患冲突。

(三)真诚

真诚做人是一种准则和人生信条,只有真诚的人,才能获取他人的信任。真诚是护士建立良好护患关系不可或缺的态度,护士要真心实意地帮助患者,急患者之所急,想患者之所想,为患者排忧解难。针对患者的病情,护士应坦率地向其说明能给予的和不能给予的帮助,用恰当的方式表达自己真实的感受和想法,并及时与患者沟通和交流,解除患者不必要的担忧。

(四)体贴和关爱

体贴是一种爱,一种善良的体现。护士的体贴表现为能理解患者的痛苦,体会患者的感受,设身处地为患者着想,换位思考,关爱患者,尽可能了解和满足患者的需求,从心理的角度促进患者疾病的尽快康复。

二、学会有效的沟通

有效的沟通是指双方能够清晰、准确、及时地传达信息,并且能够通过沟通达成共识,实现双方的目标。有效的沟通需要双方共同努力,通过准确表达、及时沟通、倾听理解以及建立信任等方式,实现信息的准确传递和双方目标的达成。护患之间进行有效的沟通,是减少和避免护患冲突的必要条件。护士通过有效的沟通,可较完美地展示自身良好的个性品质,弱化个性中的不足,有利于更好地开展护理工作,建立良好的护患关系。有效的沟通技巧主要有以下几方面。

(一)注重第一印象

第一印象具有首因效应,有时人与人之间沟通的障碍可能来源于不好的第一印象,因此建立良好的第一印象意义重大。第一印象发生在护患沟通的最初阶段,良好的第一印象对良好的护患关系的建立起着事半功倍的作用。如何建立良好的第一印象？应从以下几个方面做起。

1. 主动自我介绍 面对第一次接待的患者,护士主动向患者介绍自己的姓名和职务(或身份),如"你好,我是您的主管护士,杨某某。住院后,您的饮食、休息、活动、用药等事宜,由我负责。有什么事情请联系我,我会认真为您解答。"

2. 尽快记住患者的姓名,选择恰当的称呼 在临床护理工作中,应根据患者的个人经历选择恰当的称呼,尽量选择宽泛的称呼如老师、师傅、先生、女士等,避免选择狭窄的、受限制的称呼,如总裁、经理、局长、科长等。最好直呼其名字,这样公平、公正,从称呼上看不出辈分、地位、贫富的差距,更易于拉近护士与患者、患者与患者之间的距离。原则是应与患者的身份一致,尊重、有礼貌、不歧视,不带有任何色彩。

3. 介绍护理单元 没有规矩不成方圆,医院有相关规章制度。每位就诊的患者,不管身份和地位高低,都应该遵守医院的规章制度。患者入院时,护士应向患者及其家属介绍科室的规章制度、科室的环境结构、病房设备的使用、饮食安排、探视陪护制度等,这有助于消除患者对医院环境的陌生感,缓解患者由陌生环境引起的心理压力,有利于建立良好的护患关系,促进患者的康复。

4. 注重外在形象 护士拥有良好的仪表、举止、表情等外在形象十分重要,在患者面前易于形成良好的第一印象。护士应做到仪表端庄、举止大方、服饰整洁、笑容可掬、语调轻柔、动作轻巧。良好的外在形象有利于护患之间的沟通。

(二)学会倾听

1. 聚精会神 倾听时应集中注意力,避免分散注意力的动作,如看表、东张西望等。这些无意间的行为会让患者觉得护士缺乏真诚,甚至反感,不利于建立良好的护患关系。

2. 距离适当 适当的距离是一种尊重,是关系远近的一种体现。交流时,护士与患者之间的距离要适当,不能过近,也不要太远,姿势自然,保持眼神间的交流。

3. 不随意打断患者的讲话 随意打断他人的讲话是一种没有礼貌的表现。随意打断患者的讲话,容易干扰患者的讲话思路,忽略患者的一些重要信息,从而影响对患者病情的判断,延误治疗护理。

4. 适当地反应 患者讲话时,护士可以轻声地说"嗯""是"或点头等,表示接受赞同患者或家属所述的内容,并鼓励他继续说下去。如果护士对患者所说的内容有疑问,可以提出问题,如"请您再重复一遍,我没听明白"或"您是这个意思吗?"等,以确认自己的理解,或打消自己的疑问。

5. 观察非语言性信息 在倾听时,护士要注意患者所表达的非语言性信息,这样有助于理解患者真实的想法和情感。

(三)善用非语言沟通

在沟通中,有些时候我们无法用语言表达,这时可以使用非语言沟通。在运用非语言沟通时,应注重以下几个方面。

1. 面部表情 面部表情是最直接的交流方式,也是一个人内心活动直接的体现。面部表情是沟通双方判断对方态度、情绪的主要线索。在护患沟通过程中,护士应合理地控制自己的面部表情,考虑患者的内心感受,使自己的表情与患者的情绪体验相一致,做到共情患者。这样有助于取得患者的信任,建立良好的护患关系。

2. 目光接触 眼睛是心灵的窗口,一个人的眼神是其内心活动的映射。护士应善于运用眼神,通过与患者的目光接触,产生积极的效应。如护士镇定的目光,可以给恐惧的患者带去安全感;护士温暖的目光,可以使孤独的患者得到安慰;护士鼓励的目光,可以给沮丧的患者以鼓励;护士专注的目光,可以给自卑的患者带来自信等。

3. 身体语言 身体语言是人的一种无声表达。护士的身体语言包括手势、静止体态、运动体态等。护士的形体姿态应挺立秀美,给患者以充满热情、彰显活力之感。运用手势时要注重对象,充分考虑对方的风俗习惯,避免失礼的举止。

4. 沟通距离 沟通距离是人与人之间感情深浅的一种体现。护患交往的沟通距离,应根据交往对象的特点,因人而异。如面对老年人和儿童,沟通距离可近一些,以表示对老年人的尊重和对孩子的亲近;面对长辈,沟通距离可适当,讲话时身体稍前倾,以表示对长辈的尊重;面对同性患者,可适当拉近距离,表示理解与共情;年轻的护士面对同龄的异性患者时,沟通距离不宜太近,以免造成误解。

5. 沉默触摸 护患沟通时,在不知道如何表达时,沉默是最好的语言,是最好的理解与支持,此时无声胜有声。沉默常常与触摸相关联,必要的、适宜的触摸行为,也是护患沟通的一种积极、有效的方式。触摸能满足患者的心理需求,使患者感到一种有力的支持和关注,尤其对患病的婴幼儿、老年人及极其痛苦的患者及其家属。触摸患病的婴幼儿,可以使他们产生安全感;触摸患病的老年人,可以使他们获得战胜疾病的信心和力量;触摸极其痛苦的患者及其家属,可以给他们以莫大的心理安慰和理解。

(四)善于交谈

交谈是人与人之间最好的交流方式,也是最常用的交流方式。有效的交谈是建立良好护患关系的基础。通过交谈,护士可以收集资料、做出评估、解答疑难、解决问题。在交谈中,护士应注意以下几点。

1. 交谈前,充分准备　交谈应做到有目的、有计划。在交谈前,护士应充分准备,明确交谈的目的,确定初步交谈的问题,选择适当的交谈地点,安排交谈的时间及内容,必要时可以事先列出提纲。同时,了解交谈患者的基本背景资料,如患者的生活习惯、习俗、爱好、病情等。交谈前做好充分的准备,有助于护士有效地控制交谈过程,取得良好的交谈效果,避免漫无边际的闲谈,这样有助于对病情的了解和帮助。

2. 交谈中,注意提问的方式、认真倾听,并及时做出恰当的反应

(1)注意提问的方式:问题的提出有两种方式,一种是开放式的提问,常常使用"什么""怎么""为什么"等引出问题,这样可以让患者自由地思考、充分地发挥、任意地交谈,没有顾虑,不受限制,使护士获得详细的有关患者的资料;另一种是封闭式的提问,此类问题的特征一般用"是"或"不是"、"对"或"不对"等肯定或否定的词回答,这样的回答限制了患者的交谈内容。虽然护士能够较快地获取所需要的资料,但影响其更深入、更广泛地了解患者的病情。因此,护士在交谈过程中,应根据不同情况选用不同的提问方式,开放式提问适合在交谈开始时使用,有利于护士了解患者病情;在交谈结束做总结时,最好采用封闭式提问,有利于核实或澄清患者的反应。护士在提出问题时,应尽量简明、通俗、易懂,不使用医学术语;不宜在一次提问中包含多个问题,这样会扰乱患者的思路,影响交谈效果,甚至使患者产生厌烦情绪。

(2)认真倾听:这是对患者的尊重,也是患者乐于表达的动力和勇气。护士应善于倾听,提高交谈效果。

(3)恰当的反应:在交谈过程中,护士的反应非常重要,它是沟通达到目的的关键因素。常见的反应技巧如下。

①复述:重复患者所述的内容。复述可以让患者知道护士已经理解自己所讲的内容,起到鼓励和引导患者进一步倾诉和交谈或进一步阐明某个问题的作用。复述还可以协助患者表达他的想法和感受。

②澄清:将患者所讲一些模棱两可、含糊不清、不够完整的陈述弄清楚,同时也可以得到更多相关信息。

③沉默:在交谈过程中,护士适当地保持沉默,可以给患者思考和体会的时间,使患者感到舒适与温暖。尤其是当患者处于焦虑状态或谈及伤心事时,保持一段时间的沉默,患者会感到护士能体会他的心情,真心听取他的想法,自己得到了尊重,心灵得到了慰藉。

④共情:能深入对方的内心世界,换位思考,站在患者的角度理解和体会患者所感、所想、所痛,并能用语言准确地表达出对患者的理解和感受。

3. 交谈后,及时总结和记录

(1)小结:在交谈结束前,护士应把患者所说的主要内容用自己的话复述一遍,以核实患者所讲的内容及对患者的理解是否准确,并可为下一次会谈做好准备。

(2)记录:每次交谈后,都应做好记录,记录应该及时、准确、清晰、明了。在交谈过程中最好不记录,减少患者的压力,避免影响倾听和理解的效果,从而阻碍沟通的进行。

> **项目小结**

护患冲突主要表现为价值与偏见的冲突、医疗知识信息差的冲突、不能共情的冲突、现实与期望的冲突、独立与依赖的冲突。调控好护患关系,首先要培养良好的品质,包括具有责任心,平等对待,尊重他人,真诚,体贴和关爱患者。其次,要学会有效的沟通,包括注重第一印象,做到主动自我介绍,尽快记住患者的姓名,选择恰当的称呼,介绍护理单元,注重外在形象;学会倾听,做到聚精会神、距离适当、不随意打断患者的讲话、适当地反应、注意非语言性信息等。再次,要善用非语言沟通,注重面部表情、目光接触、身体语言、沟通距离、沉默触摸。最后,要善于交谈,做到交谈前,充分准备;交谈中,注意提问的方式、认真倾听,并及时做出恰当的反应;交谈后,及时总结和记录。

项目二十五 护士心理健康的维护

→ 项目导言

社会的发展和护理模式的转变要求护士把所掌握的护理专业理论知识及操作技能,与医学、心理、社会、伦理、法律等方面的知识结合起来,用不同的方法解决不同患者的护理问题。这对护士的心理素质提出了更高的要求。护士必须具备良好的职业道德和心理素质才能胜任护理工作,进而更好地为患者服务。如果护士的心理健康失调,将对临床护理工作产生较大的影响,甚至造成不可挽回的损失。因此,护士心理健康的维护,既关系到护士自身,同时也和患者的疾病康复及健康促进息息相关。

护士心理健康是护士保持良好工作状态,确保患者治疗效果和康复成效,进而保障医院经济和社会效益的前提和基础,也是维护和发展人类健康事业、提高人们生活质量的先决条件。积极维护和发展护士的身心健康是社会及护理组织中的每位成员需要致力解决的重要问题。对护士心理健康的维护可以从组织层面和护士个体层面采取相应的策略。

案例导入

王女士,42岁,是一名三级甲等医院的骨干护士。她一直以来都以救死扶伤为己任,尽力为患者提供优质的护理服务,常常获得患者及家属的好评。近几个月来,医院开始高水平医院的建设,对骨干护士提出了较高的要求,她开始感到很大工作压力,情绪低落,容易疲劳,甚至出现了失眠和食欲不振的情况。王女士的情况逐渐恶化,她开始在工作中出现失误,这让她的领导和同事开始关注她的健康状况。据了解,王女士虽然是骨干护士,但是由于第一学历较低,很难胜任高水平医院建设的一些工作任务而出现焦虑抑郁,工作成就感下降。医院领导决定降低王女士的工作强度,并且为她提供心理咨询服务。经过咨询师的评估,王女士被诊断为中度抑郁症。在咨询师的帮助下,王女士开始接受心理治疗,同时医院也采取了一系列措施来减轻她的工作压力。经过几个月的治疗和调整,王女士的情况有所好转。她的情绪逐渐稳定,疲劳感减轻,睡眠质量提高,工作也逐渐恢复到以前的状态。

问题:

(1)护士常见的心理问题有哪些?

(2)影响护士心理健康的因素有哪些?

任务一 护士常见的心理问题

一、国内护士心理健康状况

相较于国外,国内对护士心理健康的研究起步较晚,20世纪90年代才逐渐开展起来。随着越来越多对护士身心健康问题的关注和研究的进展,相关的结果也被更多的护理从业者和管理者、教育者所重视。现有调查研究结果表明,临床护士普遍存在心理健康问题,护士群体中心境抑郁、紧张、焦虑、失眠、易怒、情绪枯竭等发生率较高。护士较容易感受到身心疲溃和无助。在不同科室中,急诊科护士较其他科室有更多的职业压力源,负性事件多,情绪反应较其他科室严重,其次是ICU、儿科护士的身心健康问题较为突出。但也有少数调查表明,部分护士由于较一般群体更能体验到自身的价值,在自信、自尊、行动能力、工作能力、生活能力、积极感受等各方面对自身有较高的评价,而使其心理健康水平高于一般人群。

二、护士常见的心理问题

(一)护士职业倦怠

职业倦怠是指长期从事与人打交道的在职人员,由于在与他人交往互动的过程中,因各种矛盾冲突而引发挫折感加剧,以及因工作要求而存在持续的情感付出,更容易导致个体出现情绪、情感、行为方面的身心衰竭状态。这一状态被称为职业倦怠,又称身心耗竭综合征、工作倦怠、工作疲溃感等。它是一种个体长期处于工作压力下,因心理能量在长期奉献的过程中被索取过多,身心消耗过度,精力衰竭而产生的以极度的身心疲惫和感情枯竭为主的综合征。护士的工作是关怀照顾身心存在健康问题的患者,护士的工作对象是有健康需求的完整的人。研究显示,护士是职业倦怠的高发人群。长期职业倦怠不仅会导致护士身心痛苦,而且影响护理质量以及患者的疾病康复和健康促进。

职业倦怠包括三个维度,即情感耗竭、人格解体、个人成就感降低。其中,情感耗竭是指工作的需要以压倒性的状态耗尽了个体自身的能量,是职业倦怠体验的核心,也是倦怠症状最突出的表现。在护理工作中,当护士感觉自己所有的情感资源都已被耗尽而没有得到补给和滋养时,就会感到情感耗竭,进而表现出对工作缺乏主动性,有挫败感,甚至害怕工作。人格解体又称去人格化,是指个体刻意与工作及与工作相关的人员保持一定的距离,对工作不投入,对自己工作的意义表示怀疑。护士的人格解体表现为回避工作、同事以及患者,对其表现出疏离和情感上的冷淡,甚至将他们当作物品一样对待,体现了倦怠状况下对个体人际关系的影响特点。个人成就感降低则表现为个体感到工作毫无成就感,无法体验到自身价值。当护士体验到低成就感时,往往更倾向于消极地评价自我,否定自己在工作中的成绩和进步。

(二)护士的习得性无助

习得性无助是指个体由于遭受连续失败、挫折或创伤时,产生积累的无能为力或自暴自弃的心理状态和行为。当一个人出现习得性无助状态时,会体验到高水平的无助感和绝望感。其中无助感指情感、认知和行为上消极无助的心理特点,绝望感是指对生活、生命和自我绝望的心理状态与感觉。无助感产生过程可分为四个阶段:①在努力进行反应却没有结果的"不可控状态"中体验各种失败与挫折;②在体验的基础上进行认知,这时人会感到自己的反应和结果没有关系,产生"自己无法控制行为结果和外部事件"的认知;③形成"对将来结果也不可控"的认知。"结果不可控"的认知使人觉得自己对外部事件无能为力或感到无所适从,自己的反应无效,前景无望,即使努力也不可能取得成果,也就是说"结果不可控"的认知和期待使人产生无助感;④表现出动机、认知和情绪上的损害,严重影响后来的行为。

长期工作在一些特殊科室,如肿瘤科、血液科等的护士,由于该科室患者疾病恶性程度高,预后差,救治无效死亡的概率高,护士在护理患者的工作中,投入大量的精力和情感但依然无法改变患者因疾病丧失生命的不良结果,久而久之,会产生无助和绝望的情感体验,从而容易对生命产生怀疑,质疑护理工作的价值和自身工作的意义,并在内心产生迷茫和无助情绪,且容易出现吸烟、酗酒、不良饮食行为等问题行为,影响身心健康。

任务二　影响护士心理健康的因素

一、护士心理健康的概念及核心要素

(一)心理健康的概念

心理健康的概念,不同学者从不同的角度提出了不同的观点,目前尚没有确定的定义。心理健康一词最早是由美国精神病学家斯惠特提出的,又称心理卫生,指的是人内部心理和外部行为的和谐统一,并适应社会准则和职业要求的良性状态。一般认为,心理健康是指以积极、有效的心理活动,平稳正常的心理状态,对当前和发展的社会、自然环境以及自我内环境的变化具有良好的适应功能,并由此不断地发展健全的人格,提高生活质量,保持旺盛的精力和愉快的情绪。

心理健康是一个动态开放的过程,心理健康与不健康之间并没有一个绝对的界限,心理健康的人在一个特别恶劣的环境中,也可能出现某些失常的行为。判断一个人的心理是否健康,应从整体上根据经常性的行为方式进行综合性的评估。

(二)护士心理健康

护士心理健康是指护士心理在本身及环境条件许可范围内能达到的最佳功能状态,表现为护士具有个体生命的活力、积极的内心体验、良好的社会适应,能够有效地发挥个人的身心潜力以及作为社会一员的积极社会功能。

(三)心理健康的核心要素

1. 智力正常 即有正常的智力水平。智力是指人的观察力、注意力、思维力、想象力和实践活动能力的综合水平。智力正常是心理健康的基本条件。

2. 情绪良好 即有健康的情绪特征。心理健康的个体能经常保持乐观、自信的心境,热爱生活,积极向上;同时,善于调节和控制自己的情绪,使自己的情绪保持相对稳定。情绪健康是心理健康的重要指标。

3. 意志健全 即有健全的意志品质。意志是人自觉地确定目的,并根据目的调节支配自身的行动,克服困难,去实现预定目标的心理过程。意志健全的标准是行动具有自觉性、果断性、坚持性和自制力。心理健康的人总是有目的地进行各项活动,在遇到问题时能经过考虑而采取果断决定,善于克制自己的激情。

4. 人格完整 即有完整的人格。人格完整的主要标志是人格结构的各个要素不存在明显的缺陷和偏差,有正确的自我意识和积极进取的信念,以人生观为核心,并以此为中心统一自己的需要、愿望、目标和行为。不同年龄阶段的人各有其心理行为特征,心理健康的心理年龄与多数同龄人保持一致,其心理行为也与其所扮演的社会角色相符合。

5. 人际关系和谐 即有和谐的人际关系。心理健康的人,能以尊重、信任、友爱、宽容的积极态度与他人相处,拥有广泛而稳定的人际关系。

二、影响护士心理健康的内外在因素

(一)职业环境因素

在医疗机构及健康服务场所,护士是与患者接触最为密切的职业群体,不但直接面对患者,承担了具体和实际的诊疗任务,因此承担了更多的责任、风险和压力,而且处于医患矛盾的最前沿。护士经常要面对危重、濒死的患者,濒死和死亡现象除了给护士造成直接的视觉冲击和心理压力外,还会使护士产生一种紧张感,认为自身的很小失误或差错都会造成严重的后果,甚至导致患者死亡。在这种心理状态下,护士更容易发生差错事故,进而加深工作中的紧张感和自身资源的付出。护士专业社会地位较低,公众对护理工作的重要性及护士的职业价值认识不足,患者治愈后往往对护士的感谢不及医生,同时医院给予护士继续深造及晋升的机会较少,使得护士专业技能和临床研究能力发展不足,因而在面对日益复杂的疾病及护理个案时,力不从心。这种特殊的职业环境使得负性情绪长期刺激护士的神经,加之职业的高风险性和高责任度,很容易导致护士群体身心疲惫,也更容易出现心理健康问题。

(二)工作性质因素

在临床工作中,护士对患者的健康和生命承担着重大的责任,其职业内容决定了护士工作责任大、风险高、不确定因素多,随时需要对患者变化的病情做出迅速准确的反应。整体护理要求护士要为患者提供生理、心理、社会和文化的全面照顾,这要求护士付出较多的劳动和精力。护士除完成临床护理操作外,还要处理大量繁杂的事务性工作,满足患者的各种合理需要、尊重患者的各种权利,避免护理差错与护理事故的发生。反复地打针、拔针、换药,患者频繁按床头铃声,都使护士处于忙碌的工作状态。护士长期超负荷工作,还必须时刻保持头脑清醒、精力充沛,心力、体力透支严重,这些都将对护士的身心健康产生不良影响。另外,护理工作需24小时轮班制,护士要经常倒夜班,节假日也得不到休息,特别是上夜班扰乱了人的正常生物钟,容易引起焦虑、紧张和疲倦,并使护士容易出差错而导致医疗问题和事故,增加了其思想压力。

（三）人际关系因素

护理工作中的人际关系主要包括护患关系、护护关系、护医关系以及护士与其他医技人员和医院管理人员的关系，众多人际关系及其相互间的角色冲突会给护士带来压力。作为医生和患者之间的联系纽带，护士在工作中面临的人际关系错综复杂，如果不能很好地处理，就会陷入人际冲突的困境。如护士要严格执行医嘱，但医生的有些要求模糊不清或不合理，容易导致医护矛盾；有些患者及其家属认为自己的病情更急、更重，更需要得到护士的照顾，而护士同时需要负责许多患者，如对个别患者的需求未及时做出反应，就会导致护患冲突；护士需要时常面对患者的悲伤、愤怒等不良情绪，甚至有时还受到患者家属的语言攻击及不礼貌行为的困扰。另外，在现实工作中，由于某些原因，偶尔会出现医护人员之间相互推卸责任、相互埋怨、不配合等现象，这些矛盾和冲突都会对护士的身心健康产生影响。

（四）护士人格因素

不同人格类型的护士在情绪、行为上的不同表现会对身心健康产生不同的影响。如 A 型性格的人遇不良情绪应激，尤其是压抑、愤怒时，更容易表现出恼火、激动、发怒和急躁。C 型人格往往表现为内向、乖僻、小心翼翼、情绪不稳、多愁善感、易冲动，常常过分要求自己，具有克制压抑的人格特点。临床观察和实验数据均表明，C 型人格者易发生恶性肿瘤。D 型人格则被称为"忧伤人格"，其倾向敏感多疑、易兴奋又易疲劳、求全求美、墨守成规、拘谨呆板、心胸狭窄、事后易后悔、责任心重和苛求自己。D 型人格中的消极情感维度中包含着烦躁不安、担忧和易怒等负性情绪，社会压抑维度中则包含着在社会交往中的拘谨、沉默寡言，压抑自己对情感和行为的表达等。

护士的人格特征既受个体遗传因素的影响，又受后天环境和教育的影响，对不同人格给予相应的心理行为干预能更好地避免健康隐患。护士对自己的人格特质进行有意识的了解与认知，也会改善其心理健康。

任务三　护士心理健康的自我调适

身心和谐是身心健康的基础，其关键是心理调适作用。心理调适作用于躯体时，有利于维持内环境的体内动态平衡，有利于个体对环境的适应和协调。护理心理学重视和强调自我意识对机体身心的主动调适作用。护士的自我心理调适应立足保健、强化预防、挖掘自身潜力，提高专业素质，主动调适自己的心理健康。

一、优化职业心态

（一）提高职业认同感及热爱护理事业

职业认同感是个体对其所从事职业的性质、内容、个人意义和社会价值等所形成的认识，与社会对该职业的评价或期望达到一致且认同的状态。护士职业认同感是指护士对护理职业的自我肯定和认同，并感觉自己能胜任这个职位，明确自己的职业责任与理想。护士应通过加强职业认同感，严格规范自身行为，用护士规范、准则来衡量自己，打造护士优秀的形象，来提高自身的社会地位。优秀的护士把护理职业当作崇高、神圣的事业。热爱护理职业，保持良好的情绪、情感很重要，以积极的情绪对待护理工作，不仅对身心健康起到促进作用，也有助于高效完成护理工作。护士应用科学、合理的方法调整自己，及时释放自己的心理压力。

（二）规划自身职业生涯，认同个体差异

职业生涯规划是在对一个人职业生涯的主、客观条件进行评估、分析、总结，对自身的兴趣、特长、能力等各方面进行综合评估，根据职业特点，确定最适合的职业目标，并坚持不懈，直至成功。护士可以根据自身的性格特点和优势，选择比较适合自己的科室、工作性质等。合理设定职业目标，可使护士更专注于工作，从而使个人潜能得到最大限度的发挥。

二、强化身体素质

（一）加强运动锻炼

运动有利于健康。经常运动不仅可以使肌肉变得更加结实，消除体内多余的脂肪，而且能够帮助个体

放松,更好地与他人相处,建立和谐的人际关系。运动能释放压力,促进心理健康。对于处于高度职业紧张和较强职业压力下的护士来说,如果只想做一件事来应对压力,那么就去运动吧。运动对于心理健康的维护有着诸多的好处,但是人们往往很难坚持规律运动。做好以下计划有利于坚持运动。①在诸多的运动形式中,找到自己最喜欢的运动项目;②安排固定的运动时间,准时开始运动;③找到一起运动的伙伴,因为坚持锻炼往往需要额外的社会支持。

(二) 饮食与营养

个体要想拥有良好的心理健康并有效应对压力,离不开良好运转的大脑,而脑的有效运转又离不开充足、均衡的营养。均衡的营养依赖于饮食供给,因此,一日三餐的营养,成为影响身心健康的重要因素之一。护士工作负荷重,压力大,生活不规律,因此促进心理健康要从饮食管理开始,可通过养成科学的饮食习惯保证充足的营养摄入。护士可以从不同的途径和渠道获悉有关饮食与健康的营养学知识,安排好一日三餐。摄入食物的种类、数量和进食方式都将影响个体的身心健康。重新认识食物的意义、享受进食的过程、改变自我和食物的关系都将对护士的身心健康带来一定的影响。

三、学会情绪管理,合理宣泄

情绪管理是指有意识地调适、缓解、激发情绪,以保持适当的情绪体验与行为反应,避免或缓解不当情绪与行为反应的实践活动,是个体的情绪感知、控制、调节的过程。作为个体对外界刺激的主观有意识的体验和感受,情绪可分为积极情绪、消极情绪。情绪管理并非是消灭情绪,而是疏导情绪,并合理化之后的信念与行为。情绪的管理不是要去除或压制情绪,而是在觉察情绪后,调整情绪的表达方式。有心理学家认为情绪调节是个体管理和改变自己或他人情绪的过程。在这个过程中,通过一定的策略和机制,使情绪在生理活动主观体验、表情行为等方面发生一定的变化。情绪管理主要包括以下几个方面。

(一) 察觉自己的情绪

有意识地觉察"我的情绪是什么?"例如,当护士因为患者的无理要求而火冒三丈时,试着问自己:"我为什么这么做? 此时我有什么感觉?"如果护士可以察觉到自己对患者的冒犯行为感到生气,并清晰地察觉到自己的愤怒情绪时,往往就可以对自己的愤怒情绪做更好的处理。有时候,人们不愿意承认自己有消极情绪从而压抑它,但是,压抑消极情绪往往不利于心理健康。因此,学着察觉自己的情绪,是情绪管理的第一步。

(二) 适当表达自己的情绪

适当的表达是指客观真实地把自己的感受以恰当的方式表达出来,并尽量做到不指责、不评判、不抱怨、不迁怒。如何"适当表达"情绪,是一门艺术,需要用心体会、揣摩。这既需要护士通过理论的学习掌握相应的方法、技巧,更需要在日常的工作、生活和人际交往中去总结。

(三) 以适宜的方式合理宣泄

宣泄是一种释放,使人把压抑在心里的愤怒、悲伤、焦虑等各种消极情绪排解出来,获得心理和精神的解脱。因此,宣泄是摆脱恶劣心境的必要手段,它也可以强化人们战胜困难的信心和勇气。合理宣泄就是以合理的方式把压抑的情绪倾诉或表达出来,减轻或消除心理压力,转换心境。常用的宣泄有以下几种。

1. 倾诉 找同事、亲人、朋友、领导尽情地把心理困惑、积怨、不解愤等倾诉出来。一定要选择亲近、信赖、理解自己的人倾诉,否则,就不能畅所欲言,达不到放松心情的目的。

2. 书写 用文字,比如书信、作文、日记等方式,将自己隐藏在内心的情绪表达出来,自己对自己说,想说什么就说什么,没有任何心理压力,没有任何顾忌,使消极情绪在字里行间得到化解。

3. 运动 室外运动(比如打球、散步或爬山等自己喜欢的运动),呼吸新鲜空气,欣赏自然风光,让痛苦与泪水随汗水一起流淌,心情就会豁然开朗。

4. 哭泣及大喊 哭泣也是人的一种宣泄方式,无论男女,可以默默地流泪,也可以大声地哭喊,这都能将消极情绪排解出来,减轻心理压力。宣泄消极情绪应注意以下几点:①情感宣泄的对象、场合、方式等。②不迁怒于他人或他物。③宣泄情绪要自觉遵守规章制度及医疗法律、法规。④培养广泛的兴趣、爱好,拥有多种转移和宣泄消极情绪的途径和手段。

（四）身心放松训练

身心放松训练法是通过肌肉松弛练习达到放松肌肉和精神,缓解与消除心理紧张。放松训练法可缓解紧张性头痛、失眠、高血压等躯体症状和焦虑、苦闷、抑郁等心理症状,以恢复体力、稳定情绪、振作精神,使人因紧张而造成的生理和心理失调状态得以缓解并恢复正常。

1. 身体放松法　常用的有散步、做操、游泳等运动。

2. 精神放松法　常用的有听音乐、读书、静坐、正念减压等。

通过身体放松法和精神放松法将个体的注意力集中在不同的感觉上,比如专注地看着一朵花、一片云或任何一样美好的事物,细心观察其细微之处,从中欣赏自己平时不关注之处;聆听一段舒缓、欢快的音乐,细细体会每一句歌词、每一个音符,体会那种震动心灵的感觉;触摸自己的身体部位,如手指、额头、脸颊,按按掌心,摸摸额头,轻抚面颊等,体会自己身体带给我们的温暖与幸福。

知识链接

正 念 减 压

正念减压训练是教导训练者以正确的态度来进行正念修行,这些态度如下。

（1）不对自己的情绪、想法、病痛等身心现象做价值判断,只是纯粹地觉察它们。

（2）对自己当下的各种身心状况保持耐心,有耐性地与它们和平共处。

（3）常保"初学者之心",愿意以赤子之心面对每一个身心事件。

（4）信任自己,相信自己的智慧与能力。

（5）不努力强求想要的目的,只是无为地觉察当下发生的一切身心现象。

（6）接受现状,愿意如实地接受当下自己的身心现象。

（7）放下种种好、恶,只是如实地觉察当下发生的身心事件。正念减压训练主要的技巧包括:①坐禅,正念冥想;②身体扫描;③正念瑜伽等。

知识链接

快速放松的 10 种简单方法

①吹气;②放松肌肉;③泡热水澡;④散步;⑤对自己说话;⑥不过度恐慌;⑦打开音乐,随歌而舞;⑧运动;⑨什么都不做;⑩请教专家。

▷ **项目小结**

心理健康是指以积极、有效的心理活动,平稳正常的心理状态,对当前发展着的社会、自然环境以及自我内环境的变化具有良好的适应功能,并由此不断地发展健全的人格,提高生活质量,保持旺盛的精力和愉快的情绪。护士的心理健康状况决定着心理护理的质量和水平,进而直接影响患者的治疗和康复效果。护士心理健康的标准包含了智力正常、情绪良好、意志健全、人格完整及人际关系和谐5个要素。研究显示,当前护士的心理健康问题突出,护士存在职业倦怠和源于工作经历的习得性无助。影响护士心理健康的内外在因素包括职业环境因素、工作性质因素、人际关系因素、护士人格因素。优化职业心态,强化身体素质,学会情绪管理,合理宣泄是护士自我心理调适的有效措施。

▷ **模块结语**

护士的心理品质是保证护理质量的关键因素,良好的心理品质包括高度的同情心、责任心、耐心、细心和爱心。通过系统的培养和个人的努力,能够不断提高护士的心理品质,为患者提供更优质、更贴心的护理服务。

→ 模块检测

思考与练习

(张　韩)

心理危机干预与护理

扫码看课件

随着社会经济的快速发展,技术、知识的日新月异,生活、工作的节奏加快,网络信息的碎片化冲击,现代人正面对着巨大的心理压力。当冲突来临时,人们的心理防线会不会瞬间被击垮? 当个体面临心理危机时,如何帮助他安全度过心理危机? 又该如何进行心理危机干预与护理,防止心理危机卷土重来? 这些问题需要心理护理从业人员通过系统、专业地学习后解决。本模块将全面介绍心理危机的特点、相关理论、心理危机的干预、自杀的特点与预防,以帮助解决心理危机。

项目二十六　心理危机概述

学习目标

【素质目标】
养成严谨科学的学习态度和理解、尊重、关爱患者的职业意识,对患者有足够的爱心、耐心、细心和责任心。

【知识目标】
掌握心理危机的概念及特征。
熟悉心理危机的历程与理论。
了解心理危机的分类。

【能力目标】
识别心理危机,并对心理危机进行分类。

项目导言

在临床护理工作中,护士护理的对象不仅是罹患躯体疾病的患者,还包括患者的各种心理问题。值得注意的是,慢性病患者、癌症晚期患者、急性创伤患者及严重精神障碍患者出现的心理危机往往解决起来非常棘手。这就需要护士具备丰富的有关心理危机干预的理论知识,能及时准确地评估患者的心理状态,快速预判患者的心理危机,并且与医生及心理治疗师密切配合处理,从而解除患者的心理危机。

案例导入

2008 年 5 月 12 日,中国四川发生了强烈的地震,震中位于四川省阿坝藏族羌族自治州汶川县映秀镇,此次地震被称为"汶川大地震",地震的面波震级为 8.0 级,地震严重破坏地区约 50 万平方千米,其中,极重灾区共 10 个县(市),较重灾区共 41 个县(市),一般灾区共 186 个县(市)。汶川大地震是中华人民共和国成立以来破坏性最强、波及范围最广、灾害损失最重、救灾难度最大的一次地震。

汶川大地震在造成生命财产损失的同时,也给人们的心理带来了巨大的创伤。

地震中的幸存者们在短时间内目睹了亲人的离世、家园的毁灭,承受着前所未有的心理创伤,灾后的心理危机干预及护理工作任重道远。

问题:

(1)如果你是参与地震救援的护士,你会如何对案例中的幸存者进行心理危机干预?

(2)开展心理危机干预时有哪些注意事项?

任务一 心理危机及其特征

一、心理危机的概念

心理危机是指由于突然遭受严重灾难、重大生活事件或精神压力,生活状况发生明显的变化,既无法回避,又不能用一般方法来解决时,所出现的一种特殊心理失衡状态,特别是当现有的生活条件和经验都难以克服这些困难的时候,当事人会陷于痛苦不堪、焦虑不安状态,同时会伴随绝望、麻木不仁的情绪,以及自主神经症状和行为障碍。

知识链接

心理危机发生时的表现

当心理危机发生时,个体会出现一系列的表现,具体体会反应在生理、情绪、认知以及行为方面。

在生理方面:常出现肠胃不适、腹泻、食欲下降、头痛、疲乏、失眠、做噩梦、容易受惊吓,感觉呼吸困难或窒息、哽塞感、肌肉紧张等。

在情绪方面:常出现害怕、焦虑、恐惧、怀疑、不信任、沮丧、忧郁、悲伤、易怒,绝望、无助、麻木、否认、孤独、紧张、不安,愤怒、烦躁、自责、过分敏感或警觉、无法放松、持续担忧等。

在认知方面:常出现注意力不集中、缺乏自信、无法做决定,健忘、效能降低、不能把思想从心理危机事件上转移等。

在行为方面:常出现强迫行为、社交退缩、害怕见人、不敢出门、暴饮暴食,容易自责或者怪罪他人,不信任他人等。

二、心理危机产生的原因

引发心理危机的原因可以是灾难性事件,如恐怖袭击、自然灾害等,这类原因往往影响范围很广,刺激强度很大,涉及地区和人数很多;也可以是个人面临的内在或外在的冲突,如伤残、重病、失学、失恋、失业等。一般来说,引发心理危机的原因主要包括主观原因和客观原因两大类。

(一)主观原因

1. 人格特征 人格特征影响着个体的行为方式、生活方式和习惯,也影响着个体对心理社会刺激物的认知评价,决定了个体应对心理危机的方式和心理危机反应的类型和强度。例如,内向敏感的人在面对心理危机事件时更容易发生心理危机。他们倾向于将注意力指向自身,特别是在自己所做出的无效应对上。这一方面不易及时得到和利用社会支持;另一方面会加剧消极的情感体验,从而使应对行为更加无效,放大生活事件的消极影响。同时,内向敏感者往往情绪波动比较大,对自身和周围人群均可能造成不好的影响。因此,在遭遇相同的生活变故时,内向敏感的人可能更容易产生持续的、消极的心理应激反应。

2. 认知评价 认知评价是指人们对事物的心理反应在很大程度上依赖于对世界的知觉和解释。如果事件本身可能对大多数人具有威胁性,但未被当事人觉察,或被当事人理解为是积极的或没有危险的,那么就不会产生心理危机反应。相反,如果事件不具有威胁性或者属于积极意义的,由于当事人错误判断为具有威胁性,也会产生心理危机反应。因此,困扰人的不是事情本身,而是对事件的看法。生理学家塞里有着相似的看法,"问题不在于发生了什么,而在于你如何对待它。"

3. 健康状态 糖尿病、高血压、脑血栓、心脏病等慢性病患者,由于可能受到疾病病情、进展情况及疾病预后的影响,焦虑、恐惧、抑郁等情绪问题十分突出。患者常会感到情绪低落、悲观绝望,对外界事物不感兴趣,言语减少,不愿与人交往,不思饮食,严重者甚至出现自杀想法或行为。同时,长期的疾病状态也可能会引发患者人际沟通方面的障碍,从而导致医患关系、家庭内部人际关系、社会交往等各类关系的紧张,最终诱发心理危机的产生。某些精神疾病患者,例如,抑郁症患者在面临一般性的生活事件时,由于精神疾病的困扰,无法进行有效应对,也会导致心理危机的出现。

（二）客观原因

1. 社会因素 在面临社会突发事件时,如恐怖袭击、遭遇战争、革命、武装冲突、大规模的政治变革、政府重要政策的变迁、民族分裂主义活动及其他政治骚乱等政治性危机事件;物价波动、股票市场的不确定性波动等宏观经济性危机事件;社会不安、社会骚乱、罢工、游行示威、小规模的恐怖主义行动、对相关价值的认同危机等社会性危机事件等,有可能会暴发群体性心理危机。

2. 自然因素 如干旱、洪水、地震、台风或龙卷风、流行性传染病及其他自然灾害等。自然灾害不仅会造成严重的生命损失,而且会严重影响农业产出,损害工商业的生产能力和影响其他各种组织功能的正常发挥,从而造成巨大的经济损失和生产能力的急剧倒退。

三、心理危机的分类

（一）根据心理危机刺激的来源分类

传统上,根据心理危机刺激的来源,可以将心理危机分为发展性危机、境遇性危机和存在性危机三种。

1. 发展性危机（developmental crisis） 又称常规性危机（normative crisis）、内源性危机（endogenous crisis）或内部危机（internal crisis）,是指个体在正常成长和发展过程中,由于急剧的变化或转变导致的异常反应。一般来说,个体不能很好很快地适应他现在的生活、不喜欢目前所做的工作、没有当上领导干部、评优失败、考核不合格、没有合适的工作等都可能导致发展性危机。发展性危机被认为是正常的,但是,所有的人和所有的发展性危机都是独特的,因此必须以独特的方式进行评价和处理。著名的发展心理学家和精神分析学家埃里克森提出的人格的社会心理发展理论,把心理的发展划分为8个阶段,其中指出每一阶段的特殊社会心理任务。他认为每一阶段都有一个特殊矛盾,矛盾的顺利解决是人格健康发展的前提。

当个体从某一发展时期进入下一个发展时期时,其原有的能力和行为不足以完成新课题,新的能力和行为还未建立起来,发展阶段的改变可能会使个体处于情感和行为模式的紊乱状态。例如,幼儿与父母的分离焦虑,青春期的身体发育使青少年产生的情感困惑,青壮年期的职业生涯的起步和经济窘迫,新婚夫妇处理家庭琐事及婆媳关系的能力欠缺,父母面对第一个孩子时养育能力的不足;中年期职业危机、婚姻危机、巨大经济负担、至亲的离世;退休后不习惯清闲生活、衰老、配偶离去、疾病缠身、"空巢老人"等。心理危机人人都有可能出现,但是如果能在新的发展阶段来临之前,培养出应对新角色所带来的问题及挑战的能力,提前做好应对危机的预案,则个体就有可能避免发展性危机的出现。反之,则个体可能因无法应对新的发展问题及挑战,使个人的发展受阻,甚至停滞不前。

发展性危机被认为是个体在成长过程中常规发生的、可预期的,但又是独特的,具有个人色彩的。发展性危机可能出现在个体成长过程中的任何阶段。如果个体有充分的时间和机会对发展性转变做出适应性的准备,例如,获得相关的信息,习得新技能,适应新角色,就会减小危机对个体心理上的冲击和伤害。但值得注意的是,如果个体缺乏处理危机的能力、对挫折的耐受能力差、缺乏自信、不善于处理人际关系等,发展性危机对他的冲击可能会比较严重。

2. 境遇性危机（situational crisis） 又称环境性危机（environmental crisis）、外源性危机（exogenous crisis）或适应性危机（adaptive crisis）,是指由外部事件引起的心理危机,如地震、车祸、流行性传染病、空难、战争、海啸、火灾、洪水、龙卷风、恐怖事件等。境遇性危机具有随机性、突然性、意外性、震撼性、强烈性和灾难性,往往对个体或群体的心理造成巨大影响,如2008年5月发生在我国四川的"汶川大地震",给民众造成的心理危机就属于境遇性危机。这种危机发生突然,影响面广、影响程度深、影响时间长,需要进行及时、有效的干预。

根据心理危机产生的原因,将境遇性危机分为3种类型。

(1)丧失一个或多个满足基本需求的资源。具体形式的丧失包括亲人亡故、失恋、分居、离婚、肢体完整性受损、患使人丧失劳动能力的疾病、失业、财产丢失等;抽象形式的丧失包括失去尊严感、失去归属感、失去别人的爱、失去特定身份符号等。丧失引发的典型的情感反应是失落和悲痛。

(2)存在丧失满足基本需求资源的可能性。例如,得知自己有可能失业、退休等。

(3)应对生活变化对个体原有能力提出更高的挑战。常见的情形可能是个人地位、身份及社会角色的改变所提出的要求超过了个体原有的能力。例如,由中学升入大学、毫无准备的职位晋升等。典型的情感反应是焦虑、失控感和挫折感。

几乎所有的境遇性危机都具有以下特点:①当事人有异乎寻常的内心体验或情感,常常伴有行为和生活习惯的改变,无明确的精神症状,不构成精神疾病;②有明确的生活事件作为诱因;③面对新的难题和困境,当事人过往的经验常常应对无效;④持续时间短,通常为几天或几个月,一般是4～6周。

3. 存在性危机(existential crisis) 伴随着重要的人生课题,如人生目的、责任、独立性、自由和承诺等。存在性危机可以是基于现实的,也可以是基于后悔的,还可以是一种压倒性的、持续的空虚感、生活无意义感。存在性危机具有一定的主观色彩,如人到中年从未做过有意义的、"热血"的事情,没有取得任何世俗意义上的成就,没有对他人或社会产生过任何影响;一个50岁"知天命"的人,一直独身并与父母同住,从未体验过独立生活,而到现在却永远失去了独立机会;一个退休的老年人回顾自己的前半生发现自己的生活毫无意义,毫无价值可言。这种主观上的空虚感永远无法以所谓的有意义的东西来弥补。

(二)根据心理危机发生的早晚分类

可以将心理危机分为急性危机、慢性危机和混合性危机3种。

1. 急性危机(acute crisis) 由突发事件引发的。当事人产生了明显的生理、心理和行为的混乱,若不及时干预会影响当事人或他人的身心健康,甚至会出现伤害他人或自伤的行为,需要进行直接、及时的干预。

2. 慢性危机(chronic crisis) 由长期、慢性的生活事件导致,如有这样一个抑郁症患者,4岁时哥哥自杀死亡,从此家庭气氛变得异常地紧张、严肃,令人窒息,"家"失去了往日的欢乐。患者自己讲述,当时家里没有一句多余的话,如果谁在无意中提到这件事或哥哥,都要遭到严厉的呵斥。原来慈爱的父亲性格变得暴躁,原本性格内向的母亲变得更加不爱讲话,家里气氛非常沉闷。患者非常聪明、敏感,回忆当时的情况时,感到异常的痛苦。20多年过去了,当年的情景和内心的体验仍非常深刻,并记忆犹新。父母沉浸在失去儿子的痛苦之中,完全没有意识到自己还有更重要的责任——抚养其他未成年的孩子并减少对其他子女的负性影响及导致的慢性危机。慢性危机需要比较长时间的咨询,并需要找出适当的应对机制,一般需要转诊给长期的专业咨询工作者。

3. 混合性危机(multiple crisis) 很多情况都是多种因素混合导致多种危机共存。如一位创伤幸存者存在酒精依赖问题,失业人员的抑郁情绪问题,婚外恋人员的经济、家庭暴力问题等。处理时一定要分清主次。

知识链接

心理危机的标准

判断个体是否达到心理危机的程度,一般有3个标准。

(1)个体经历着具有重大心理影响的生活事件,如突然遭受严重灾难、重大生活事件或精神压力。

(2)出现严重不适感,引起一系列的生理和心理应激反应。

(3)当事人惯常的处事手段不能应对或应对无效。如911事件后,毗邻纽约世贸中心的美林证券公司员工反映,他们经常情绪紧张,失眠情况严重;而纽约市消防局100多人因精神紧张而请假,许多人靠服用安眠药和镇静剂才能维持正常的生活。

四、心理危机的特征

现实生活中的心理危机涉及面很广泛,既有不同群体的各种不同危机,也有同一群体不同时期的同一危机。不同的心理学家对心理危机具有的特征持不同的观点,归纳起来主要有以下几种。

(一)普遍性

心理危机的产生、发展及激化有着复杂而微妙的心理过程。几乎每个个体在成长中都不同程度地经历过心理危机,但心理危机并非必然导致极端行为。事实上,心理危机并不像我们想象的那样神秘,它就在我们身边,甚至正存在于我们的心里。心理危机从一定意义上讲是每个人成长过程中都会遇到的事,没有人能够幸免。虽然在人生中心理危机是不可避免的,但是只要我们把握机会、设定目标、形成计划、妥善处理,是可以平稳度过心理危机的。

(二)机遇性

心理危机意味着风险,又蕴藏着机遇。一方面心理危机是危险的,因为它可能导致个体严重的病态,包括对他人和自我的攻击;另一方面心理危机也是一种机会,因为它带来的痛苦会驱动当事人寻求帮助,解决问题,从而使自己得到成长。在心理危机状态下,如果个体成功地把握了心理危机或及时得到了适当、有效的心理危机干预或帮助,可能就学会了新的应对技能,不但重新得到了心理平衡,还获得了心理上的进一步成熟和发展。心理危机的成功解决能使个体从心理危机中得到对现状的真实把握、对过去冲突的重新认识,以及学到更好地处理将来心理危机的应对策略和手段,这就是机会。没有心理危机,就没有成长,如果当事人能够有效地利用这一机会,就会在心理危机中逐步成长并达到自我完善。

(三)复杂性

心理危机是复杂的,可以是生物性、环境性和社会性危机,也可以是情境性、过渡性和社会文化结构性危机,而造成心理危机的原因可能是生理的,也可能是心理的和社会性的。另外,由于个性不同,个体面临心理危机时会采取不同的反应形式,例如,有的当事人能够自己有效地应对心理危机,并从中获得经验,使自己变得成熟;有的当事人虽然能够度过心理危机,但并没有真正地解决问题,在以后的生活中,心理危机的不良后果还会不时地表现出来;而有的当事人在心理危机开始时心理就崩溃了,如果不提供及时、有效的帮助,就可能产生有害的难以预料的后果。一旦心理危机出现,便会有很多复杂的问题卷入其中。

(四)动力性

焦虑和冲突总是伴随着心理危机存在,这种情绪导致的紧张为变化提供了动力。也有人把心理危机看作成长的机会或催化剂,它可以打破个体原有的定势或习惯,唤起新的反应,寻求新的解决问题的方法,增强对挫折的耐受性,提高适应环境的能力。个体在成长过程中要面对各种挫折,如能及时调整,适应变化,则能形成动力,促进心理健康发展。

(五)困难性

当个体处于心理危机中时,其可供利用的心理能量降到最低点,有些深陷心理危机的个体拒绝成长,心理危机干预者需要帮助处于心理危机中的个体重建新的平衡。这就需要运用专业的心理学支持,常用的方法有支持治疗、认知领悟疗法、家庭治疗、合理情绪疗法等。但无论哪种方法,都有其独特的适用范围。没有治疗心理危机的通用方法。另外,还有些心理危机在治愈后容易反复,治疗起来有一定困难。

任务二　心理危机的历程与理论

一、心理危机的历程

心理危机的发展历程通常有以下五个阶段。

(一)前危机期

个体处于平衡状态时,能够应对日常生活的应激事件,但个体可能会遭遇应激强度很大的事件,此时个体运用解决问题的常规技术不足以摆脱困境。在这种情况下，个体就开始产生不安感。

（二）冲击期

在心理危机事件发生后不久或当时，当事人表现为震惊、恐慌、否认、不知所措等。在这个时期，个体会将自身所处的环境视为威胁，如果心理危机事件不能得到妥善的解决，个体的不适感会进一步加重。

（三）防御期

个体表现出恢复心理上的平衡，试图控制焦虑和情绪的紊乱，恢复受损的认知功能，但由于不知所措，因而出现否认、敷衍、掩饰、找借口逃避等现象。

（四）解决期

心理危机中的个体采取各种积极的方式接受现实，努力寻求各种资源的帮助来解决问题，减轻焦虑情绪，恢复自信，社会功能有所恢复。

（五）成长期

个体在经历了心理危机事件后，变得更加成熟，并习得了应对心理危机的技巧，提高了心理危机处理的能力。但也有些个体出现消极应对焦虑问题的不健康心理行为，如出现抑郁、退缩、罪恶感、滥用药物，甚至自杀。

二、心理危机的理论

心理危机干预理论最早起源于 20 世纪 40 年代林德曼的相关研究。从经典研究开始，林德曼提出心理危机可以带来改变与机遇的观点，该观点在一系列不同理论的影响下逐渐被人们所接受。尤其是心理危机干预作为一种治疗手段的观念，不仅可以追溯到林德曼早期的工作，还可以追溯到之后与其同事凯普兰一起的研究工作。林德曼的基本危机理论和工作对理解因亲人死亡所导致的悲哀性心理危机做出了实质性的贡献。他认为悲哀的行为是正常的、暂时的，并且可通过短期心理危机干预技术进行治疗。亚诺西克将心理危机理论概括为三个不同的水平：基本危机理论、扩展危机理论和应用危机理论。

（一）基本危机理论

基本危机理论（basic crisis theory）是以社会精神病学、自我心理学和行为学习理论为基础，强调人们在创伤性事件中所表现出来的普遍反应是正常的、暂时的，并可以通过短期心理危机干预技术进行治疗。基本危机理论认为所有人都会在一生中的某个时刻遭受心理创伤，但应激和创伤两者本身都不构成心理危机，只有在主观上认为创伤性事件威胁到需要的满足、安全和有意义的存在时，个体才会进入应激状况，心理危机是应激障碍的结果。治疗的关键在于帮助当事人认识和矫正创伤性事件引发的暂时的认知、情绪和行为的扭曲。该理论于 1944 年由林德曼最先提出，1964 年凯普兰又进行了补充和发展。

林德曼的基本危机理论主要讨论的是由于至亲离世导致的心理危机，针对那些被诊断并无特别心理或精神疾病但表现出相应症状的人，其理论可用于帮助当事人提高应对心理危机的水平。林德曼反对把当事人所表现的心理危机反应作为异常或病态的行为进行治疗。这种"正常"的悲哀行为反应包括：总是想起死去的亲人，认同死去的亲人，表现出内疚和敌意，日常生活出现某种程度的紊乱，某些躯体不适的主诉。

在基本危机理论中，林德曼主要关心的是对悲哀的反应及有效解决。在对创伤进行心理危机干预时采用平衡/失衡模式。这一模式分为四个时期：紊乱的平衡；短期的治疗或悲哀反应起作用；求助者试图解决问题或悲哀反应；恢复平衡状态。

凯普兰认为，心理危机是一种状态，而造成这种状态的原因是生活目标的实现受到了阻碍，且用常规的办法无法克服。阻碍的来源既可以是发展性的，也可以是境遇性的。凯普兰也采用像林德曼一样的心理危机干预模式，即平衡/失衡模式，并且发展性地将林德曼的概念和对危机的分期应用于所有的发展性和境遇性事件，同时将心理危机干预模式扩展应用到在开始时引发的心理创伤的认知、情感和行为问题上。

针对人类在创伤性事件表现出来的共同反应，林德曼与凯普兰的工作为咨询中使用心理危机干预策略和短期心理治疗起到了推动作用。在他们的带领下，基本危机理论将焦点集中于帮助当事人认识和矫正因创伤性事件引发的暂时的认知、情绪及行为的扭曲。

（二）扩展危机理论

随着心理危机理论和心理危机干预的发展，人们越来越清楚地认识到，在心理、社会、环境和境遇等多种因素的共同作用下，任何人在创伤事件中都不可能是"正常"的，都有可能出现短暂的病理症状。在基本危机理论中，没有考虑到影响某一事件成为心理危机的社会、环境和境遇等因素，而这一观点对其进行了补充。因此扩展危机理论从心理分析理论、一般系统理论、适应理论、人际关系理论、混沌理论中都吸取了有益成分，下面概要介绍扩展危机理论的基本理论。

1. 心理分析理论 应用于扩展危机理论的心理分析理论主要基于这一观点：通过获得进入个体无意识的思想和过去情绪经历的路径，可以理解伴随心理危机的不平衡状态。为什么一个事件会发展成为心理危机？在受到心理危机事件的影响时，心理分析理论可以帮助干预对象理解其行为的动力和原因。

2. 一般系统理论 一般系统理论并不强调处于心理危机中的个体的内部反应，而是侧重人与人、人与事件之间的相互关系和相互影响。系统理论的基本概念可以类比为"一个生态系统所有要素都相互关联，且在任何相互关联水平上的变化都会导致整个系统的改变"。该理论涉及"一个情绪系统、一个沟通系统及一个需要满足系统"，所有属于系统的成员都对别人产生影响，也被别人影响。

3. 适应理论 适应理论认为，适应不良行为、消极思想和损害性的防御机制对个体的心理危机起维持作用。该理论假设，当适应不良行为改变为适应行为时，心理危机就会消退。打开功能适应不良链，意味着将逐渐变化为适应行为，促进积极的思想以及构筑防御机制的形成，以帮助当事人克服因心理危机导致的失能，并向积极的功能模式发展。

4. 人际关系理论 人际关系理论以科米尔等提出的增强自尊的诸多维度为基础，如开放、诚信、共享、安全、无条件积极关心。人际关系理论的要点是如果人们相信自己，相信别人，并且具有自我实现和战胜心理危机的信心，那么个人的心理危机就不会持续很长时间。如果人们将自我评价的权利让给别人，他们就会依赖于别人获得信心。因此，人际关系理论对心理危机和心理危机干预的理解是，一个人控制权的丧失与他的心理危机会持续相等的时间。

5. 混沌理论 混沌理论通常又被称为"混沌与复杂性理论"，由非线性动力系统原则衍生而来。根据生物学、化学、数学及物理学等领域科学家们的理解，混沌理论主要应用于那些表面看起来杂乱无章但仔细研究却能揭示出某种内在的普通秩序的系统或事件。布茨为我们提供了混沌理论从物理学向社会学及心理学的过渡性联系：①就人类行为本身来看，它处于混沌状态而没有可预见性；②那些表面看起来显得杂乱的系统，当从整体来看时可显现出一种内在的秩序性；③如果我们将混沌等同于极度焦虑的状态（所谓焦虑，就是一种强烈的忧虑和恐惧的感觉，通常伴有身体的反应），那么，混沌就是为内在心理成长与变化提供动力的因素。

（三）应用危机理论

每个人的每次心理危机都可能是不同的，因此，心理危机干预工作者必须将每一个人和造成心理危机的每一个事件都看作是独特的。布拉默提出，应用危机理论包括三方面：发展性危机、境遇性危机和存在性危机。

知识链接

我国心理危机干预专业人员相对不足

在我国现有的心理健康服务队伍中，人员构成比较复杂，有医生、教师、政治辅导员，还有居委会成员、妇联人员、电台和电视台有关人员，其他身份背景的业余爱好者等。其中，只有部分心理咨询机构聘请了心理学专家或专门的心理学工作者开展咨询。随着心理治疗体系的规范，心理危机干预从业人员应主要限于精神科医生、临床心理学家、咨询心理学家、心理治疗师等。但是，不论在医院、学校还是社会组织，我国心理危机干预专业人员都相对缺乏。按照世界卫生组织所提到的"每千人拥有一个心理咨询师是'健康社会的平衡点'"的要求，我国至少需要150万名心理咨询师，而现如今通过心理咨询师考试的人数较少，远不能满足社会的需求。

另外,从心理危机干预从业人员的构成来看,兼职人员相对较多,高级专业人才相对缺乏。而且,一部分从业人员接受的培训时间相对较短,而考试门槛相对较低,使得该行业人员较为混杂,专业水平得不到保证。

→ **项目小结**

心理危机是个体在生命成长及发展过程中必然会遇到的课题。心理危机是否能妥善解决,关系到个体的发展是否顺利,有时候心理危机既是挑战,也是机遇。前人的研究成果为我们在应对心理危机时提供了解决的思路及办法,通过不断的学习,提高自己应对心理危机、干预心理危机的能力,对于一名临床护士来说是十分重要的。

→ **项目检测**

思考与练习

项目二十七　心理危机干预

学习目标

【素质目标】

养成严谨科学的学习态度和理解、尊重、关爱患者的职业意识,对患者有足够的爱心、耐心、细心和责任心。

【知识目标】

掌握心理危机干预的概念及步骤。

熟悉心理危机干预的对象和模式。

了解心理危机干预有效的标准。

【能力目标】

学会运用心理危机干预技术,提高心理危机干预的水平,有效应对心理危机事件。

→ **项目导言**

心理危机是一种常态,无论是全人类的群体,还是单一的个体,心理危机都是发展过程中的必经之路。古人把危机理解成"危险"与"机遇"并存,也就是说,危机可能是群体或个体的一次"质变"的机会。因此,掌握面对心理危机、解决心理危机的技能是十分必要且重要的。

一位 33 岁的全职妈妈,近期感到乏力、口干、尿量增多,食欲增强但体重反而下降了,被确诊为 2 型糖尿病,遂遵医嘱住院治疗,住院期间情绪低落,与之前判若两人。觉得生活没有意义,担心自己生病后无人照顾子女,经常哀叹:"生了这个病,这也不能吃,那也不能吃,活着太没有意思了!"

问题:

(1) 该患者表现的是一种什么反应?

(2) 该患者出现此心理反应的原因可能是什么?

任务一　心理危机干预的概述

一、心理危机干预的概念

心理危机干预是指运用心理学、心理咨询学、心理健康教育学等方面的理论与技术对处于心理危机状态的个人或人群进行有目的、有计划、全方位的心理指导、心理辅导或心理咨询,以帮助这些人或人群平衡已严重失衡的心理状态,调节其冲突性的行为,降低、减轻或消除可能出现的对人和社会的危害。简而言之,为处在心理危机事件中并产生心理失衡状态的当事人或人群(与他们密切相关的人群)提供及时的、专业的心理援助,称为心理危机干预。

二、心理危机干预的对象

在心理危机面前,不同的个体可能会表现出不同的反应。通常的反应有三种:第一,处在心理危机中的当事人能有效应对,并能从中吸取经验,内化成自己的认知,顺利度过心理危机;第二,处在心理危机中的当事人瞬间崩溃,需要马上进行心理危机干预,给予心理帮助,否则难以度过心理危机;第三,当事人表面上看是度过了心理危机,但是由于对心理危机事件的处理可能在自身的认知之外,问题没有得到真正地解决,在今后的生活中心理危机可能以另外的形心理式出现。不难看出第二和第三种情况是需要进行心理危机干预的。

具体需要进行心理危机干预的对象有以下几种:①遭遇突发事件而出现心理或行为异常的个体,如遭受家庭发生重大变故、遭遇性危机、受到自然或社会意外刺激的个体;②学习、生活、工作压力过大出现心理异常的个体;③个人情感(恋爱、婚姻、家庭)受挫后出现心理或行为异常的个体;④人际关系失调后出现心理或行为异常的个体;⑤性格过于内向、孤僻、缺乏支持的个体;⑥严重环境适应不良导致心理或行为异常的个体;⑦家境贫困、经济负担重、深感自卑的个体;⑧身体出现严重疾病,个人很痛苦,治疗周期长的人;⑨患有严重心理疾病(如抑郁症、恐惧症、强迫症、癔症、焦虑症、精神分裂症、情感性精神病等)且出现心理或行为异常的人;⑩由于身边的人出现个体危机状况(如突遭意外事故、自杀、他杀等)而受到影响,产生恐慌、担心、焦虑、困扰的人。

三、心理危机干预的模式

贝尔金等提出了三种基本的心理危机干预模式,即平衡模式、认知模式和心理社会转变模式,后来又出现了折衷模式。心理危机干预模式为不同的心理危机干预策略和方法奠定了基础,为心理危机干预的实践提供了理论依据。

1. 平衡模式　平衡模式(equilibrium model)也称平衡/失衡模式(balance/unbalance model)。该模式认为,心理危机中的个体处于心理失衡状态,原有的应对机制和解决问题的方法不能满足他们的需要,干预的目的在于帮助他们获得心理危机前的平衡状态。平衡模式最适合于早期干预,此时当事人失去了对自己的控制,分不清解决问题的方向且不能做出恰当的选择,除非个人再获得一些应对的能力。心理危机干预的重点应放在稳定当事人心理和情绪方面,以帮助他们恢复心理平衡状态。

2. 认知模式 认知模式(cognitive model)认为,心理危机植根于对事件和围绕事件境遇的错误思维,而不是事件本身或与事件和境遇有关的事实。在心理危机事件中,持续的、折磨人的处境使人衰竭,推动其对境遇的内部感知向越来越消极的自言自语发展,直到再也不能使自己相信,在自己的境遇中还存在积极的部分。接着,他们的行为会跟随消极的、否定性的自言自语,自以为对境遇是无能为力的。这种消极思维会使心理危机持续存在下去。该模式的基本原则是,通过变换思维方式,尤其是通过认识其认知中的非理性和自我否定部分,练习和实践新的自我说服,使个体的思想变得更为积极,更为肯定。通过获得理性和强化思维中的理性和自强的成分,当事人能够获得对自己生活中心理危机的控制。认知模式最适合心理危机稳定下来并回到了接近心理危机前平衡状态的求助者。

3. 心理社会转变模式 心理社会转变模式(psychosocial transition model)认为人是在不断变化的社会环境中成长和发展的,心理危机不是一种单纯的内部状态,而是受到内外因素的影响。心理危机的产生与内部的(心理的)和外部的困难有关,心理危机干预的目的在于与当事人合作,以测定与心理危机有关的内部和外部困难,帮助他们选择替代他们现有行为、态度和使用环境资源的方法,如同伴、家庭、职业、宗教和社区等。结合适当的内部应对方式、社会支持和环境资源的方法,以帮助他们获得对自己生活的自主控制。心理社会转变模式最适合于已经稳定下来的当事人。

4. 折衷模式 折衷模式(eclectic model)以任务指向为基点,认为心理危机干预应从所有心理危机干预方法中有意识地、系统地选择和整合各种有效的概念和策略来帮助当事人。它的主要任务包括:①确定各种系统中有效的成分,并将其整合为内部一致的整体,使之适合于需要阐述的行为资料;②根据对时间和地点的最大限度的了解,考虑所有相关的理论、方法和标准,以评价和处理临床资料;③不确定任何特别的理论,保持一种开放的心态,对得到成功结果的方法和策略进行不断的实验。对每一种类型的心理危机,平衡模式、认知模式、心理社会转变模式都将被纳入心理危机干预策略中。

折衷理论融合为两个普遍深入的主题:所有的人和所有的心理危机都是独特的,所有的人和所有的心理危机都是类似的。基于此,折衷模式提出了心理危机干预方式:①分阶段干预,即将干预过程划分为不同的阶段,针对不同阶段的特点采取不同的干预措施与策略;②特异性干预,即针对不同人群、不同应激情境做深度拓展,发挥干预的特异性效果;③整合干预,即将不同的干预模式、支持资源加以整合,使干预的效果达到最佳水平。

任务二 心理危机干预的步骤

心理危机干预是心理危机干预工作者帮助当事人解决其心理问题的过程。对于心理危机干预工作者来说,需要明确干预目标。围绕着拟定的干预目标,心理危机干预工作者要通过不断地评估当事人的状态,与当事人建立积极的工作关系,并使用心理学的技术,促使当事人自我探索和改变。心理危机干预通常采取六步法。

一、心理危机干预的步骤

心理危机干预工作者应该将检查评估贯穿于整个六步法的干预过程中。前三步是确定问题、保证当事人安全和给予支持,这时候的主要工作是倾听而非采取行动;后三步是提出并验证可变通的应对方式、制订计划和得到承诺,这是采取积极的应对方式,以动作和行为作为工作重点。

1. 确定问题 从当事人的立场出发,使用积极倾听、开放式提问、同情、理解、真诚、接纳以及尊重等方式探索和确定问题,这是心理危机干预的前提和基础。心理危机干预工作者在干预的初期,必须全面了解和评价当事人有关遭遇的诱因或事件,以及寻求心理帮助的动机,同时建立起良好的医患关系,取得对方的信任。在这一阶段,一般需要明确目前存在的主要问题是什么?有何诱因?什么问题必须首先解决?然后再处理的问题是什么?是否需要当事人的家属和同事参与?有无严重的躯体疾病和损伤?什么方式可以达到干预的效果?另外,必须评价自杀或自伤的危险性,如有严重的自杀或他杀倾向时,可考虑精神科门诊,必要时住院治疗。

2. 保证当事人的安全 在心理危机干预过程中,保证当事者的安全是首要目标,也是贯穿于整个心理危机干预全过程的主要目的,使当事人对自我和他人的心理与生理危险性降至最低。心理危机干预工作者应该把这项目标融入自己的思想和行动中。

3. 给予支持 这一步的重点是沟通与交流。通过与当事人沟通和交流,建立和保持双方的良好沟通和相互信任,有利于当事人恢复自信和减少对生活的绝望,有助于保持心理稳定和有条不紊的生活,以及人际关系的改善。通过干预者自己的语言和行为使当事人清楚干预者是能给予他关心和帮助的人,有人愿意帮助他度过心理危机,而且是以真心的、无条件的、积极的态度去帮助他。干预者对当事人的行为不做任何评价,无条件地以积极的方式接纳当事人。同时,可以向当事人解释心理危机的发展过程,使当事人理解目前的境遇,理解他人的情感,从而建立自信。还应注意发挥社会支持系统的作用,多与家人、亲友、同事接触和联系,减少孤独和隔离。使当事人的情绪恢复稳定,可以应用暗示、保证、疏泄、环境改变、镇静药等方法进行干预。

4. 提出并验证可变通的应对方式 有时当事人思考问题的方式已经受到自身认知水平的限制,非黑即白或死路一条,没有其他路可走,因此干预者可以运用认知模式,帮助当事人正视心理危机。通过改变当事人的思维方式,引导其学会换一个角度思考问题、认识现状,认识其认知中的非理性和自我否定部分,从新的角度来重新诠释发生在自己周围的一切,使个体的思想变得更为积极。使当事人明白,有许多可变通的应对方式可供选择,促使当事人正视可能的应对和处理方式,积极地搜索可以获得的环境支持、可以利用的应对方式,发掘积极的思维方式。

5. 制订计划 帮助当事人做出现实的短期计划,包括帮助当事人获得新的信息或知识,发现另外的资源和提供应对方式,敦促当事人接受帮助和治疗,确定当事人理解的、自由的行动步骤。调动当事人的主观能动性来制订行动的计划,要让当事人明白这是他自己的计划,不要轻视这一点。这在当事人心理建立了一条信念:我是有能力的,这是恢复自制能力的表现,这没有剥夺我的权利和自尊。从而推动个体的心理发展。

计划应该达到以下要求:①确定有另外的个人、组织、团体和有关机构能够提供及时的支持;②提供应对机制——当事人现在能够采用的、积极的应对机制。

计划的制订应该与当事人合作,让其感到这是他自己的计划,这一点很重要。制订计划的关键在于让当事人感到没有剥夺他们的权利、独立性和自尊。有些当事人可能并不会反对帮助者决定他们应该做什么,但此时这些当事人往往过分关注自己的心理危机而忽略自己的能力,他们甚至会认为将计划强加给他们是应该的。让受情绪困扰的当事人接受一个善意强加给他们的计划往往很容易。因此在计划制订过程中的主要问题是当事人的控制性和自主性,让当事人将计划付诸实施的目的是恢复他们的自制能力,保证他们不依赖于支持者和干预者。

6. 得到承诺 在前几步的基础上实施这一步是顺理成章的。多数情况下让当事人自己复述计划:我们已经制订了计划,你是否可以自己按照计划来做一下? 如你怎样控制情绪? 如何才能不让情绪进一步升级? 最后得到当事人直接和真实的承诺与保证。这个阶段是当事人躯体、认知、情感、行为和精神方面的一种综合体现,即在较高水平上的理解和接受丧失,使其"更公开、更乐意、更顺从"地接近生活,并且愿意为创造新的生活而努力。在生活中的最大丧失之后出现的重构和转化,能够产生一种比以前更大的发展能量,表现为无条件的爱、创造力、整体性、深深地同情、探究及承诺。在这一步中,干预者要明确,在实施计划时是否达成同意合作的协议。

二、心理危机干预的有效标准

1. 当事人症状缓解或消除 这一标准是最直接、最有效的。当事人恶劣情绪降低或者缓解,能合理地控制及宣泄自己的情绪,开始正视原本无法接受的现实了。

2. 干预前后测量结果的比较 通过干预,心理危机当事人心理症状的量表分数得以改善,表明干预取得了一定的效果。

3. 当事人社会功能恢复的状况 心理危机导致社会功能的损害,通过心理危机干预,当事人的社会功能得以部分或者全部恢复,如可以与人正常地交往,工作、学习效率的提高等。

以上心理危机干预的标准可以独立使用,也可以综合使用,为避免偏差,应尽量从多个方面进行评估,从而对干预效果做出科学、客观的评价。

知识链接

我国青少年心理危机干预的概况

中国青少年心理健康调查课题组对全国青少年的心理健康调查显示,我国青少年主要的心理问题是情绪波动较大、人际交往不足和学业适应不良等。城市青少年中 23.2% 的人可能存在轻度到中度的抑郁问题,12.9% 的人可能存在严重的抑郁问题。近年来,青少年自杀的趋势不断上升,青少年自杀死亡已经成为这一年龄阶段的第二大死因,仅次于交通事故。调查发现,全国城市青少年中 12.8% 的人报告了自杀意念,这一比例高于以往西方国家的一些调查结果。这表明我国青少年的心理健康问题较为严重,亟须引起关注和妥善解决。

项目小结

在临床工作中,常常会遇到患者的心理危机事件,特别是一些罹患慢性病、急危重症的患者,在疾病与心理危机的双重作用下往往不堪重负,甚至出现自杀、自伤等严重行为。作为护士要及时对处于心理危机中的患者进行心理危机干预,帮助他们减轻不良的心理应激反应,减少心理创伤。

项目检测

思考与练习

项目二十八　自杀与预防

学习目标

【素质目标】
养成严谨科学的学习态度和理解、尊重、关爱患者的职业意识,对患者有足够的爱心、耐心、细心和责任心。

【知识目标】
掌握自杀的概念、分类及预防措施。
熟悉自杀的常见原因及一般心理过程。

【能力目标】
学会正确评估自杀的方法,提高自杀的防范意识,有效地运用预防自杀的相关知识。

项目导言

自杀是一种复杂的社会现象。19 世纪末,法国社会学家涂尔干对自杀原因的解释受到全世界的关注。

他认为,自杀其实并不是一种简单的个人行为,其自杀情绪是具有传染性的,是对正在解体的社会的反应。社会的动乱和衰退,造成了社会的不稳定状态,破坏了对一个人非常重要的援助和交流,从而削弱了一个人生存的能力和信心,导致自杀率明显增高。

一、问题的普遍性与严重性

社会经济的发展促进医学科学的不断进步,使得大量曾患不治之症的患者得到治愈和康复,但是世界各国的自杀人数却在不断增多,自杀行为已经成为威胁生命健康的主要杀手。2018 年世界卫生组织(WHO)官方网站报道,每年约有 80 万人死于自杀。除此之外,每自杀一次,就伴随有 20 多起自杀企图,自杀与自杀企图会对家庭、社区和社会产生连锁反应。自杀已成为除交通事故外,全球 15～29 岁人群中的第二大死因。据 2002 年 WHO 统计报告,在全球 1/3 国家中,青少年是自杀风险最高的人群。在 15～19 岁青少年中,自杀是女孩死亡的第二大原因(仅次于孕产病症),是男孩死亡的第三大原因(仅次于交通事故和人际暴力)。在我国,自杀是 15～34 岁年轻人中的首位死因,每年至少有 25 万人死于自杀,有 200 万人自杀未遂,平均每天约有 750 人死于自杀。

二、自杀的概念与分类

(一)自杀的概念

自杀(suicide)是指个体在长期而复杂的心理活动作用下,自愿采取各种手段来结束自己生命的危险行为。WHO 将自杀定义为"一个人有意识地企图伤害自己的身体,以达到结束自己生命的目的"。

(二)自杀的分类

自杀行为按照程度及结果不同,可分为 5 种。

1. 自杀意念(suicidal ideation) 指有了明确伤害自己的意愿,但没有形成自杀的计划,也没有自杀的行动准备,更没有实际伤害自己的行动。

2. 自杀计划(suicidal plan) 指有了明确伤害自己的计划,但没有进行任何具体的准备,也没有采取任何实际的行动。如一个人考虑用安眠药自杀,但还没有购买或囤积自杀用药。

3. 自杀准备(suicidal preparation) 指做了自杀行动的准备,但没有采取导致伤害生命的行为。这一类包括实际准备了用于自我伤害的工具、物质、方法,比如购买了用于自杀的药物、毒物,或者枪支弹药,或者到自杀现场做实地考察。

4. 自杀未遂(attempted suicide) 指采取了伤害自己生命的行动,但该行动没有直接导致死亡的结局。自杀未遂者通常存在躯体损伤,但躯体损伤不是自杀未遂的必备条件。必须将自杀未遂与蓄意自伤(deliberate self-harm)、类自杀(parasuicide)、自杀姿势(suicide gesture)之类的术语区别开来,因为一定强度的死亡愿望是自杀未遂的必备条件。蓄意自伤、类自杀、自杀姿势的含义基本上是一致的,指的是明确没有死亡愿望情况下出现的故意自伤行为。

5. 自杀死亡(completed suicide) 指采取了伤害自己生命的行为,该行为直接导致了死亡的结局。死者在采取行动时,必须有明确的死亡愿望,才能认为是自杀死亡,但死亡愿望的强烈程度不作为判断是否自杀的主要依据。

国外有学者将自杀分为以下四类。

1. 利他性自杀 指在社会习俗或群体压力下,或为追求某种目标而自杀。常常是为了负责任,牺牲小我而完成大我。涂尔干认为在原始社会和军队里这类自杀较多,在现代社会里越来越少。

2. 自我性自杀 自我性自杀与利他性自杀正好相反,指因个人失去社会的约束与联系,对身处的社会及群体毫不关心,孤独而自杀,如离婚者、无子女者。涂尔干认为这类自杀在家庭气氛浓厚的社会发生概率较低。

3. 失调性自杀 指个人与社会固有的关系被破坏。例如,失去工作、亲人死亡、失恋等,令人彷徨不知所措而自杀。

4. 宿命性自杀 指个人因种种原因,受外界过分控制及指挥,感到命运完全非自己可以控制时而自杀。

三、自杀的原因

自杀的原因是复杂的,迄今为止,尚未有学者可以完全对其进行解释。自杀行为是多方面因素综合作用的结果。

（一）遗传因素

有自杀行为的家族史是自杀的重要危险因素,这可能与家庭成员对自杀的认同和模仿、家庭压力大以及遗传物质的传递有关。自杀者的家属比有精神障碍但未自杀的患者家属有更高的自杀可能性。

（二）生化因素

研究表明,自杀或自杀倾向可能与神经系统中 5-羟色胺水平下降有关。5-羟色胺是一种重要的中枢神经递质,不能直接检测其浓度。其代谢产物为 5-羟吲哚醋酸,血液及脑脊液中 5-羟吲哚醋酸的浓度可反映脑中 5-羟色胺的水平。许多研究发现,自杀未遂者和自杀者(特别是使用暴力方式自杀者)脑脊液中 5-羟吲哚醋酸的浓度很低。

（三）心理因素

不良的心理素质和个性特征与自杀有一定的关系,一般来说,具有下列心理特征者在心理应激状态下自杀的可能性比较大。

（1）对社会,特别是对周围人群抱有深刻的敌意,喜欢从负面看问题。

（2）缺乏判断力,表现为没有主见,遇事犹豫不决,不相信他人,总是相信坏事会发生。

（3）从思想上、感情上把自己与社会隔离开来,社会交往减少,自我价值降低。

（4）认识范围狭窄,看问题喜欢以偏概全,走极端。看不到解决问题的多种途径,在挫折和困难面前不能对自己与周围环境做出客观的评价,只是围绕着自杀而无法转向其他方法。

（5）行为冲动,情绪不稳定,神经质。

（四）社会因素

虽然自杀是由个人决定的行为,但是要受多种社会因素影响。社会学家通过研究社会整合与自杀率的关系认为,对自杀行为产生影响的社会因素包括以下 2 种。

1. 社会支持 社会隔离会使孤独感增加,使患者更加脆弱,容易导致自杀。研究证明,积极融入社会的人更能忍受压力。相反,很少参加社会活动的人自杀的倾向性较高。护理学家 Sullivan 在其人际关系理论中亦强调了人的自杀行为与人际关系的相关性,认为自杀行为是一种处理人际关系失败的方式。

2. 生活事件 不良的生活事件容易使人产生自杀行为,如与亲友间的矛盾、离婚、亲人去世、失业、经济状况恶化、被侮辱、受威胁或恐吓、犯罪等。

（五）精神障碍

自杀与精神障碍有着密切的关系,所有精神障碍都会增加自杀的危险性。自杀率较高的精神障碍包括抑郁症(单相或双相)、精神分裂症、酒精依赖和药物滥用以及人格障碍。

1. 抑郁症 抑郁症是自杀的一个常见原因。据报道,约有 50% 的抑郁症患者有过企图自杀的行为,自杀率高于普通人群 50 倍,约 15% 的抑郁症患者最终死于自杀。对生活失去信心、无用感、自罪感及绝望是导致自杀的常见症状。抑郁症自杀者中,有妄想者多于无妄想者。

2. 精神分裂症 精神分裂症的自杀率较高,是精神分裂症患者过早死亡的原因之一。约 40% 患者有自杀意念,20%～40% 的患者有过自杀企图,9%～13% 的患者最终以自杀结束了生命。精神分裂症患者常因幻觉、妄想等精神症状的影响而自杀。国内资料表明,引起精神分裂症患者自杀的原因中幻觉和妄想约占 65%;其次是缓解期患者对疾病感到悲观,工作或婚姻受挫,社会歧视等增加了患者的社会隔离和无助感;此外,大剂量的抗精神病药物可引起严重的坐立不安、肢体僵硬、震颤,长期大量用药可出现迟发性运动障碍,这些原因均可使患者产生明显的焦虑、抑郁情绪,甚至导致患者自杀。

3. 酒精依赖和药物滥用 在北欧的许多国家,酒精依赖和药物滥用这两种精神障碍是引起自杀的主要原因。导致这类患者自杀的因素多种多样:酒精依赖和药物依赖患者大多伴发抑郁症,饮酒后可放下顾虑和胆怯,易出现自杀行为;过量的酒精和药物会使患者产生中毒性幻觉或妄想;药物滥用患者产生的戒断综合征等可以引起自杀;酒精依赖者常有人格障碍,在一定诱因下可出现自杀冲动。

（六）躯体疾病

慢性消耗性的躯体疾病会让患者心生绝望，从而产生自杀意念。有 20%～70% 自杀者患有躯体疾病。常见的疾病有：①恶性肿瘤，此类患者容易产生自杀行为，尤其在得知诊断后及病后 2 年内，病情迅速恶化和剧烈疼痛是导致自杀的重要因素；②艾滋病患者、HIV 感染者的自杀率较高，特别是明确诊断后和病程的初期阶段。预后差和耻辱感易使患者感到绝望，选择通过自杀求得解脱。

知识链接

世界预防自杀日

2003 年 9 月 10 日被世界卫生组织定为首个"世界预防自杀日"（World Suicide Prevention Day），为了让公众对自杀引起关注，世界卫生组织和国际自杀预防协会呼吁各国政府、预防自杀协会和机构、当地社区、医务工作者以及志愿者们，加入当天的各项地方性行动中，共同增强公众对自杀问题重要性以及降低自杀率的意识。首个"世界预防自杀日"的口号为"自杀一个都太多"。

世界卫生组织报告数据显示，全球每年大约有 100 万人死于自杀。为预防自杀和降低自杀率，自 2003 年开始，世界卫生组织和国际自杀预防协会将每年 9 月 10 日确定为"世界预防自杀日"，以帮助公众了解诱发自杀行为的危险因素，增强人们对不良生活事件的应对能力，预防自杀行为。

历年主题：

2021 年——通过行动创造希望

2020 年——共同努力，预防自杀

2019 年——40 秒行动

2018 年——共同行动，预防自杀

2017 年——用您一分钟，挽救一个生命

2016 年——联结、交流与关注

2015 年——伸出援手，挽救生命

2014 年——防止自杀，联系全世界

2013 年——歧视：自杀预防工作的绊脚石

2012 年——全球预防自杀：加强保护因素，唤醒生存希望

2011 年——多元文化社会之自杀预防

2010 年——无论是谁，无论在哪里：全球携手预防自杀

四、自杀的一般心理过程

自杀不是突然发生的，它有一个发展的过程。日本学者长冈利贞指出，自杀过程一般经历：产生自杀意念→下决心自杀→行为出现变化＋思考自杀的方式→选择自杀的地点与时间→采取自杀行为。对于不同年龄、不同个性、不同情境下的人，自杀过程有长有短。

我国学者一般把自杀过程分为 3 个阶段。

1. 自杀动机或自杀意念形成阶段　表现为遇到难以解决的问题，想逃避现实，为解脱自己而准备把自杀当作解决问题的手段。如有人觉得工作压力太大无法承受，便决定以自杀作为解脱的方法；有人则借自杀作为对自己因做错了事而产生的悔恨、自责、自罪心理的补偿，如学生因学习成绩不好，感到有负于家庭的希望和培养，产生强烈的负罪感，想通过自杀而达到"赎罪"的目的；自杀还常常被自杀者用来报复与自己有关的人，以使他们感到愧疚和后悔，如青年男女在分手后，其中一方可能通过自杀的方式来使对方背负道德上的包袱以达到报复的目的。

2. 矛盾冲突阶段　产生了自杀意念后，由于求生的本能会使打算自杀的人陷入生与死的矛盾冲突之中，从而表现出谈论自杀、暗示自杀等直接或间接表现自杀企图的信号。事实上，这一切可以被看作是自杀者向他人发出的寻求帮助或引起注意的信号。这种信号如果能及时被周边的人觉察到，使自杀者得到适当

的关注,或通过外界的帮助找到解决问题的办法,自杀者的自杀企图就有可能被打消。而这也是自杀行为可以预防和救助的心理基础所在。

3. 自杀行为选择阶段 从矛盾冲突中解脱出来,决死意志坚定,情绪逐渐恢复,表现出异常平静,考虑自杀方式,做自杀准备,如寻找刀具、买绳子、搜集安眠药、爬高楼等。等待时机一到,即采取结束生命的行为。

五、自杀的预防

WHO 总干事谭德塞博士曾指出,任何自杀所致死亡都是非常悲伤的事情。自杀者的亲密家人和朋友无法理解自杀的原因,已经给他们造成极大的痛苦。但是当他们反思自己本可以做些什么来预防这些可以避免的死亡时,他们的悲伤必然会成倍增加。中国最早的自杀危机干预专家翟书涛指出:一般来说,自杀者在自杀前处于想死同时渴望被救助的矛盾心态时,从其行为与态度变化中可以看出蛛丝马迹。有一部分自杀者在自杀前都有可观察到的征兆,50%的自杀企图者在自杀前曾向他人谈论过自杀,关键是周围人没能及时察觉自杀者的自杀意图,如果能在当时即出面干预,这些人多半就不会自杀。

自杀的预防是一个社会性的系统工程,需要社会各个方面的配合,也需要每个人能珍爱生命,贡献爱心。从外因的角度考虑,要想有效地预防自杀,需要社会和经济环境的相对稳定及家庭的稳定与和谐。

预防自杀可分为三级,即一级预防、二级预防和三级预防。

1. 一级预防 主要是指预防个体自杀倾向的发展。主要措施如下。

(1)普及心理健康知识,矫正不良的认知及行为,增强环境适应能力。

(2)提高对抑郁症、精神分裂症、物质滥用、人格障碍及应激性障碍等精神障碍的识别与防治,避免讳疾忌医,丧失早诊、早治的良机。

(3)减少自杀工具的获得,如加强农药和灭鼠药等有毒物质的管理,加强枪支、易燃易爆物品的管理,煤气去毒化,高楼防范,对某些自杀多发的场所进行巡逻、管理等。

(4)对各种媒体报道进行规范和必要的限制,避免不良诱导。

2. 二级预防 主要是指对处于自杀边缘的个体进行危机干预。主要措施如下。

(1)对相关医护人员和心理咨询工作者进行培训,提高对自杀危险信号的识别和正确处理的能力,以点带面,推广普及,积极预防自杀。

(2)加强对高危人群的心理健康维护,提高心理健康水平,必要时可建立自杀监控预警系统,加强对自杀的防范。

(3)由于照料者的忽视、讳疾忌医等,常常导致有强烈自杀企图的人自杀成功。因此,提醒和教育照料者提高对自杀的防范意识、加强社会支持,采取必要的措施可以有效地阻止自杀行为的发生。

(4)由于自杀者在自杀前多处于矛盾状态,思维僵化,情绪及行为具有冲动性,避免"扳机"作用,及时干预常可以有效地阻止自杀行为的发生。应建立自杀预防机构,加强对自杀及自杀预防的研究和有效措施的推广,如建立心理危机干预中心等,对处于心理危机的人提供支持和帮助。

3. 三级预防 主要是指采取措施预防曾经有过自杀未遂的人再次发生自杀。主要措施如下。

(1)建立自杀的急诊救治系统,提高对自杀者的救治水平,降低死亡率。

(2)发现和解决自杀未遂者导致自杀的原因,必要时采取药物和心理治疗,消除原因,预防再次自杀。

(3)同情和理解有自杀行为者,不要歧视,并帮助自杀未遂者重新树立生活的勇气和信心,重新适应社会。

(4)适当解决环境不良因素的影响,避免不断受到影响而再度自杀。

六、对有自杀倾向者的心理护理

1. 对处于心理危机中的人进行思维和情感的评估 对任何的自杀观念都要予以重视。如果处于心理危机中的人已经制订了详细的自杀计划,那么自杀的可能性要比仅仅出现自杀的想法时大得多。在实施自杀计划之前,自杀者既可能表现得很安静,也可能表现得情绪激动。如果处于明显的抑郁之中,同时伴有烦躁不安,那么出现自杀的危险性最大。

2. 尽早解除心理危机 预防自杀的最好方法不是关注自杀本身,而是更多地把注意力放在导致自杀的因素上。许多企图自杀者都曾预先发出求救呼声。护士应该要耐心倾听自杀者的诉说,延长交谈时间,以开放性的态度接受患者的抱怨、失望、拒绝和对帮助的渴望与排斥的矛盾心理,绝不能排斥或试图否认自杀念头的合理性。"同情的耳朵"是帮助个人度过自杀危机的有效方式,护士通过与患者沟通,了解其自杀的真正原因,帮助患者有效地解除心理危机。

3. 密切观察患者的心理行为表现 护士要在表面上镇定自若,内心时刻警惕,观察自杀者情绪行为的反常表现,如沉默寡言、生活规律较前不同、情绪极度低落或突然高涨等一系列表现,若护士能通过细致入微的观察,及时发现问题,采取果断的防范措施,立即加以疏导、解救和阻止,安排特护、亲人陪伴,可达到防患于未然的目的。

4. 确保环境的安全 让有自杀意图的患者处于安全的环境可以有效防范自杀。入院时应详细检查有无携带危险用品,严禁刀、剪、绳、玻璃等出现在病房或交给患者使用。

5. 取得患者的信任 自杀计划实施者往往是因某种社会矛盾或心理冲突而采取自杀行动,他们不仅不会轻易地向他人表露自己的真情实意,而且会隐藏内心的矛盾与冲突,只有在他们相信护士具备专业的知识和技能,能在一定程度上帮助其解决心理矛盾时,才有可能建立基本的信任以及良好的护患沟通关系。

6. 提高患者的社会功能 与患者一起分析其社会、心理矛盾产生的根源,以平常心对待生活中的挫折和失败,指导其从挫折和失败中总结经验,为患者提供可选择的解决方法,由患者根据自己的实际情况做出选择,引导患者以积极、豁达的心态看待人生,以科学的方法提高患者应对心理危机的能力,提高自身的心理承受力,改善其应对环境刺激的能力。

7. 充分调动社会支持系统 社会支持系统是有效防范自杀的重要环节。个体自杀行为的发生与社会、家庭、婚姻、工作、恋爱、学业等因素密切关联,因此争取其家庭、社会的理解与支持对自杀的预防至关重要。积极发动并指导家庭社会支持系统共同给予患者心身支持,帮助患者恢复精神的平静状态,增强其活着的信心和勇气。

知识链接

自杀前的预兆

(1)对自己关系亲近的人,表达想死的念头,或在日记、绘画、信函中流露出来。

(2)情绪明显不同于往常,焦躁不安、常常哭泣、行为怪异粗鲁。

(3)陷入抑郁状态,食欲不良、沉默少语、失眠。

(4)回避与他人接触,不愿见人。

(5)性格行为突然改变,像变了一个人似的。

(6)无缘无故收拾东西,向人道谢、告别、归还所借物品、赠送纪念品。

→ 项目小结

自杀是以结束自身生命为目的的自我伤害行为,自杀的原因是复杂而多面的,主要与个体的心理过程、社会环境及文化背景息息相关。自杀可能发生在社区、家庭及病房中,通过对患者进行全面细致的评估,及时发现自杀的风险,迅速进行干预可有效预防自杀,挽回生命。

→ 项目检测

思考与练习

项目二十九　心理危机干预的技巧与护理

学习目标

【素质目标】
养成严谨科学的学习态度和理解、尊重、关爱患者的职业意识,对患者有足够的爱心、耐心、细心和责任心。

【知识目标】
掌握心理危机干预的技巧及护理。
熟悉心理危机干预的注意事项。

【能力目标】
学会运用心理危机干预的技巧进行心理危机干预,具备对创伤者提供心理护理的能力。

项目导言

当心理危机来临时,对处于心理危机创伤的患者来说,护士是最直接的病情观察者与照护者,承担着护理患者躯体和心理健康的双重任务。因此,护士要具备专业的心理危机干预与护理的技巧,才能对创伤患者进行及时的心理护理,帮助他们减轻不良的应激反应、减少心理创伤、避免不良心理的长期困扰、恢复身心健康。

案例导入

王某,18岁,某重点高中高三学生,父亲是外企高管,母亲是一名小学教师,家中经济条件良好,父母重视其教育。王某是独生子,性格活泼开朗,兴趣广泛,学习成绩名列前茅。在一次回老家的路途中,王某的父母遭遇车祸,双双不治身亡。从此,王某性情大变,变得沉默寡言,封闭内心,不愿与他人交流,无心学习,成绩直线下降。

问题:
王某遇到了什么样心理危机?是否需要干预?

一、心理危机干预的技巧

(一)心理危机干预中的倾听技术

心理危机干预是一系列治疗技术和策略的合集,要求心理危机干预者比平常的心理咨询或治疗者更加主动、积极和自信。准确和良好的倾听技术是心理危机干预者必须具备的能力,甚至有时仅仅只需要倾听就可以有效地帮助他人。要做到有效及良好的倾听,心理危机干预者必须全神贯注于求助者,有效倾听的重要因素如下。

(1)要在一开始就用自己的言语向当事人真实地说明自己将要做什么。
(2)要让当事人知道,心理危机干预者能够准确地领会其所描述的事实和情绪体验。
(3)要帮助当事人进一步明确和了解自己的情感、内心动机和选择。
(4)要帮助当事人了解心理危机境遇的影响因素。

（二）非语言行为干预技术

进行心理危机干预时，干预者除了运用言语来对当事人加以疏导及安慰外，还会通过非语言行为与求助者进行沟通和交流，以达到对语言内容进行补充的效果。非语言行为干预在心理干预中也同样起着重要的作用。非语言行为干预包括使用表情、声调、姿态、手势、目光等进行交流。言语内容和非语言行为交互作用，甚至有些时候非语言行为所表达的信息比言语表达的信息更多、更准确、更真实。Egen(1994)提出了非语言行为干预的五要素，简称 SOLER。

1. 面对求助者（squarely） 并非正面对正面，关键是要将身体朝向当事人，这能够告诉求助者，你正与他同在，这是一种表达接纳的姿态。

2. 开放的身体姿势（open） 姿态放松，双肩开放，这是一种显示接纳当事人的态度。

3. 身体稍向前倾（lean） 两个进行亲密交谈的人上身自然地向对方倾斜，它是一种体现关心的身体姿势，表达了你正全身心地投入到当事人所关心的问题上来的心理。

4. 保持良好的目光接触（eyes） 眼神的关注可传达出对当事人的关心、在意、支持与重视。一般而言，交流时的目光大体在对方的嘴、头顶和脸颊两侧这个范围活动为好。目光范围过小会使对方感觉到压迫，而目光范围过大则会显得太轻浮、散漫。

5. 身体姿势放松自然（relax） 放松的姿态使干预者的表情大方自然、泰然自若，看上去充满了信心，有助于求助者保持轻松状态。

（三）心理晤谈的技巧

心理晤谈是通过系统的交谈来减轻心理压力的方法，可个别或者集体进行，自愿参加，可以按不同的人群分组进行集体晤谈。对于病房的轻症患者或医护人员、救援人员，可以按不同的人群分组进行集体晤谈。

心理晤谈的目标：公开讨论内心感受，支持与安慰，资源动员，帮助当事人在心理上消化创伤体验。集体晤谈时限：灾难发生后 24～48 小时是理想的帮助时间，6 周后效果甚微。正规集体晤谈，通常由合格的精神卫生专业人员指导，事件发生后 24～48 小时实施，指导者必须对事件有广泛的了解，对应激反应综合征有广泛的了解，在事件发生后 24 小时内不进行集体晤谈。集体晤谈必须涉及事件中的所有人员。

晤谈的基本过程：分为 6 期，特殊情况下也可以把第二期、第三期和第四期合并进行。

（1）介绍期：指导者进行自我介绍，介绍集体晤谈的规则，仔细解释保密问题。

（2）事实期：请参加者分别描述事件发生过程中他们自己及事件本身的一些实际情况；询问参加者在这些严重事件过程中的所在、所闻、所见、所嗅和所为；每一位参加者都必须发言，然后参加者会感到整个事件由此而真相大白。

（3）感受期：询问事件发生时您有何感受？您目前有何感受？以前您有过类似感受吗？

（4）症状期：请参加者描述自己的应激反应综合征症状，是否出现失眠、食欲不振，脑中不停地闪出事件的影子，注意力不集中，记忆力下降，决策和解决问题的能力减弱，易发脾气，易惊吓等症状；询问事件过程中参加者有何不寻常的体验，目前有何不寻常的体验？事件发生后，生活有何改变？请参加者讨论其对创伤事件的体验对家庭、工作和生活造成什么影响或改变。

（5）辅导期：介绍正常的反应，提供准确的信息，讲解事件、应激反应模式；应激反应的常态化；强调适应能力；讨论积极的适应与应对方式；提供有关进一步服务的信息；提醒可能的并存问题（如饮酒）；给出减轻应激的策略；教导自我识别症状。

（6）恢复期：拾遗收尾，总结晤谈过程，回答问题，讨论行动计划，重申共同反应，强调小组成员的相互支持，说明可利用的资源，主持人总结。

整个过程需 2 小时左右完成。严重事件后数周或数月内进行随访。

晤谈的注意事项如下。

①处于抑郁状态的人或以消极方式看待晤谈的人，可能会给其他参加者增加负面影响。

②鉴于晤谈与特定的文化性建议相一致，有时文化仪式可以替代晤谈。

③对于急性悲伤的人，如家中亲人去世者，并不适宜参加集体晤谈。因为时机不好，如果参与晤谈，受

到高度创伤者可能为同一会谈中的其他人带来更具灾难性的创伤。

④WHO不支持只在受害者中单次实施晤谈。

⑤受害者晤谈结束后,干预团队要组织队员进行团队晤谈,缓解干预人员的压力。

⑥不要强迫叙述灾难细节。

（四）环境干预

改变当事人生活或工作的环境,消除应激源。

（五）解释和指导

解释心理危机的发生发展过程,使当事人正确理解目前的境遇,理解他人的情感,树立自信,重拾恢复健康的希望,给予肯定和支持,保持乐观的态度和心境,纠正其不恰当的认知,使其相信有能力缓解面临的困境。

心理危机干预注意事项如下。

（1）心理危机干预是指针对处于心理危机状态的个人及时给予适当的心理援助。这不是一种程序化的心理治疗,而是一种心理服务。

（2）心理危机干预的最佳时间是遭遇创伤性事件后的24～72小时。24小时内一般不进行心理危机干预。若是72小时后才进行心理危机干预,效果有所下降。若在4周后才进行心理危机干预,作用明显降低。

（3）心理危机干预是最简易的心理治疗方法,如净化倾诉、危机处理（心理支持）、松弛训练、心理教育、严重事件集体减压等。

（4）心理危机干预必须和社会支持系统结合起来,尤其是在遭遇重大灾害的时候,心理危机干预和社会工作服务是紧密结合在一起的。

二、心理危机的护理

（一）心理危机事件后创伤患者的心理评估

评估心理危机事件后创伤患者的生理健康状况:是否出现躯体异常症状或体征,如出血、发热、疼痛等,有无躯体功能损害如骨折,有无其他疾病史,并评估上述生理异常是否导致患者的心理障碍。

评估心理危机事件后创伤患者的心理健康水平:评估个体对心理危机事件和创伤事件的认知评价结果及应对特点;评估患者有无出现情感障碍,如易激惹、焦虑、抑郁等症状;评估患者有无认知功能损害,如感觉减退或增强、幻觉、思维迟缓、注意力减退或转移等症状。

评估心理危机事件后患者的社会支持系统:包括患者的社会角色功能、生活自理能力、人际交 往意向、社会支持水平与来源。

（二）心理危机事件后创伤患者的心理健康教育

（1）在病情允许的情况下,护士应主动向患者及其家属介绍医院环境及设施、主治医生、责任护士、作息安排、管理制度等,帮助患者尽快熟悉医院环境,消除陌生感和恐惧感。

（2）用通俗易懂的语言向患者及其家属介绍疾病相关知识及进一步的治疗、抢救措施,并根据患者及其家属意愿酌情告知其预后,从而减轻患者及家属的负性情绪（如焦虑、抑郁等）。

（三）心理危机事件后创伤患者的心理护理措施

1. 创伤早期患者的心理护理

（1）重建心理安全感:心理危机事件发生后,应尽快使患者脱离心理危机现场,避免进一步的伤害。在条件允许的情况下尽量由伤者最亲近的人照料,避免不必要的分离。医院的环境应安静、舒适,以保证患者的睡眠与休息;护士的态度应镇定、平和、温柔,给予患者及时的躯体关注与心理关爱;护士处理问题时力求沉着而果断,技术操作时准确而熟练,使患者对护士产生信赖感和安全感,从而缓解精神压力,增强治疗信心。此外,还要避免对患者造成二次伤害。心理危机事件作为公共问题已引起社会的广泛关注,媒体的采访、热心公众的看望等在一定程度上令患者感到温暖,但是被关注的同时,患者往往会主动或被动发生"情景再现",容易造成其心理疲惫、无所适从,甚至对外界产生怀疑、愤怒的情绪。护士应以专业的方式介入,组织并指导患者的社会支持系统,严守专业伦理,避免对患者造成二次伤害。

（2）心理支持：经历心理危机事件后，患者需要得到更多情感的支持和进行必要的情绪宣泄。护士应鼓励患者表达对事件的想法与感受，耐心倾听患者的诉说，使其感受到被关怀、被理解，从而自然地表露自己的内心世界。对于极度悲伤哭泣者，护士可以保持沉默，通过抚摸患者双手、轻拍后背、拥抱、搀扶等提供心理支持，陪伴在患者左右，帮助患者释放不良情绪，减轻焦虑和压力。

（3）对症心理护理与优化应对方式：

①对于紧张恐惧的患者，护士应配合医生及时处理创伤、减轻疼痛、减少躯体创伤给患者造成的不良刺激；注意语言表达方法及技巧，给患者支持和安慰；耐心倾听患者倾诉，并及时回答患者最关心的问题。

②对于愧疚自责的患者，应引导其认识到心理危机事件并非个人力量能左右，现在首要任务是尽快恢复健康，鼓励患者向前看，珍惜目前拥有的生活，放下思想包袱，积极、乐观面对生活才是告慰死者的最好方式。

③对于焦虑、抑郁患者，护士应向其提供可行的信息支持，告知患者一些身体反应（如疲乏、记忆力下降、月经失调、心跳突然加速、腹泻等），可能是由情绪低落、焦虑等负性情绪所致，同时，让患者认识到不良的情绪反应可诱发或加重躯体反应。应鼓励抑郁患者重拾生活的信心与勇气，面对现实。指导患者放松技巧，如深呼吸、冥想、音乐疗法等，转移其注意力。

④对于愤怒、仇视的患者，护士要理解和包容，积极共情，体贴伤者的遭遇和伤痛，谅解患者的一些过激的语言和行为，必要时可暂时回避；创造机会让他们发泄内心的不满，从而矫正心理失衡，以消除患者的愤怒和仇视心理。

（4）强化创伤患者的社会支持系统：家庭成员作为创伤患者社会支持系统中的重要组成，对患者心理及身体的康复起着不可替代的作用。家属及亲朋好友对患者的内心活动、性格特点、生活习惯最为了解，他们的陪伴可以增加患者治疗过程中的安全感，而且患者也更愿意依赖自己亲人的照顾。因此应鼓励家属、亲友多亲近患者，给予患者心理上的支持和安慰。此外，心理工作者的早期介入、社会各界的热心援助以及政府部门的关怀等均为有力的社会支持资源。若给予得当，可缓解伤者的心理压力，促使其早日康复。

2. 创伤康复期患者的心理护理

（1）激发患者主体意识和自我价值感的恢复：积极引导、激发患者关爱他人、回馈社会的愿望和行为，激发其自身组织功能和潜力，恢复主体意识和自我价值感。鼓励患者之间的互相关心，特别是让病情较轻的伤员适当帮助病情较重的伤员做些力所能及的事，让他们意识到自己的能力和价值。对于依赖心理明显的患者，护士应认识到其依赖心理增强是一种正常的"需要补偿"心理，应冷静、客观对待。在心理危机事件中，如果创伤患者失去了亲人和家园，可能会有强烈的情感补偿需求，当无法完全满足时，便可能产生"索要"行为。护士不仅要避免用行为和语言伤害、孤立他们，还要鼓励患者倾诉心中的想法，帮助他们重树生活的信心，逐步减轻对社会的依赖。

（2）创伤后躯体障碍患者的心理护理：为患者提供情绪宣泄的条件和环境，指导患者恰当地用语言和非语言形式表达感情；与患者共同讨论所面临的问题及可能的解决办法，帮助患者认识自身的力量和拥有的资源，提高战胜困难的自信心；发挥患者社会支持系统的功能，促进患者和亲友的情感交流，全面提供心理支持。鼓励患者之间的交往，为病友间的交流创造有利条件；指导患者合理使用运动锻炼程序调节心理状态，培养积极情绪，提高机体抗病能力，并及时反馈身体状况改善的信息。

（3）创伤后应激障碍（PTSD）患者的心理护理：护士需配合心理医生或精神科医生应用一些特殊的心理治疗技术来减轻患者的症状，降低与创伤性事件有关的心理障碍。有效的心理治疗方法，如暴露疗法，可以帮助患者面对痛苦的记忆和感受，表达、宣泄与创伤性事件伴随的情感反应，避免形成压抑，鼓励其正视现实，以理性的方式解决问题；认知疗法，可以帮助患者审视某些非理性认知，引导其以合理积极的思维分析问题和解决问题。

▶ 项目小结

心理危机的出现可能是一时的，但它产生的影响可能是长时的，如果不及时干预或干预不当，可能会导致更加严重的后果。因此护士在临床工作中,遇到患者的心理危机事件时,要沉着冷静,在合适的时候选择合适的心理危机干预技巧,及时有效地对患者进行心理护理,以达到减少或消除心理危机负面影响的目的。

→ **项目检测**

思考与练习

→ **模块结语**

人的一生中难免会遇到大大小小的心理危机事件,在临床工作中,护士更多面对的是患者因疾病突发或加重时产生的心理危机,在正式成为一名护士之前,护理专业学生需要对未来可能遇到的患者心理危机事件做好准备,要有将"危险"化为"机遇"的能力,将患者的心理危机事件通过恰当的处理,转化为患者治疗疾病的"动力",帮助患者重拾信心。

(吴彩兴)

实践指导

实践八　自杀意念自评量表

【实验目的】

本实验的目的是通过对量表内容的分析及解读,并进行自测,掌握自杀意念自评量表的使用,有助于在临床工作中筛查出自杀风险人群。

【实验原理】

自杀意念自评量表(self-rating idea of suicide scale,SIOSS)由夏朝云等人编制,共 26 个题项,包含四个维度:乐观、睡眠、绝望以及掩饰。掩饰维度为测谎维度,不计入总分,掩饰维度总分超过 4 分,则该份问卷无效。此量表采取"是""否"两点计分,量表得分越高,自杀意念越强。量表总分不低于 12 分,可认为该个体有自杀意念。

【实验工具】

自杀意念自评量表、纸、笔及计算器。

【实验程序】

指导语:在这张问卷上印有 26 个问题,请你仔细阅读每一条,把意思弄明白,然后根据自己的实际情况,在每一条后的"是"或"否"的括弧内选择一个,打上"√"。每一个问题都要回答,问卷无时间限制,但不要拖延太长。

1. 在我的日常生活中,充满了使我感兴趣的事情。　　　　　　　　　　是(　) 否(　)
2. 我深信生活对我是残酷的。　　　　　　　　　　　　　　　　　　　是(　) 否(　)
3. 我时常感到悲观失望。　　　　　　　　　　　　　　　　　　　　　是(　) 否(　)
4. 我容易哭或想哭。　　　　　　　　　　　　　　　　　　　　　　　是(　) 否(　)
5. 我容易入睡并且一夜睡得很好。　　　　　　　　　　　　　　　　　是(　) 否(　)
6. 有时我也讲假话。　　　　　　　　　　　　　　　　　　　　　　　是(　) 否(　)

7. 生活在这个丰富多彩的时代里是多么美好。 　　　　　　　　　　是( ) 否( )

8. 我确实缺少自信心。 　　　　　　　　　　是( ) 否( )

9. 我有时发脾气。 　　　　　　　　　　是( ) 否( )

10. 我总觉得人生是有价值的。 　　　　　　　　　　是( ) 否( )

11. 大部分时间,我觉得我还是死了的好。 　　　　　　　　　　是( ) 否( )

12. 我睡得不安,很容易被吵醒。 　　　　　　　　　　是( ) 否( )

13. 有时我也会说人家的闲话。 　　　　　　　　　　是( ) 否( )

14. 有时我觉得我真是毫无用处。 　　　　　　　　　　是( ) 否( )

15. 偶尔我听了下流的笑话也会发笑。 　　　　　　　　　　是( ) 否( )

16. 我的前途似乎没有希望。 　　　　　　　　　　是( ) 否( )

17. 我想结束自己的生命。 　　　　　　　　　　是( ) 否( )

18. 我醒得太早。 　　　　　　　　　　是( ) 否( )

19. 我觉得我的生活是失败的。 　　　　　　　　　　是( ) 否( )

20. 我总是将事情看得严重些。 　　　　　　　　　　是( ) 否( )

21. 我对将来抱有希望。 　　　　　　　　　　是( ) 否( )

22. 我曾经自杀过。 　　　　　　　　　　是( ) 否( )

23. 有时我觉得我就要垮了。 　　　　　　　　　　是( ) 否( )

24. 有些时期我因忧虑而失眠。 　　　　　　　　　　是( ) 否( )

25. 我曾损坏或遗失过别人的东西。 　　　　　　　　　　是( ) 否( )

26. 有时我想一死了之,但又矛盾重重。 　　　　　　　　　　是( ) 否( )

【实验分析讨论】

根据自杀意念自评量表的测验结果,分析自杀意念产生的原因,提出预防自杀行为的具体措施。

问卷与量表

一、气质类型问卷调查表

心理学家把气质分为多血质、胆汁质、黏液质、抑郁质 4 种类型。不同气质类型的人在生活和工作中会表现出不同的心理活动与行为方式。不同职业对人的气质有特定的要求,如医护人员要求耐心、细致,飞行员要求机智灵敏、注意力集中等特点。气质具有相对的稳定性,但后天也可以锻炼改造,况且纯粹属于某一气质类型的人很少,大多数人都是兼具几种气质类型的混合体。

指导语:

下面 60 道题可以帮助您大致确定自己的气质类型,在回答这些问题时,您认为:

A. 完全符合自己情况,记 2 分;

B. 比较符合,记 1 分;

C. 介于符合与不符合之间,记 0 分;

D. 比较不符合自己,记 -1 分;

E. 完全不符合自己,记 -2 分。

1. 做事力求稳妥,一般不做无把握的事。

2. 遇到可气的事就怒不可遏,想把心里话全说出来才痛快。

3. 宁可一个人干事,不愿很多人在一起。

4. 到一个新环境很快就能适应。

5. 厌恶那些强烈的刺激,如尖叫、噪声、危险镜头。

6. 和人争吵时总是先发制人,喜欢挑衅。

7. 喜欢安静的环境。

8. 善于和人交往。

9. 羡慕那种善于克制自己感情的人。

10. 生活有规律,很少违反作息制度。

11. 在多数情况下情绪是乐观的。

12. 碰到陌生人觉得很拘束。

13. 遇到令人气愤的事,能很好地克制自我。

14. 做事总是有旺盛的精力。

15. 遇到问题总是举棋不定,优柔寡断。

16. 在人群中从不觉得过分拘束。

17. 情绪高昂时,觉得干什么都有趣;情绪低落时,又觉得什么都没意思。

18. 当注意力集中于一事物时,别的事很难使我分心。

19. 理解问题总比别人快。

20. 碰到危险情境,常有一种极度恐怖感。

21. 对学习、工作、事业怀有很高的热情。

22. 能够长时间做枯燥、单调的工作。

23. 符合兴趣的事情,干起来劲头十足,否则就不想干。

24. 一点小事就能引起情绪波动。

25. 讨厌做那种需要耐心、细致的工作。

26. 与人交往不卑不亢。

27. 喜欢参加热烈的活动。

28. 爱看感情细腻、描写人物内心活动的文学作品。

29. 工作学习时间长了,常感到厌倦。

30. 不喜欢长时间谈论一个问题,愿意实际动手干。

31. 宁愿侃侃而谈,不愿切切私语。

32. 别人总是说我闷闷不乐。

33. 理解问题常比别人慢些。

34. 疲倦时只要短暂的休息就能精神抖擞,重新投入工作。

35. 心理有话宁愿自己想,不愿说出来。

36. 认准一个目标就希望尽快实现,不达目的,誓不罢休。

37. 学习、工作一段时间后,常比别人更疲倦。

38. 做事有些莽撞,常常不考虑后果。

39. 老师讲授新知识时,总希望他讲得慢些,多重复几遍。

40. 能够很快地忘记那些不愉快的事情。

41. 做作业或完成一件工作总比别人花的时间多。

42. 喜欢运动量大的剧烈体育运动或参加各种文艺活动。

43. 不能很快地把注意力从一件事转移到另一件事上去。

44. 接受一个任务后,就希望能把它迅速解决。

45. 认为墨守成规比冒风险强些。

46. 能够同时注意几件事物。

47. 当我烦闷的时候,别人很难使我高兴起来。

48. 爱看情节起伏跌宕、激动人心的小说。

49. 对工作持认真严谨、始终一贯的态度。

50. 和周围人的关系总相处不好。

51. 喜欢复习学过的知识,重复做能熟练做的工作。

52. 希望做变化大、花样多的工作。

53. 小时候会背的诗歌,我似乎比别人记得清楚。

54. 别人说我"出语伤人",可我并不觉得这样。

55. 在体育活动中,常因反应慢而落后。

56. 反应敏捷,头脑机智。

57. 喜欢有条理而不甚麻烦的工作。

58. 兴奋的事情常使我失眠。

59. 老师讲新概念,常常听不懂,但是弄懂了以后很难忘记。

60. 假如工作枯燥无味,马上就会情绪低落。

二、90项症状自评量表(SCL-90)

指导语:以下表格中列出了有些人可能有的症状或问题,请仔细阅读每一条,然后根据该句话与您自己的实际情况相符合的程度(最近一个星期或现在),选择一个适当的数字填写在后面的空格中。(1—从无,2—很轻,3—中等,4—偏重,5—严重)

项　　目	从无	很轻	中等	偏重	严重
1. 头痛					
2. 神经过敏,心中不踏实					

项　目	从无	很轻	中等	偏重	严重
3. 头脑中有不必要的想法或字句盘旋					
4. 头晕或晕倒					
5. 对异性的兴趣减退					
6. 对旁人责备求全					
7. 感到别人能控制自己的思想					
8. 责怪别人制造麻烦					
9. 忘性大					
10. 担心自己的衣饰整齐及仪态的端正					
11. 容易烦恼和激动					
12. 胸痛					
13. 害怕空旷的场所或街道					
14. 感到自己的精力下降,活动减慢					
15. 想结束自己的生命					
16. 听到旁人听不到的声音					
17. 发抖					
18. 感到大多数人都不可信任					
19. 胃口不好					
20. 容易哭泣					
21. 与异性相处时感到害羞、不自在					
22. 感到受骗,中了圈套或有人想抓住自己					
23. 无缘无故地突然感到害怕					
24. 自己不能控制地大发脾气					
25. 怕单独出门					
26. 经常责怪自己					
27. 腰痛					
28. 感到难以完成任务					
29. 感到孤独					
30. 感到苦闷					
31. 过分担忧					
32. 对事物不感兴趣					
33. 感到害怕					
34. 自己的感情容易受到伤害					
35. 旁人能知道自己的私下想法					
36. 感到别人不理解自己,不同情自己					
37. 感到人们对自己不友好,不喜欢自己					
38. 做事必须做得很慢以保证做得正确					
39. 心跳得很厉害					
40. 恶心或胃部不舒服					
41. 感到比不上别人					
42. 肌肉酸痛					
43. 感到有人在监视自己,谈论自己					
44. 难以入睡					
45. 做事必须反复检查					
46. 难以做出决定					
47. 怕乘电车、公共汽车、地铁或火车					
48. 呼吸有困难					

项　目	从无	很轻	中等	偏重	严重
49. 一阵阵发冷或发热					
50. 因为感到害怕而避开某些东西、场合或活动					
51. 脑子变空了					
52. 身体发麻或刺痛					
53. 喉咙有梗塞感					
54. 感到前途没有希望					
55. 不能集中注意力					
56. 感到身体的某一部分软弱无力					
57. 感到紧张或容易紧张					
58. 感到手或脚发重					
59. 想到死亡的事					
60. 吃得太多					
61. 当别人看着自己或谈论自己时感到不自在					
62. 有一些不属于您自己的想法					
63. 有想打人或伤害他人的冲动					
64. 醒得太早					
65. 必须反复洗手、点数					
66. 睡得不稳不深					
67. 有想摔坏或破坏东西的想法					
68. 有一些别人没有的想法					
69. 感到对别人神经过敏					
70. 在商店或电影院等人多的地方感到不自在					
71. 感到任何事情都很困难					
72. 一阵阵恐惧或惊恐					
73. 感到在公共场合吃东西很不舒服					
74. 经常与人争论					
75. 单独一人时神经很紧张					
76. 别人对您的成绩没有做出恰当的评价					
77. 即使和别人在一起也感到孤单					
78. 感到坐立不安,心神不定					
79. 感到自己没有什么价值					
80. 感到熟悉的东西变成陌生或不像是真的					
81. 大叫或摔东西					
82. 害怕会在公共场合晕倒					
83. 感到别人想占您的便宜					
84. 为一些有关性的想法而很苦恼					
85. 认为应该因为自己的过错而受到惩罚					
86. 感到要很快把事情做完					
87. 感到自己的身体有严重问题					
88. 从未感到和其他人很亲近					
89. 感到自己有罪					
90. 感到自己的脑子有毛病					

SCL-90 的每一个项目均采用 5 级评分制,具体如下。

1—从无:自觉无该项问题。

2—很轻:自觉有该项症状,但对被试者并无实际影响,或者影响轻微。

3—中等:自觉有该项症状,对被试者有一定影响。

4—偏重:自觉有该项症状,对被试者有相当程度的影响。

5—严重:自觉该症状的频度和强度都十分严重,对被试者的影响严重。

心理健康症状自评量表是为了评定个体在感觉、情绪、思维、行为直至生活习惯、人际关系、饮食睡眠等方面的心理健康症状而设计的。本量表共 90 个自我评定项目。测验的 9 个因子分别为躯体化、强迫症状、人际关系敏感、抑郁、焦虑、敌对、恐怖、偏执及精神病性。

(1)躯体化:包括 1、4、12、27、40、42、48、49、52、53、56 和 58,共 12 项。该因子主要反映主观的身体不适感,包括心血管、胃肠道、呼吸和其他系统的不适,和头痛、背痛、肌肉酸痛,以及焦虑等躯体不适表现。该项得分为 12~60 分。得分在 36 分以上,表明个体在身体上有较明显的不适感,并常伴有头痛、肌肉酸痛等症状。得分在 24 分以下,躯体症状表现不明显。总的说来,得分越高,躯体的不适感越强;得分越低,症状体验越不明显。

(2)强迫症状:包括 3、9、10、28、38、45、46、51、55 和 65,共 10 项,反映临床上的强迫症状群。主要指那些明知没有必要,但又无法摆脱的无意义的思想、冲动和行为,还有一些比较一般的认知障碍的行为征象也在这一因子中反映。该项得分为 10~50 分。得分在 30 分以上,强迫症状较明显。得分在 20 分以下,强迫症状不明显。总的说来,得分越高,表明个体越无法摆脱一些无意义的行为、思想和冲动,并可能表现出一些认知障碍的行为征兆;得分越低,表明个体在此种症状上表现越不明显,没有出现强迫行为。

(3)人际关系敏感:包括 6、21、34、36、37、41、61、69 和 73,共 9 项。主要指某些个人不自在感和自卑感,尤其是在与其他人相比较时更突出。在人际交往中的自卑感、心神不安、明显的不自在以及人际交流中的不良自我暗示、消极的期待等是这方面症状的典型原因。该项得分为9~45 分。得分在 27 分以上,表明个体人际关系较为敏感,人际交往中自卑感较强,并伴有行为症状(如坐立不安、退缩等)。得分在 18 分以下,表明个体在人际关系上较为正常。总的说来,得分越高,个体在人际交往中表现的问题就越多,自卑、以自我为中心越突出,并且已表现出消极的期待;得分越低,个体在人际关系上越能应对自如,人际交流自信、胸有成竹,并抱有积极的期待。

(4)抑郁:包括 5、14、15、20、22、26、29、30、31、32、54、71 和 79,共 13 项。反映与临床上抑郁症状群相联系的广泛的概念。苦闷的情感与心境为代表性症状,还以生活兴趣的减退、动力的缺乏、活力的丧失等为特征。还表现出失望、悲观以及与抑郁相联系的认知和躯体方面的感受,另外,还包括有关死亡的思想和自杀观念。该项得分为 13~65 分。得分在 39 分以上,表明个体的抑郁程度较强,生活缺乏足够的兴趣,缺乏运动活力,极端情况下,可能会有想死亡的思想和自杀的观念。得分在 26 分以下,表明个体抑郁程度较弱,生活态度乐观积极,充满活力,心境愉快。总的说来,得分越高,抑郁程度越明显;得分越低,抑郁程度越不明显。

(5)焦虑:包括 2、17、23、33、39、57、72、78、80 和 86,共 10 个项目,指在临床上明显与焦虑症状群相联系的精神症状及体验。一般指那些烦躁,坐立不安,神经过敏,紧张以及由此产生的躯体征象,如震颤等。该项得分为 10~50 分。得分在 30 分以上,表明个体较易焦虑,易表现出烦躁、不安静和神经过敏,极端时可能导致惊恐发作。得分在 20 分以下,表明个体不易焦虑,易表现出安定的状态。总的说来,得分越高,焦虑表现越明显;得分越低,越不会导致焦虑。

(6)敌对:包括 11、24、63、67、74 和 81,共 6 项。主要从思维、情感及行为三方面来反映个体的敌对表现。其项目包括厌烦的感觉、摔物、争论直到不可控制的脾气暴发等各方面。该项得分为 6~30 分。得分在 18 分以上,表明个体易表现出敌对的思想、情感和行为。得分在 12 分以下,表明个体容易表现出友好的思想、情感和行为。总的说来,得分越高,个体越容易敌对,好争论,脾气难以控制;得分越低,个体的脾气越温和,待人友好,不喜欢争论,无破坏行为。

(7)恐怖:包括 13、25、47、50、70、75 和 82,共 7 项。恐惧的对象包括出门旅行、空旷场地、人群或公共场所和交通工具,此外,还有社交恐怖。该项得分为 7~35 分。得分在 21 分以上,表明个体恐怖症状较为明显,常表现出社交、广场和人群恐惧。得分在 14 分以下,表明个体的恐怖症状不明显。总的说来,得分越高,个体越容易对一些场所和物体发生恐惧,并伴有明显的躯体症状;得分越低,个体越不易产生恐怖心理,越能正常交往和活动。

（8）偏执：包括 8、18、43、68、76 和 83，共 6 项。主要是指猜疑和关系妄想等，及投射性思维、敌对、猜疑、妄想、被动体验和夸大等。该项得分为 6～30 分。得分在 18 分以上，表明个体的偏执症状明显，较易猜疑和敌对。得分在 12 分以下，表明个体的偏执症状不明显。总的说来，得分越高，个体越易偏执，表现出投射性的思维和妄想；得分越低，个体思维越不易走极端。

（9）精神病性：包括 7、16、35、62、77、84、85、87、88 和 90，共 10 项。其中幻听、思维播散、被洞悉感等反映精神分裂样症状项目。反映各式各样的急性症状和行为，即限定不严的精神病性过程的症状表现。该项得分为 10～50 分。得分在 30 分以上，表明个体的精神病性症状较为明显。得分在 20 分以下，表明个体的精神病性症状不明显。总的说来，得分越高，越多地表现出精神病性症状和行为；得分越低，就越少表现出这些症状和行为。

（10）其他项目：包括 19、44、59、60、64、66 及 89，共 7 项。它们主要反映睡眠及饮食情况。作为附加项目或其他，以便使各因子分之和等于总分。

三、焦虑自评量表（SAS）

指导语：本评定量表共有 20 个项目，分别列出了有些人可能会有的问题。请仔细阅读每一条目，然后根据最近一个星期你的实际感受，选择一个与你的情况最符合的答案。（注意：测验中的每一个问题都要回答，不要遗漏）

填表说明：请在 A、B、C、D 下画"√"，每题限选一个答案。A—没有或很少时间；B—小部分时间；C—相当多时间；D—绝大部分或全部时间。* 为反向评分题。

项　　目	A(1)	B (2)	C(3)	D(4)
1. 我觉得比平时容易紧张和着急				
2. 我无缘无故地感到害怕				
3. 我容易心里烦乱或感到惊恐				
4. 我觉得我可能将要发疯				
*5. 我觉得一切都很好				
6. 我手脚发抖打战				
7. 我因为头痛、头颈痛和背痛而苦恼				
8. 我感觉容易衰弱和疲乏				
*9. 我觉得心平气和，并且容易安静地坐着				
10.我觉得心跳得很快				
11.我因为一阵阵头晕而苦恼				
12.我有晕倒发作，或觉得要晕倒似的				
*13.我吸气、呼气都感到很容易				
14.我手脚麻木和刺痛				
15.我因为胃痛和消化不良而苦恼				
16.我常常要小便				
*17.我的手常常是干燥温暖的				
18.我脸红发热				
*19.我容易入睡并且一夜都睡得很好				
20.我做噩梦				

四、抑郁自评量表（SDS）

指导语：本评定量表共有 20 个项目，分别列出了有些人可能会有的问题。请仔细阅读每一条目，然后根据最近一个星期你的实际感受，选择一个与你的情况最相符合的答案。（注意：测验中的每一个问题都要回

答,不要遗漏)

填表说明:请在 A、B、C、D 下画"√",每题限选一个答案。A—没有或很少时间;B—小部分时间;C—相当多时间;D—绝大部分或全部时间。* 为反向评分题。

项　　目	A(1)	B (2)	C(3)	D(4)
1. 我觉得闷闷不乐,情绪低沉				
*2. 我觉得不安而平静不下来				
3. 我一阵阵地哭出来或是想哭				
4. 我晚上睡眠不好				
*5. 我比平常容易激动				
*6. 我认为如果我死了别人会生活得更好些				
7. 我发现我的体重在下降				
8. 我有便秘的苦恼				
9. 我心跳比平时快				
10. 我无缘无故感到疲乏				
*11. 我的头脑和平时一样清楚				
*12. 我觉得经常做的事情并没有困难				
13. 我觉得一天之中早晨最好				
*14. 我对将来抱有希望				
15. 我吃的和平时一样多				
*16. 我觉得做出决定是容易的				
*17. 我觉得自己是个有用的人,有人需要我				
*18. 我的生活过得很有意思				
19. 我与异性接触时和以往一样感到愉快				
*20. 平常感兴趣的事我仍然感兴趣				

参考文献

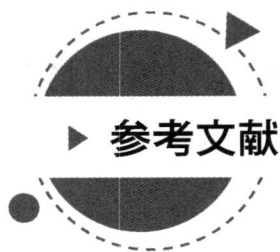

［1］ 杨艳杰,曹枫林.护理心理学［M］.5 版.北京:人民卫生出版社,2022.

［2］ 王怡萱,汪晖,李苏雅,等.《北美国际护理诊断定义与分类(2021—2023)》修订解读［J］.中华护理教育,2022,19(9):861-864.

［3］ 吴先良.护理心理学课程研究进展初探［J］.医学理论与实践,2020,33(18):3136-3138.

［4］ 陈婷,叶玲.护理心理学基础［M］.武汉:华中科技大学出版社,2022.

［5］ 曹新妹,粟幼嵩.护理心理学［M］.武汉:华中科技大学出版社,2020.

［6］ 刘端海,丁亚军.护理心理学［M］.武汉:华中科技大学出版社,2017.

［7］ 吴斌.护理心理学［M］.合肥:安徽大学出版社,2011.

［8］ 彭聃龄.普通心理学［M］.4 版.北京:北京师范大学出版社,2012.

［9］ 翟惠敏.护理心理学［M］.北京:中国协和医科大学出版社,2011.

［10］ 乔瑜,陈立花,王云.护理心理学［M］.武汉:华中科技大学出版社,2019.

［11］ 孙宏伟.心理危机干预［M］.2 版.北京:人民卫生出版社,2018.